黎崇裕 编著

经方三部六病应用

刘绍武《仲景证治观》钩玄

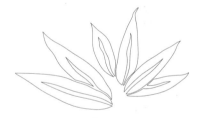

全国百佳图书出版单位

中国中医药出版社

·北京·

图书在版编目（CIP）数据

经方三部六病应用：刘绍武《仲景证治观》钩玄 /
黎崇裕编著 . —北京：中国中医药出版社，2023.8

ISBN 978-7-5132-8145-4

Ⅰ. ①经…　Ⅱ. ①黎…　Ⅲ. ①仲景学说－研究　Ⅳ.
① R222.19

中国国家版本馆 CIP 数据核字 (2023) 第 079438 号

中国中医药出版社出版

北京经济技术开发区科创十三街 31 号院二区 8 号楼
邮政编码　100176
传真　010－64405721
北京联兴盛业印刷股份有限公司印刷
各地新华书店经销

开本 880×1230　1/32　印张 18.5　字数 318 千字
2023 年 8 月第 1 版　2023 年 8 月第 1 次印刷
书号　ISBN 978－7－5132－8145－4

定价　69.00 元
网址　www.cptcm.com

服 务 热 线　010-64405510
购 书 热 线　010-89535836
维 权 打 假　010-64405753

微信服务号　zgzyycbs
微商城网址　https://kdt.im/LIdUGr
官 方 微 博　http://e.weibo.com/cptcm
天猫旗舰店网址　https://zgzyycbs.tmall.com

如有印装质量问题请与本社出版部联系（010-64405510）
版权专有　侵权必究

刘绍武先生治学的座右铭：

　　古往今来，学术是人类智慧的结晶，应当无古今、无中外、无尔我，以是者为是，以非者为非，永远以先进代替落后。

李　序

　　三部六病学说，是对《伤寒论》辨证论治方法的简要归纳。刘绍武先生是三部六病学说的开山祖师。《仲景证治观》是刘先生关于三部六病学说的集中概括。青年中医才俊黎崇裕先生多年研习《仲景证治观》所做的读书笔记，苦心创作《经方三部六病应用——刘绍武〈仲景证治观〉钩玄》，鄙人读后深受教益，有两点深表认同。其一，对于该如何学习经方的问题？我总是以"阅读原文"作为答案；其二，经方的药量并非一成不变的，而且需要医生根据临床实际情况来灵活处理运用，并非一定得原方原剂量或者原比例。

　　学习经方遇到的许多问题，首先要从《伤寒论》原文中寻求答案。正如作者所说："学习当以老老实实阅读《伤寒杂病论》原文，筑根基，夯基础。"亦正如《伤寒杂病论》序曰："虽未能尽愈诸病，庶可以见病知源。若能寻余所集，思过半矣。"经方是中医方剂的基础方，掌握了基础方，犹如练就了基本功。基本功扎实，就能在各门各派中彰显身手，所以中医界会出现"一人一仲景，一本一《伤寒》的现象。

经方的药量并非一成不变。例如柴胡桂枝汤，柴胡用量是柴胡汤用量的一半，因为柴胡桂枝汤证是"心下支结"，比柴胡汤证的"胸胁满""心下急"的症状为轻，所以用量减半；该证"微恶寒"，比桂枝汤证"啬啬恶寒"为轻，所以桂枝汤的用量也减半。再如柴胡加芒硝汤，柴胡用量是小柴胡汤的一半，因为小柴胡汤是解邪出外，而柴胡加芒硝汤是泻邪出里，所以柴胡用量小，而芒硝用量大。经方药物的用量，是根据病情的轻重、病位的深浅、病势的走向，以及患者体质的强弱而定的。

学习经方没有捷径，只有逐字逐句用心阅读，一边读书，一边临床，反复阅读，反复实践，越读越深，常读常新，终能登堂入室，修成正果。

祝贺黎崇裕先生大作出版，祝愿中医界新人辈出。

济善堂中医馆　李国栋

2022年10月17日于安阳

李国栋，男，1954年生人。伤寒大家、"三部六病"学说创始人刘绍武先生的弟子。从事中医临床工作30多年，临证善用经方，经验丰富，特别是诊治发热病证，皆用中药汤方治疗，且几乎全用经方，药常三五七味，基本可达一剂知、二剂热退之效。自2001年入"三部六病"之门，一直在临床中践行《伤寒论》"三部六病"之理论，在继承"三部六病"学说的基础上，通过反复阅读揣摩《伤寒论》，并结合自己10多年在医院发热门诊纯中药运用的临证体悟，提出"气解伤寒论"的学术观点，部分内容曾发表在"黄煌经方沙龙"获得网友强烈反响。近年来发表学术论文4篇，出版专著《气解伤寒论：经方三部六病新解》。

欧阳序

认识黎崇裕君，大概是6年前，他来我诊室跟诊抄方，并带来新作《一个青年中医之路》。翻阅之后，欣感黎君是一个非常勤奋的中医青年，好读书，勤临床，善思考，勤笔耕，年轻而有为。一晃数年，近日黎君又寄来《经方三部六病应用——刘绍武〈仲景证治观〉钩玄》一书稿并求序于余。开卷阅后，叹其用功之勤勉，钻研之深入，治学之求精，真是现在青年中医中少有的，堪称楷模！

三部六病理论是山西著名老中医刘绍武先生创立的，该理论将人体划分为三个部分，即表部、枢部（半表半里部）、里部，简称"三部"；每部存在的病证，根据其阳和阴的不同病性，划分为六类证候群，简称"六病"。进一步认为：表部的阳性病为太阳病，阴性病为厥阴病；枢部（半表半里部）的阳性病为少阳病，阴性病为少阴病；里部的阳性病为阳明病，阴性病为太阴病。以此解读张仲景《伤寒论》六经，并实践于临床，获得极大成功。半个多世纪以来，三部六病学说影响甚广，学者甚众，逐步形成了颇具特色的三部六病流派。黎君通过多年研习《伤寒论》及三部六病重要著作《仲景证治观》，善于思考，勤于总结，集腋而作，以成是书。是书以刘绍武老先生三部六病学术为主导，将《伤寒论》《金匮要略》中的方剂，全部纳入三部六病体系内，对刘老的《仲景证治观》再次进行细致的整理，既原汁原味传承了刘老的三部六病学术思想，又融合了自己学研体会而出新意。是书出版，对于弘扬三部六病理论、丰富《伤寒论》临床实践大有裨益！

经方是古朴的，又是常新的，其常新的关键，在于切实的临床疗效。汉唐以降，解读注释《伤寒论》及六经者，不下数百家。"乱花渐欲迷人眼"，在各家伤寒学说面前，现在的年轻中医，如何学好经方，用好经方？黎崇裕君用他孜孜不倦的勤奋和踏实钻研，一门深入的治学态度，给大家树立了一个榜样。

故乐而为之序。

欧阳卫权

2022年12月18日于林泉斋

欧阳卫权，主任中医师，医学博士，广东省中医院首批青年名中医。现任中国中医药研究促进会中医药经典临床分会副会长、世界中医药学会联合会青年中医培养工作委员会常务理事、世界中医药学会联合会经方专业委员会委员、中华中医药学会皮肤科分会委员、中华中医药学会名医学术思想研究分会委员、中国中医药研究促进会皮肤性病学分会委员，广东省针灸学会理事、广东省针灸学会皮肤病专业委员会常委兼秘书、广东省中医药学会中医外治法专业委员会常委，南方医科大学"李可中医药学术流派传承基地"客座教授。擅长运用经方治疗各科疑难杂病，为国内系统性研究《伤寒论》六经辨证及经方治疗皮肤病第一人，出版个人学术专著《伤寒论六经辨证与方证新探——经方辨治皮肤病心法》。

编写说明

　　据《刘绍武讲评〈伤寒杂病论〉》记载："三部六病学说首次讲授于甘肃天水，时间是1944年8月至1945年5月，每日下午3~6时，为期8个月，内容为《仲景学术观》《仲景证治观》和《仲景药能观》三部分，这三部分遵循的学术原则是立纲、归类、正误、补缺。曾整理出近30万字的油印资料，不幸遗失。当时听讲者有十几人，如张辅轩、赵碧云、和克俭、张仁、郭吻之、郎玉阶、徐光第等。此《仲景证治观》是根据李瑞安于1949年11月29日抄录之笔记校编。"《经方三部六病应用》是笔者研习三部六病所做的方剂学笔记，即源自刘绍武先生的《仲景证治观》。《仲景证治观》原书记载《伤寒杂病论》方剂272首，每首方剂下列主症、副症、方剂、煎服法四项。如《仲景证治观》第一首方剂桂枝汤条：

　　主症：脉浮缓（脉浮），头痛项强，恶风寒，发热，自汗。

　　副症：鼻鸣，干呕，肢节烦疼。

　　方剂：桂枝三两；芍药三两；甘草二两；生姜三两；大枣

十二枚。

　　煎服法：上五味，㕮咀三味，以水七升，微火煮取三升，去滓，适寒温服一升，须臾啜热稀粥一升以助药力，温覆一时许，令遍身漐漐似有汗者佳，不可令如水流漓，病必不除。若一服汗出病差，停服。若不汗，更服依前法；又不汗，后服小促其间，半日许令之服尽；若病重者，一日一夜服，周时观之。服一剂尽，病证犹在者，更作服。若汗不出，乃服至二三剂。

　　笔者阅读《仲景证治观》时，觉相关方剂的内容言简意赅，里面的主症和副症皆为刘老的毕生经验凝练而成，然不够有趣，为了让其更加生动活泼，便于理解和应用，便收集三部六病流派的相关书籍及自己多年来对三部六病学说的体悟和运用，对刘老的《仲景证治观》进行重新编排整理，整体思路是以三部六病的学术思想为主导，对三部六病进行简述（三部六病简述内容源自三部六病医学网），并且将《伤寒论》115方及《金匮要略》中的大部分方剂，全部纳入三部六病体系内，每方下分以下几部分。

　　【主症】以《仲景证治观》中刘绍武先生的经验为基础，融合笔者个人的应用体会或参各名家经验，且以描述每个方证自己独有的特异性症状、贴近临床实用为原则。

　　【副症】因中医界习以辨证论治为主，辨病论治为辅，故而副症以疾病为主，兼以主症未述之症状（次要症状）或应用性症状。

【方剂】方中药物排列按照《伤寒杂病论》中原方药物的排列顺序。若原文有加减法，则附于此。若见康治本《伤寒论》所载之方剂，则药物顺序及用量按康治本《伤寒论》，因康治本《伤寒论》是最原始的《伤寒论》版本。

【煎服法】参《仲景证治观》，照录《伤寒杂病论》原书煎服法。

【验案】每个方子最多选择2个相关联的验案，无则阙如，验案以刘绍武先生的医案为主，三部六病流派相关传人的医案以及笔者验案一并收录，验案中因认识不同，对同一个方剂所归六病属性的认识并不一样，不做具体评价，偶有以"黎崇裕按"的形式列举刘绍武先生对此方的具体认识或评价。验案末尾一般都标明出处，凡没有出处者均为尚未公开发表的验案。

在整理的过程中，承蒙李国栋老师悉心指导，以及马文辉主任提供相应未正式发表的验案，在此谨表衷心感谢。还要感谢李国栋老师、欧阳卫权老师作序，陈余粮先生作跋。

限于笔者的水平，加上学识有限，或许有曲解三部六病之处，或有未能理解三部六病之意，乃因笔者愚钝，与三部六病学术无关。

目 录

叁｜少阳病

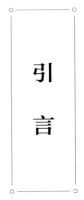

引言

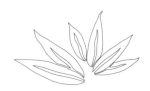

一、三部六病简述

（一）"三部六病"学说的由来

"三部六病"是山西著名老中医刘绍武先生创立的医学理论。该理论是刘绍武先生研究《伤寒论》《内经》等中医理论和长期临床实践的总结，对于临床工作及探索中医现代化有重要的指导作用。

"三部六病"学说以《伤寒论》为依据，以辩证唯物主义为指导，参阅《内经》和有关著述，遵循对立统一规律，将人体划分为三个部分，即表部、枢部（半表半里部）、里部，简称"三部"；每部存在的病症，根据其阳（实、热）和阴（虚、寒）的不同病性，划分为六类证候群，简称"六病"。

（二）"三部"的划分

"三部六病"学说把整体划分为三个部分，或称三大系统，即表部、枢部（半表半里部）、里部。三部的划分来源于《伤寒论》，但较《伤寒论》有了更明确的概念和范围。

表部：指机体与大气接触并与之发生关系的部分，包括体表与呼吸系统。主要功能是司呼吸而进行气体交换，司汗腺开合而维持体温相对稳定，卫外而防止病邪侵害，传信息而参与机体阴阳平衡调节。

里部：指机体与饮食接触并与之发生关系的部分，包括整个消化系统。主要功能是摄入食物并进行消化、吸收、排泄，供给整个机体所需的营养物质，同时也具有防御病邪入侵和参与机体阴阳平衡调节的作用。

枢部（半表半里部）：指除表、里两部所指机体的剩余部分，以血液、循环、神经、内分泌系统为主。主要功能是通过血液循环，供给机体从表、里两部所摄取的养分，运送各组织的代谢产物，经特定的脏腑排出体外，还防止表里两部外邪的入侵和消除已经进入血液的有害物质，通过神经系统的控制使一切脏器的功能活动协调。中部（亦称枢部或半表半里部）以气血为中心，通过气血的循行，沟通表里，濡养内外，贯通上下，是机体成为一个有机整体的中介和纽带。

（三）"六病"的确立

按三部划分的标准，在表、中、里三部中，每部所患疾病会出现阴阳两种不同性质的表现，三部就会有六种不同性质的表现，称为"六病"，见表1。

表1 六病的阴阳属性

	阳性	阴性
表部	太阳病	厥阴病
中部(枢部)	少阳病	少阴病
里部	阳明病	太阴病

疾病可以有各种各样的表现，但都不能超出阳性和阴性两类反应情况。寒、热、虚、实是人体阴阳平衡失调的四种现象：热、实属阳性反应，表现为体温升高、血压上升、心跳加快、代谢亢进等；虚、寒属阴性反应，表现为体温降低、血压下降、心跳减慢、代谢减退等。

（四）六病的"证"

"证"是中医论治的依据，是疾病存在的方式和运动发展的状态，以及这种方式或状态的直接或间接的表达，是机体具有器质性病变或功能性改变的表现形式。

"证"不是疾病本身，而是疾病本质的反映。六病的"证"包括纲领证、核心证、单证、类证。

1.纲领证

纲领证是六病的主症，是划分疾病属性的主要标准，是临床辨证的重要依据，具体内容如下（表2）。

表2　六病的纲领证

太阳病	头项强痛，发热恶寒，无汗，脉浮，或咳喘
少阳病	胸中热烦，胸胁苦满，身热或往来寒热，咽干，口苦，小便黄赤
阳明病	胃家实，发潮热，自汗出，大便难
厥阴病	手足逆冷，脉细，恶寒，肢节痹痛
少阴病	心动悸，精神疲劳，背恶寒，或脉微细
太阴病	腹满，时腹自痛，或吐，或利

2.核心证

核心证是纲领证中一个具有代表性的症状或体征，是决定六病病位的主要依据，据此可以对疾病做出定位和定性的辨证结果，其内容如下（表3）。

表3　六病的核心证

太阳病	头项强痛
少阳病	胸中热烦
阳明病	胃家实
厥阴病	手足逆冷
少阴病	心动悸
太阴病	腹满

3.单证

单证即太阳病、少阳病、阳明病的热证、实证，以及厥阴病、少阴病、太阴病的虚证、寒证，它们是一切疾病的基础证（表4）。

表4　六病的单证

	阳性		阴性	
	热	实	虚	寒
表部	表部热证	表部实证	表部虚证	表部寒证
中部	中部热证	中部实证	中部虚证	中部寒证
里部	里部热证	里部实证	里部虚证	里部寒证

4.类证

类证是指除纲领证外，六病的其他证。

（五）六病的转化

六病的转化，又称六病的传变，是机体与病邪相斗争中，在各个发展阶段的具体反应。有由阳向阴的转化、由阴向阳的转化、由某阳转他阳、由某阴转他阴，有单纯性转化，也有复合性转化。

（六）六病的重点辨证部位

对于临床辨证，反映在三部上的六病，有其重点的部位，每病核心证的部位，就是该病的重点辨证部位。

1.表部

（1）太阳病重点辨证部位："头项强痛"为太阳病的核心证，头部是太阳病的重点辨证部位。

（2）厥阴病重点辨证部位："手足逆冷"是厥阴病的核心证，手足是厥阴病的重点辨证部位。

2.枢部（半表半里）

（1）少阳病重点辨证部位："胸中热烦"为少阳病的核心证，胸中为少阳病的重点辨证部位。

（2）少阴病重点辨证部位："心动悸"为少阴病的核心证，心脏为少阴病的重点辨证部位。

3.里部

（1）阳明病重点辨证部位："胃家实"为阳明病的核心证，

下腹为阳明病的重点辨证部位。

（2）太阴病重点辨证部位："腹满"为太阴病的核心证，上腹为太阴病的重点辨证部位。

（七）六病的治疗原则

六病总的治疗原则是以阴制阳，以阳制阴，即热病寒之、寒病热之、虚病补之、实病泻之的中医传统治疗原则。但具体到每一病，具体的原则又不相同。

1.太阳病的治疗原则

太阳病为表部的阳性病，"汗"法是其通用的治疗原则，辛凉解表为其主要治疗方法。

2.少阳病的治疗原则

少阳病为中部的阳性病，"清"法是其治疗原则，它包括清热、解毒、滋阴、利尿等方面。

3.阳明病的治疗原则

阳明病为里部的阳性病，"下"法和"吐"法是其治疗原则。

利用泻下药或催吐药，攻逐体内积滞物，从而恢复里部的正常功能。

4.太阴病的治疗原则

太阴病为里部的阴性病，消化和吸收功能障碍为其主要表现，"补法"和"温法"是其治疗原则。太阴之补是提高消化系统对食物的消化吸收能力；太阴之温是改善消化道的血液循环状态，使整个消化系统功能恢复正常。

5.少阴病的治疗原则

少阴病为中部的阴性病，心功能不足是其主要表现，"补法"和"温法"也是其治疗原则，与太阴病的"温""补"不同，提高心脏功能是其主要方面。

6.厥阴病的治疗原则

厥阴病为表部的阴性病，微循环障碍是其主要表现，"温法"和"补法"是其治疗原则，以温通血脉、通阳救逆、消除微循环障碍为主。

（八）六病的主方

六病的主方以解决其主要矛盾的药物名称作为方剂名称，如下表（表5）。

表5　六病的主方及其组成

病名	主方名	方剂组成
太阳病	葛根麻黄汤	葛根、麻黄、石膏、杏仁、甘草
少阳病	黄芩柴胡汤	黄芩、柴胡、白芍、石膏、知母、竹叶、甘草、大枣
阳明病	大黄芒硝汤	大黄、芒硝、白芍、枳实、厚朴
太阴病	苍术干姜汤	苍术、干姜、茯苓、甘草
少阴病	人参附子汤	人参、附子、茯苓、麦冬、五味子
厥阴病	当归桂枝汤	当归、桂枝、细辛、通草、赤芍、甘草、大枣

二、本书缘起

（一）概述

"三部六病"学说的观点被1987年出版的《高等中医院校教学参考丛书·伤寒论》所引用："刘绍武氏认为，《伤寒论》辨证的'六经'当称'六病'。经络是组成人的一个部分，而'病'是机体阴阳失调的结果。六经和六病概念不同，六经是生理的，其循行有固定的路线，无病也仍然存在。六病是人为划分证候类型的方法，无病则'六病'不复存在。经络的病象只出现于其循行部位及其所络属之脏腑。六病之表现常是全身的。经络之阴阳是用以说明人体组织结构之属性，由脏腑之不同及循行体表部位的区别所决定，而六病的阴阳是用以说明疾病的属性。由病势、病位、病体所决定，包括表、里、寒、热、虚、实的内容。因此，六病和六经有本质的区别。"

鉴于此，用六病来划分经方是为了临床运用，六病辨证方剂学就是应用于"人为划分证候类型"，从而实现方证对应的辨证尖端。因为在划分六病的时候，此时"六病的阴阳是用以说明疾病的属性，由病势、病位、病体所决定，包括表、里、寒、热、虚、实的内容"。在辨六病之际，已经进行了中医的八纲辨证，如辨为太阳病，则说明病位在表，病性为实为热，方剂选用辛凉解表之剂，用于发汗驱邪即可。再根据病患的具体症状，选择六病方剂中太阳病方剂施治即可。而1989年出版的《中医现代化研究丛书·中医与多学科》中有如下评述："按照系统科学的理论和方法，可以建立《内经》和《伤寒论》理论的'三部六病说'。其思想基础是根据一般系统论的原则，把整体划分为表、半表半里、里三个不同的空间，每一部以阴阳不同的病性，划分为六类证候集合群，谓之六病。机体患病的空间位置虽广，但不超过三部；病情变化尽管多种多样，但不越六病。据此便可创立与此相应的理法方药体系，解决目前的中医分科重复多样的问题，充分体现了系统的辨证论治原则，将有利于中医的整理和提高。"

　　运用三部六病的理论对经方进行划分，具有普适性，不必分科。只要六病方与证候相对应，即可处方用药。综上所述，可把《伤寒论》《金匮要略》的方剂都归纳到六病之内。笔者认为有必要运用三部六病的理论，对《伤寒论》《金匮要略》的方剂进行整理归纳。对此，笔者提出"以方类证，方归六病"的学术观点，即以类方和类病的方式进行分类。如首先把《伤寒论》《金匮要略》两书方剂中含有桂枝的方剂全部找出来，一共有88首，然后按四神法①（汗法、清法、下或吐法、温补法）进行阴阳归类。其中汗法属于太阳病类方、清法属于少阳病类方、下或吐法属于阳明病类方、温补法属于三阴病类方。而温补法中，以改善消化系统对食物的消化和吸收功能障碍为主的属于太阴病类方，以提高心脏功能为主的属于少阴病类方，以温通血脉、

---

　　①　四神法由娄绍昆先生于《娄绍昆一方一针解〈伤寒〉》一书中提出，原述四神法为汗法、下法、和法、补法，这四法是最原始的方向性辨证法。

通阳救逆、消除微循环障碍为主的，属于厥阴病类方。本书即为笔者阅读三部六病的方剂学笔记。

（二）整体的寒热如何细分三部

刘绍武先生曾提出寒热是整体的，虚实是局部的。因此，整体有常，基本没有太大的变化，寒者必阴，热者必阳，在任何情况下永无变异之谓。三阳之热或三阴之寒单独出现时，只是程度上的差别，本质是一致的。寒热是充满整体的，无处不热，无处不寒，如《伤寒论》第168条"表里俱热"的白虎加人参汤证和第219条"三阳合病"的白虎汤证。凡热皆用清法，"热则寒之"。热与三部结合以后，其清法仍然无差别。如表部麻杏甘石汤中石膏以清表热，半表半里部竹叶石膏汤中石膏以清半表半里之热。寒证也是如此，如第225条表里俱寒之四逆汤证，第317条之三阴合病之通脉四逆汤证。凡寒皆用温法，"寒则热之"。寒与三部结合以后，其温法仍然无差别，如表部之第29条四逆汤证的"厥"，里部之第277条四逆汤证的"自利不渴"，半表半里部第304条附子汤证之"背恶寒"，皆以附子、干姜温其寒。因此，寒热的出现是整体性的，结合了哪一部而表现出哪一部症状，我们就划归哪一部的寒热。三阳热或三阴寒治为一法。

　　寒热虽为整体，但是刘老未结合三部再进一步细分，任应
秋先生在《伤寒论证治类诠》有对寒热的相关论述（其书中有转
引自日本喜多村直宽先生著作《伤寒论疏义》的内容以及任应
秋先生的个人学术见解），虽然任应秋先生以及日本喜多村直宽
先生的学术观点与刘绍武先生的学术观点不一致，但笔者认为，
任何一个流派的发展和传承都需要汲取百家之长，融汇贯通，
并传承创新，在此引用任应秋先生著作《伤寒论证治类诠》对寒
热的相关论述后可进一步深化三部六病学说中有关三部中寒热
的细分。任先生在书中转引日本喜多村直宽《伤寒论疏义·伤寒
论总评》中提道："惟表热甚则里亦热，故里虽始热，而病未入
胃，尚属之太阳；表寒甚则里亦寒，故里虽始寒，而病未入胃，
尚属之少阴。少阳与厥阴共，病羁留于半表里间之名也；阳明与
太阴共，邪犯胃之称也。故不论表里寒热，病总入胃中者，谓之
阳明与太阴。盖六病之次，阳则太阳、少阳、阳明，阴则少阴、
厥阴、太阴，但阳则动而相传，阴则静而不传。然其传变，则太
阳与少阴为表里，少阳与厥阴为表里，阳明与太阴为表里。"虽
然寒热是整体的，无处不热，无处不寒，表热时里也热，但是
只要未入胃（阳明）即属太阳，任先生认为："假如太阳病逐渐热
化了，便是温病。热化后的症状有两个：一是不恶寒而渴，二

是发汗已身灼热。"任应秋先生论述的太阳病热化，即三部六病
中的少阳病。任应秋先生又说："阳明病不仅是里证，而且是里
热证、里实证。热盛而不实（没有"便秘"）者，宜白虎汤；热盛
而实（有"便秘"）的，宜三承气汤。"白虎汤阶段属于三部六病
的少阳病，三承气汤阶段属于三部六病的阳明病。融合任应秋
先生、日本喜多村直宽先生与刘绍武先生的学术观点，笔者进
一步提出：热虽为整体，表热时虽里亦热，但表实热时，恶寒
发热而不渴，无便秘即为表实热太阳病；太阳病热化后，若出
现不恶寒而渴、发汗已身灼热、不便秘则为少阳病；少阳病进
一步热化，出现便秘则为阳明病。因此，热虽为整体，然亦有
迹可循，可进一步从三部细分。

　　如前所述，日本喜多村直宽先生认为"太阳与少阴为表里，
少阳与厥阴为表里，阳明与太阴为表里"。因此，认为"表寒甚
则里亦寒，故里虽始寒，而病未入胃，尚属之少阴"，而三部六
病则认为太阳与厥阴为表里，少阳与少阴为表里，阳明与太阴
为表里，故而日本喜多村直宽先生提出的"表寒甚则里亦寒，故
里虽始寒，而病未入胃，尚属之少阴"，按三部六病理论可认为
"表寒甚则里亦寒，故里虽始寒，而病未入胃，尚属之厥阴"。
而且刘绍武先生曾提出："太阴本质属寒，其主要病理是肠胃
功能降低，致水液滞留于肠胃，故出现腹满，这是一个代表性

的症状，是核心证。"结合前面日本喜多村直宽先生提出的"阳明与太阴共，邪犯胃之称也"，笔者认为可以把"腹满"作为三阴是否入胃的标志，表寒时虽里亦寒，但表虚寒时，手足逆冷，恶寒而无气短心悸，无腹满则为表虚寒厥阴病。厥阴病寒化后，若出现心动悸、精神疲劳，无腹满则为少阴病；少阴病进一步寒化，出现腹满，则为太阴病。因此，寒虽为整体，然亦有迹可循，可进一步从三部细分。

　　笔者以此观点，请教于李国栋老师时，李师回复："'太阳病逐渐热化了，便是温病。'从三部六病学说出发，此说则应解为：表热入内，便为温病；表热入内的症状有两个，一是不恶寒而渴，二是发汗已身灼热。从三部六病学说的观点出发，《伤寒论》所谓'温病'，其实就是少阳证。表热证的代表方为葛根麻黄汤、葛根汤、麻杏甘石汤，中（半表半里）热证的代表方为白虎汤、栀子豉汤、四逆散，里热证的代表方为调胃承气汤。如《伤寒论》第207条：'阳明病，不吐、不下、心烦者，可与调胃承气汤。'阳明病，不呕吐，不下利，心烦者，即为胃中实热。《伤寒论》第6条：'太阳病，发热而渴，不恶寒者，为温病。'第207条和第6条对比，此二条发病时辰不同。第207条之阳明病，是在阳明时辰上发病，此时阳气衰，卫气虚，表邪必然入里。如《黄帝内经》曰：'平旦阴尽，而阳受气矣。日中为阳陇，日西而阳衰，日入阳尽，而阴受气矣……如是无已，与天地同纪。'天之阳气为日西而衰，日西之时就是阳明病时，日西阳气衰则卫气虚，此时感受风寒，则表邪入里，吐下则为胃中虚寒，"不吐、不下、心烦者"，为胃中实热。第6条之太阳病，是在太阳时辰上发病，此时阳气隆盛，则卫气实。卫气实而病发伤寒，必为患者御寒不慎或寒邪太盛，正不胜邪而病发太阳。第6条则是太阳表热入内，变为少阳证，可与白虎加人参汤。少阳和少阴，都是主要在循环系统。少阳为热，少阴为寒。"

（三）虚而热、实而寒之剂如何归属六病

虚实是三部的，没有三部就没有虚实可言。表实无汗，表虚自汗；里实胃家实，大便难；里虚腹满，吐利；半表半里实胸满，半表半里虚心动悸、短气。离开三部，虚实不复存在，因而虚实是局部的。治法也各有差异，表实汗而解之，里实吐下攻之，半表半里实散之、消之。表虚，当归补之、通之；里虚，苍术补之、燥之；半表半里虚，人参补之、益之。三部之虚实不同而治法各异，体现了虚实的局部性。六病的根本区分在于虚实补泄上，汗、吐、下、和、温、清、补、消八法之中，温、清分阴阳，汗、吐、下、消、补断三部。因虚实是局部的，局部则

变幻繁杂，因此虚实无常，当其与寒热交错互见时，常反其阴阳，故曰无常。

《伤寒论》（简称《伤寒》）、《金匮要略》（简称《金匮》）之方剂，或热、或实、或实热、或不热不实皆可归为三阳病之方剂，再依方剂表现出的表、半表半里、里部方证，从而归纳为太阳病、少阳病、阳明病之方剂，方剂之或寒、或虚、或虚寒、或不寒不虚皆可归为三阴病之方剂，再依方剂表现出的表、半表半里、里部方证，从而归纳为厥阴病、少阴病、太阴病之方剂。然而还有两类方剂难于归类，即虚而热、实而寒之剂，按照刘老对于六病的阐述，三阳病必实热，三阴病必虚寒。虚而热、实而寒之剂横跨阴阳，按照三部六病的理论无法归类到六病之内。笔者对此苦思不得其解，后阅读《中国百年百名中医临床家丛书·经方专家卷·胡希恕》中胡希恕先生讲述虚实时恍然大悟，包括此小节论述的内容乃融合了胡希恕先生和刘绍武先生两者的经验而成。胡希恕先生在文中提道："但虚而热者，反而为阳。""但实而寒者，反而为阴。"这里的"阴阳"，胡希恕先生并未进一步阐述是三阴三阳中的哪阴哪阳。笔者认为，"但虚而热者，反而为阳，是为少阳""但实而寒者，反而为阴，乃为少阴"。

"但虚而热者，反而为阳，是为少阳。"胡希恕先生认为反而为阳，笔者认为当更进一步，断此为少阳，因虚者补之，热者寒之，一补一寒谓之和，病为半表半里，未离表亦未离里，因此方证似阴似阳。

"但实而寒者，反而为阴，乃为少阴。"胡希恕先生认为反而为阴，笔者认为当往前一步，判此为少阴，因实者攻之，寒者热之，一攻一热谓之和，病为半表半里，未离表亦未离里，因此方证似阴似阳，而太阴和厥阴明确了是不可以攻下的。如《伤寒论》原文太阴病提纲证："太阴之为病，腹满而吐，食不下，自利益甚，时腹自痛。若下之，必胸下结硬。"《伤寒论》原文厥阴病提纲证："厥阴之为病，消渴，气上撞心，心中疼热，饥而不欲食，食则吐蛔，下之利不止。"唯有少阴可泄、可下、可攻、可散、可消，故而归实而寒为少阴。

笔者就有关于"但虚而热者，反而为阳，是为少阳""但实而寒者，反而为阴，乃为少阴"的问题，请教于三部六病传人李国栋先生时，李师给予肯定，认为笔者说的这个问题很深刻，李国栋先生赞同笔者的观点。他认为所谓阴阳，以血气划分，则血为阴，气为阳。少阳虚而热者，为半表半里之阴血虚而阳气热。血虚当补，气热当清。例如白虎加人参汤证，人参、甘草补益半表半里之阴血，石膏、知母清泄半表半里之阳热；再如小柴胡汤证，人参、甘草补益半表半里之阴血，柴胡、黄芩清泄半表半里之阳热。后世有医家所谓"人参补阳气"，似与《伤寒论》的论点不符。如第385条"恶寒，脉微而复利，利止，亡血也，四逆加人参汤主之"的"利止"，不是向愈，而是阴血亡脱之兆，所以加人参补血；第96条"若渴，去半夏，加人参"是补阴气，或者说是养血生津；第168条"大渴，舌上干燥而烦，欲饮水数升者，白虎加人参汤主之"，加人参也是为了养血生津。

少阴实而寒者，为半表半里之阴血实而阳气寒。如第61条："下之后，复发汗，昼日烦躁不得眠，夜而安静，不呕、不渴，无表证，脉沉微，身无大热者，干姜附子汤主之。"伤寒下之后，里虚则脉沉，复发汗，表虚则脉微，此状态为血气集中在半表半里，半表半里之阳气寒，因而外气虚，所以昼日烦躁。烦躁一症，虚热和虚寒都能出现。如第69条"发汗，若下之，病仍不解，烦躁者，茯苓四逆汤主之"；第300条"少阴病，脉微细沉，但欲卧，汗出不烦，自欲吐，至五六日自利，复烦躁不得卧寐者，死"。第69条和第300条的"烦躁"，都是虚寒烦躁，昼日烦躁为外虚，黑夜烦躁为内虚。烦是内部有邪气而心神不安，躁是外部有邪气而肢体躁动。第61条之"昼日烦躁不得眠，夜而安静"是昼日内气寒、外气虚，内气寒则心烦，内寒则收敛，因而昼日内气不得出外，故昼日外气虚，所以肢体躁动；黑夜外气入内，内寒得减，所以夜而安静不烦。这就是半表半里之阴气实而阳气寒的表现，以干姜附子汤主之，干姜、附子祛寒温内，祛寒则心阳得暖，昼日心烦得解，温内则内气出外，外虚得补，躁动得解。半表半里之阴气实，所以不用甘草补阴气。另外，大青龙汤证之烦躁，是表部寒实而表邪入内。表部寒实，阻碍津液输布，则肢体失养，故躁动；表邪入内则心血郁滞而发热，故心烦。三部六病学说的理论和实践，都有待于丰富和深入。

（四）先辨三部，后分六病

临床时，三部当分清，六病需辨明。三部既是生理的也是病理的，在病证表现上要区分开表证、里证、半表半里证。对三阳来说，三部之分，皆取决于病势。邪欲外达，即为表证；邪热内结，即为里证；邪热弥漫，既无外达之机，亦无内结之势，即为半表半里证。对三阴来说，三部之分又取决于病体，以其邪已微而正气衰也。寒由里起，即为里证；阳虚于心肾，即为半表半里证；阳虚于表，则为表证。如此三部分明，表证、里证、半表半里证定位清晰，则完成了第一步。

定位之后，"察色按脉，先别阴阳"。根据《伤寒论》第7条

"病有发热恶寒者，发于阳也；无热恶寒者，发于阴也"，则于表证、里证、半表半里证之中再分阴阳，阳证为热为实，阴证为虚为寒，这样就区分为六类不同性质的证候群，叫做六病。

三、经方杂谈

（一）先有《伤寒论》还是先有《金匮要略》

约定俗成的看法是张仲景撰写《伤寒杂病论》，历经战乱，原稿散失，后经晋代王叔和收集编次，一分为二，变成《伤寒论》和《金匮要略》。然而历史的真相或许并非如此，而是原本就有《金匮要略》和《伤寒论》二书，仲景不过是论广，合二为一，合编成《伤寒杂病论》，后鬼使神差，又一分为二，成为"分久必合，合久必分"之壮观。

要判断是先有《伤寒论》还是先有《金匮要略》，不得不提一个人和一本书，即日本的远田裕正先生和康治本《伤寒论》。

远田裕正先生通过天才的构思，把康治本《伤寒论》引入与《伤寒论》《金匮要略》进行药方以及条文对比后得出康治本《伤寒论》比《金匮要略》早、《金匮要略》又比《伤寒论》早的结论。

他首先是通过《伤寒论》与《金匮要略》相对比，从中发现《伤寒论》虽然有桂枝二越婢一汤，此方乃桂枝汤与越婢汤的合方。然而《伤寒论》中有桂枝汤，却无越婢汤，但《金匮要略》中却有越婢汤，也就是说创作《伤寒论》的时候，作者已经知道《金匮要略》中存在越婢汤。另外就是《伤寒论》中的桂枝人参汤，为了组成此方，肯定有人参汤，然而《伤寒论》中却没有，反而在《金匮要略》中有人参汤。《伤寒论》中只有药味组成与人参汤相同的理中丸作为丸药使用。远田裕正先生还发现《伤寒论》中的理中丸与《金匮要略》中人参汤的条文指示也完全不同。通过桂枝二越婢一汤、桂枝人参汤的组成情况看，远田裕正先生认为古人在创作《伤寒论》时，《金匮要略》早已存在。换句话说，《金匮要略》比《伤寒论》的时代要古老些。当然，也有可能《金匮要略》《伤寒论》出自同一时代同一人之手。创作时已经先有过《金匮要略》的构思，然后才写的《伤寒论》，不一定先知道《金匮要略》的存在。但是远田裕正先生认为如果承认这一点，又有许多不合理的事情，比如《金匮要略》中的人参汤相对应，《伤寒论》中的理中丸应该叫人参丸才对；又或者与《伤寒论》中的理中丸相对应，《金匮要略》中的人参汤应该称之为理中汤才合理。而且从时代的命名法上来考虑，能表示药效的"理中"二字比原始命名法更能说明《伤寒论》的时代比《金

匮要略》晚。远田裕正先生提出还有一个名称各异的处方值得
注意，即《伤寒论》中的桂枝附子去桂枝加术汤，在《金匮要略》
中却称之为白术附子汤，这两个方子药味组成相同，然而却引用
了不同的条文，这几个反常的现象在同一时代、同一人物的著作
中是不可能发生的，由此可以力证《伤寒论》和《金匮要略》不
是同时代、同一人物的著作。从而通过两本书的对比可以发现：
《金匮要略》比《伤寒论》成书的时代要早。这是远田裕正先生
第一阶段的惊人发现。

　　接下来远田裕正先生又通过康治本《伤寒论》与《金匮要略》
相对比作为第二阶段。《金匮要略》中有加味方：麻黄加术汤、
白虎加桂枝汤、黄芩加半夏生姜汤、桂枝去芍药加皂荚汤，其
中的基础方麻黄汤、白虎汤、黄芩汤、桂枝去芍药汤在《金匮
要略》中未见记载，然而这些方剂皆存在于康治本《伤寒论》中。
因此，有理由认为创作《金匮要略》时，康治本《伤寒论》早已
存在，即康治本《伤寒论》比《金匮要略》在时代上更古老些。
当然，也有人会认为早已知道的不是康治本《伤寒论》，而是《伤
寒论》，因为康治本《伤寒论》的药方全包含在《伤寒论》中，但
在第一阶段的研究中，已做出结论，《伤寒论》的成立，是在《金
匮要略》之后，这样一来，便否定了这种想法。另外估计也有
人会认为康治本《伤寒论》与《金匮要略》是同时代、同人物的

著作，因为已进行过康治本《伤寒论》的构思，后面才写的《金匮要略》，康治本《伤寒论》不一定先存在。但是对于这种想法，远田裕正先生认为也是有一些不合理之处，是要被否定的。因为《金匮要略》中有栝楼桂枝汤，这个药方是在桂枝汤中加入栝楼根组成。在康治本《伤寒论》中加减方的命名办法是所加的药名放在后面，如桂枝加葛根汤、桂枝加附子汤，那现在加了栝楼根，应该写成桂枝加栝楼汤才对。而此处为栝楼桂枝汤，这就显得奇怪了。远田裕正先生又通过文体的研究发现康治本《伤寒论》和《金匮要略》文体也完全不一样，康治本《伤寒论》是古代文体的堆砌，《金匮要略》是更新文体的堆砌。从而又说明了两者不是同时代、同人物的著作。由以上事实，可以完全否定上述两种想法。远田裕正先生由此得出第二阶段的结论：康治本《伤寒论》比《金匮要略》的时代更古老些。

综合第一和第二阶段的研究结论，可见在成书时代的排列顺序上，为康治本《伤寒论》→《金匮要略》→《伤寒论》，其中康治本《伤寒论》中汤方相对简单，无加减，无合方→《金匮要略》逐渐复杂，有加减，但未形成合方→《伤寒论》复杂化，有加减，有合方。《伤寒论》成书时参考了《金匮要略》；《金匮要略》成书时参考了康治本《伤寒论》，它是一个前人不断逐步完善的过程，是一个由简单到复杂的过程，是一个逐步递进的学

术思维过程。根据这个思维过程，远田裕正先生对上述三书的
条文进行了仔细的研究，又发现了许多令人感到非常有趣的问
题。如以苓桂甘枣汤为例：康治本《伤寒论》为"发汗后，脐下
悸，欲作奔豚者，苓桂甘枣汤主之"，在《金匮要略》则为"发
汗后，脐下悸者，欲作奔豚，苓桂甘枣汤主之"。两条"者"字
的位置不同，在后者的条文含义上增加了"说明程度"。而这一
条文在《伤寒论》又变成了"发汗后，其人脐下悸者，欲作奔豚，
茯苓桂枝甘草大枣汤主之"，比《金匮要略》在文字上又增加了
"其人"两字，这说明又增加了说明成分。这样，书的成立年代
越晚，条文上附加的说明成分就越多，这已经成了规律性的特
征，也可以说已成为对年代流失的记录。

　　以上相关内容参考自费维光先生《中医经方临床入门》一
书中有关远田裕正先生的翻译文章，详情读者可参读《中医经
方临床入门》。

（二）经方为何难学

　　陆渊雷先生认为，理解《伤寒论》、懂得《伤寒论》原理的
人未必能熟练运用；能够熟练运用的人，又未必理解《伤寒论》、
懂得《伤寒论》的原理。

经方为何难学？因为经方的发展出现了断代！

经方最初的定义，其实只是经验之方的简称。因为经方古朴有验，不尚空谈，只不过后来我们用来区别时方，反而变成了专有名词。比如姚僧垣所撰的《集验方》，此书问世于北周（559），与张仲景《伤寒杂病论》、陶氏《肘后百一方》先后辉映，且与陈延之《小品方》互相媲美。正如宋臣孙兆评赞："古之张仲景、《集验》《小品方》最为名家。"而且张仲景《伤寒杂病论》，八百年秘而不传，"尤其在隋唐时期，没而不彰"。自东晋（317—420年）历经南北朝、隋唐至北宋末叶（1127）的七百多年间，《集验方》《小品方》便成当时医家之圭臬，被唐朝政府规定为习医者必读之书。这些医书其实都是经方之作。然而《集验方》《小品方》失传，张仲景《伤寒杂病论》八百年秘而不传，经方出现了断代。技艺是需要传承的，然而年移代革，又出现断层，此期间的学习难度可想而知，这也是很多人对经方望而却步的原因。对此，先贤亦有相关论述。

宋代林亿等在宋刻本《伤寒论》序中说："所著论，其言精而奥，其法简而详，非浅闻寡见者所能及，自仲景于今八百余年，惟王叔和能学之。"

清代姚际恒说："《伤寒论》，汉张仲景撰，晋王叔和集，此书本为经方之祖，然驳杂不伦，读者苦不得其要。"

南宋严器之亦说："《伤寒论》十卷，其言精而奥，其法简而详，非寡闻浅见所能赜究。"

（三）为何出现"一人一仲景，一本一《伤寒》"现象

历代解说经方的书籍有很多，出现仁者见仁、智者见智、各说各有理的状态，以至后学对于经方反而不知道如何学习了。同一个方证，不同的医家有不同的表达和应用以及理解，好像都对，但是学着用起来时总是觉得不尽如人意，以前对此现象一直不理解，《娄绍昆一方一针解〈伤寒〉》一书中解答了笔者的疑惑："经方医学这种传授式的知识和经验其实是一种默会知识，而我们现在老师用语言所表达的、书中用文字所表达的，仅仅是明确知识，只是全部知识的一部分。默会知识的三个特点：个人性、隐蔽性和包含性。默会知识包含了明确知识，而明确知识仅仅是整个默会知识的冰山一角。"即便是笔者，发现在不同的阶段，对于同一个方证，就有着不同的认识，因此细心的读者可能会发现虽然都是笔者的著作，如《小郎中习医手记》《100首经方方证要点》《一个青年中医之路》《三年难得师承录》等，然不同的书中笔者对于同一方证描述可能都有所不同，这是因为诚如娄绍昆先生所说"方证知识是一种默会知识，而

默会知识属于个人知识"，因为在不同的阶段，个人知识会有不同的体现，因此虽然是同一个方证，不同阶段的著作中对同一方证的描述会不一样！而对于"该如何学习经方"的问题，我总是以"阅读原文"作为答案，刘观涛老师提出了中国现代伤寒学术史上的三座高峰：叶橘泉先生作为"方证药证派"的代表，刘渡舟先生作为"脏腑经络派"的代表，胡希恕先生作为"谨守病机派"的代表。笔者认为，还有黄煌教授的经方体质学派、刘绍武先生的三部六病学派、江西的寒温统一学派等。这些学派的相关内容及书籍，我想很多学子都看过，但想要学好经方还得回到《伤寒论》和《金匮要略》的原文中去。三部六病的创始人刘绍武先生，在90多岁高龄时还在反复阅读《伤寒论》，他说："《伤寒论》一书可留一生精读，应沉下心，反复探求，是谓读仲景书人。"(《刘绍武讲评〈伤寒杂病论〉》)。

经方其实就是中医界的"小无相功"。爱好武侠小说的都知道，小无相功乃是逍遥派的独传内功心法，威力强大。其主要特点是不着形相，无迹可寻，只要身具此功，再知道其他武功的招式，倚仗其威力无比，可以模仿别人的绝学甚至胜于原版。金庸著作中的扫地僧说过："小无相功精微渊深，可据以运使各家各派武功，以此为根基，本寺的七十二绝技，倒也皆可运使，只不过细微曲折之处，不免有点似是而非罢了。""小无相功精微渊深，可据以运使各家各派武功"与经方形成了众多流派何其相似。陈伯坛先生在《读过伤寒论》中说："一本有一本之伤寒，一家有一家之仲景。家家自鸣为的派圣道，所以至今未大同。""少林七十二绝技"看似武功路数都不一样，我们的经方流派又何尝不是一样，每个人对于《伤寒论》的解读和运用都不一样，从而形成蔚然大观的经方流派，然而都是从《伤寒论》衍化而出，与通过小无相功可运使各家各派武功是一样的道理。

　　然而不学好小无相功，又如何一人可以运使少林七十二绝技呢？因此，近来流行的经方各门各派，皆由《伤寒杂病论》衍化而成。"仲景之道，至平至易；仲景之门，人人可入"，学习当以老老实实阅读《伤寒杂病论》原文，筑根基，夯基础，当达到广东著名的伤寒派"四大金刚"之首陈伯坛先生的读书境界，方入佳境。早年陈伯坛在书院念书时，见一同窗学友每晚必读张仲景的《伤寒杂病论》。其实这位同学并不爱好医学，只是遵从父命而背诵，读得味如嚼蜡。陈伯坛借来同学的书一读，竟被书中精辟的医理甚深所吸引。自此以后，他废寝忘食地钻研医学。当时书院内有一棵玉兰树，陈伯坛经常在树下刻苦思索，探求医学奥秘，在不知不觉中，顺手扯下枝叶，日子一长，玉兰树的树叶竟被他扯得零落殆尽。他曾说："余读仲景书，几乎揽卷死活过去。"而汤本求真先生则认为："研究《伤寒论》者，能自幼而壮而老，造次颠沛，登堂入室。犹如身在当时，亲受训诲，自然而然术精技熟，遇病处方操纵自如。"

经方医学是一道门槛，需要经过长时期恰当的训练，才能得其门而入。大塚敬节先生从29岁（1929）开始阅读《伤寒论》，一生对《伤寒论》的研究从未间断。他的宗旨是研究汉方医学始于《伤寒论》，并终于《伤寒论》。

（四）经方是辨证论治还是辨病论治

对于经方的辨证，多数医家认为是六经辨证为主，它是《伤寒论》的主要学术成就之一。恽铁樵先生曾说："《伤寒论》第一重要之处为六经，而第一难解之处亦为六经。凡读伤寒者，无不于此致力；凡注伤寒者，亦无不于此致力。"然而六经的实质是什么，依然是说不清道不明的谜，然而你是否有想过，或许《伤寒论》原著中的"经"不是"六经"辨证之"经"？"六经"之说创于北宋医家朱肱，其在《活人书》中明确指出"六经"是足太阳膀胱经、足阳明胃经、足少阳胆经、足太阴脾经、足少阴肾经、足厥阴肝经。并说："治伤寒先须识经络，不识经络，触途冥行，不知邪气之所在。"张景岳、汪琥等从而和之，并推广至手足十二经，后逐渐衍化成多种学说。王庆国、李宇航、王震三人曾在《〈伤寒论〉六经研究41说》中提到他们查阅了大量的古今文献，并对六经诸说加以归纳，共得41种。其种类众多，莫衷一是，又如何进行六经辨证呢？

刘绍武先生在《试论〈伤寒论〉"六经"当为"六病"》一文中指出："在《伤寒论》的原著中找不到'六经'立论的有力依据。相反地倒有137个条文在谈'病'，这些条文明白地指出为'太阳病''阳明病'……况且各篇之标题就是称'病'而非'经'的，依照原著，称作'六病'在学习中反倒觉得明白畅晓，应用上敏捷方便。"并强调"经"与"病"的概念有本质区别："'六经'是生理的，其循行有固定的路线，虽无病，其存在依然如故；《伤寒论》的'六病'是病理的，是人为的划分证候类型的方法，无病则'六病'不复存在。经络无论外在体表或内至脏腑均为线段的，至其病象亦只出现于其循行部位及其所络属之脏腑；而'六病'之表现常为全身性的。经络之阴阳是用以说明人体组织结构之属性，由脏腑之不同及经络循行体表部位的区别所决定；而'六病'的阴阳是用以说明疾病的属性，由病势、病位、病体所决定，包括了表、里、寒、热、虚、实的内容。"

众所周知，《金匮要略》都是辨病为主，《金匮要略》中首篇《脏腑经络先后病脉证》属于总论性质，对疾病的病因、病机、诊断、治疗、预防等都以举例的形式作原则性的提示，故在全书中具有纲领性意义。这个是疾病总论，后续都是属于疾病分论。其中第二至十七篇论述内科病的证治，第十八篇论述外科病的证治，第十九篇论述趺蹶等5种不便归类病的证治，第二十至二十二篇专论妇产科病的证治，最后三篇为杂疗方和食物禁忌。原著前二十二篇，若单以篇名而论，包括了40多种疾病，《金匮要略》没有囊括所有的疾病。前已述，先有《金匮要略》后有《伤寒论》，到了《伤寒论》的时代，对于疾病又进一步进行了探索，希望可以找到囊括一切疾病的辨病思路，那什么可以囊括一切呢？时间和空间！张仲景选择了以时间为切入点，一天24小时，所有疾病的病发都逃离不了时间，故而提出六病的概念。

《三部六病临证发微》一书中说：《伤寒论》的疾病归类是按时间归类的，就是说发病时间和病情加重的时间，主要是发病时间。《伤寒论》六病欲解时，明确说明了具体的问题。《伤寒论》的疾病归类是按时间归类的，因为只有时间才能无所不包，只要在这个时间段发病，无论寒热虚实都是这个病。

太阳病欲解时，从巳至未上，即9~15时。因太阳病的病机为阳气被风寒之邪郁遏，故在9~15时这段阳气最旺的时间，人得天气之助，则正气盛而有病邪得解的可能。《内经》曰"自得其位而起"，此之谓也。

阳明病欲解时，从申至戌上，即15～21时。阳明病，热盛邪实之证，故于阳气衰减之时可能病邪欲解。

少阳病欲解时，从寅至辰上，即3～9时。提示邪结少阳不得疏发之证，于一日阳气升发之时，邪有发越得解的可能。

太阴病欲解时，从亥至丑上，即21～3时；少阴病欲解时，从子至寅上，即23～5时；厥阴病欲解时，从丑至卯上，即1～7时。三阴之为病，阳衰阴盛之证，故在夜半至天明的稍前稍后，即阳生、阳长之时有病邪得解之机。

天气之阴阳盛衰对人不同病证的预后，有着不可忽视的影响。但阴阳会通，变化难极，故亦不可生吞活剥，生搬硬套。如此，则思过半矣。

"三部六病"学者臧东来先生在《试论"六病时位"是〈伤寒论〉的证治程序》一文中提出"六病"欲解时是"六病"发病时的论点。他认为，"伤寒"病发时辰是具体的，而病愈时辰则是不具体的；"六病欲解时"是要了解"六病"含有的病时概念；第3条中的"已"字当为"巳"字，"或巳发热，或未发热"都是发热开始的时辰。臧先生的这一论点，有《伤寒论》原文支持，如240条曰"日晡所发热者，属阳明也。脉实者，宜下之；脉浮虚者，宜发汗"。"六病"欲解时，是"六病"发病时这一论点，揭开了千百年来罩在《伤寒论》上的神秘面纱，还原了《伤寒论》

朴实的面貌。这一论点是打开《伤寒论》之门的钥匙。"三部六病"传人李国栋先生在《气解伤寒论：经方三部六病新解》一书中提出，"六病"是在六个特定的时辰上所发的病证。"六病"含有时间因素，"六证"不含有时间因素。"六病"以太阳病为例，凡六病证在太阳时辰上发病，就是太阳病。如太阳伤寒、太阳中风、太阳温病、太阳痉病、太阳湿痹、太阳中暍等，都称为太阳病。这些太阳病，都是在特定的太阳时辰上发病，但是其病证不一定都是太阳证，如太阳温病、太阳中暍属于少阳证。

（五）经方真的很严谨吗

记得从大学起，老师就教我们，经方是很严谨的。药物组成相同，但剂量不同；或者药物比例不同，则方剂方名、主治、功效都不同。而且常用桂枝汤、桂枝加桂汤、桂枝加芍药汤这三方，或者小承气汤、厚朴大黄汤、厚朴三物汤这三方来举例说明经方配伍的严谨性。可从来没有老师教我们，其实经方方剂中药物剂量的改变，方名、主治、功效等是可以不变的。

比如麻子仁丸，《伤寒论》和《金匮要略》都用来治疗"趺阳脉浮而涩，浮则胃气强，涩则小便数，浮涩相抟，大便则硬，其脾为约"。然而，《伤寒论》中此方的组成是麻子仁二升，芍药半斤，枳实半斤（炙），大黄一斤（去皮），厚朴一尺（炙，去皮），杏仁一升（去皮尖，熬，别作脂)。《金匮要略》中此方的组成是麻子仁二升，芍药半斤，枳实一斤，大黄一斤，厚朴一尺，杏仁一升。两者药物组成相同，然而《伤寒论》中的枳实为半斤，《金匮要略》中的枳实为一斤，枳实的用量差距这么大，然而本方的主治、功效并未变化。再如黄芩加半夏生姜汤，《伤寒论》和《金匮要略》都用来治疗"干呕而利"。《伤寒论》中此方的组成是黄芩三两，芍药二两，甘草二两（炙），大枣十二枚（擘），半夏半升（洗），生姜一两半（一方三两，切)。《金匮要略》中此方的组成是黄芩三两，甘草二两（炙），芍药二两，半夏半升，生姜三两，大枣十二枚。药物组成一样，然生姜的用量一两半或者三两皆可，虽然药物剂量发生了变化，但是主治、功效并未见到变化。

　　常说经方需要原方原剂量才能达到最佳的疗效，然而实际上在经方的世界里面就算是证候一样，经方的药量也是可以根据个体来变化的。再如《伤寒论》去桂加白术汤组成为附子三枚（炮，去皮，破），白术四两，生姜三两（切），甘草二两（炙），大枣十二枚（擘)。《金匮要略》白术附子汤组成为白术二两，附子一枚半（炮，去皮），甘草一两（炙），生姜一两半（切），大枣六枚。两方用药完全一样，条文内容也是一样，虽然剂量差别较大，但白术附子汤所有药物刚好是去桂加白术汤剂量的一半，煎服用水量也是一半。因此，经方的药量并非是一成不变的，而是需要医生根据临床实际情况来灵活处理运用的，并非一定得原方、原剂量或者原比例。而且在经方的世界里，药物组成相同、比例相同甚至是剂量相同，也不一定是同一个方名，比如桂枝汤、肾气丸、炙甘草汤、乌头桂枝汤等。

（六）《伤寒论》真的是113方吗

宋代高保衡、孙奇、林亿等人在《伤寒论·序》中提出："以为百病之急，无急于伤寒，今先校定张仲景《伤寒论》十卷，总二十二篇，证外合三百九十七法，除复重，定有一百一十二方，今请颁行。"从此，中医界一直沿用其说，认为《伤寒论》记载方剂有113首，缺方1首，实为112方。

然而《伤寒论》真的是113方，缺方1首吗？笔者对《伤寒论》的相关条文和方剂反复进行研读，对于《伤寒论》中的方剂进行逐篇统计后发现，《伤寒论》其实有117首，缺方2首，实为115方。缺少的方剂为禹余粮丸和土瓜根方，此二方有方名，无具体的药物组成和用法。为了纠正以往对《伤寒论》方剂数目的不准确认识，特将《伤寒论》方剂列举如下。

《辨太阳病脉证并治上》有方剂14首，分别为白虎加人参汤、甘草干姜汤、桂枝二麻黄一汤、桂枝二越婢一汤、桂枝加附子汤、桂枝加葛根汤、桂枝麻黄各半汤、桂枝去桂加茯苓白术汤、桂枝去芍药加附子汤、桂枝去芍药汤、桂枝汤、桂枝汤加厚朴杏子（第43条作：桂枝加厚朴杏子汤）、芍药甘草汤、四逆汤。

《辨太阳病脉证并治中》有方剂36首，分别为柴胡加龙骨牡蛎汤、柴胡加芒硝汤、大柴胡汤、大青龙汤、抵当汤、抵当丸、茯苓甘草汤、茯苓桂枝白术甘草汤、茯苓桂枝甘草大枣汤、茯苓四逆汤、干姜附子汤、葛根黄芩黄连汤、葛根加半夏汤、葛根汤、桂枝甘草龙骨牡蛎汤、桂枝甘草汤、桂枝加桂汤、桂枝加芍药生姜各一两人参三两新加汤、桂枝去芍药加蜀漆牡蛎龙骨救逆汤、厚朴生姜半夏甘草人参汤、麻黄汤、麻黄杏仁甘草石膏汤（第162条作"麻黄杏子甘草石膏汤"）、芍药甘草附子汤、桃核承气汤、调胃承气汤、五苓散、小柴胡汤（第97条作"柴胡汤"，第103条作"小柴胡"）、小建中汤、小青龙汤、禹余粮丸、真武汤、栀子豉汤（第81条作"栀子汤"）、栀子甘草豉汤、栀子干姜汤、栀子厚朴汤、栀子生姜豉汤。

《辨太阳病脉证并治下》有方剂25首，分别为白虎汤、白散、半夏泻心汤、柴胡桂枝干姜汤、柴胡桂枝汤、赤石脂禹余粮汤、大黄黄连泻心汤(又称"泻心汤")、大陷胸汤、大陷胸丸、附子泻心汤、甘草附子汤、甘草泻心汤、瓜蒂散、桂枝附子汤、桂枝人参汤、黄连汤、黄芩加半夏生姜汤、黄芩汤、去桂加白术汤、生姜泻心汤、十枣汤、文蛤散、小陷胸汤(第141条作"三物小陷胸汤")、旋覆代赭汤、炙甘草汤(又称"复脉汤")。

《辨阳明病脉证并治》有方剂11首,分别为大承气汤、大猪胆汁、麻黄连轺赤小豆汤、麻子仁丸、蜜煎、土瓜根、吴茱萸汤、小承气汤(第56条作"承气汤")、茵陈蒿汤、栀子柏皮汤、猪苓汤。

《辨少阳病脉证并治》仅有小柴胡汤和柴胡汤,已在《辨太阳病脉证并治中第六》里列出。

《辨太阴病脉证并治》有方剂2首,分别为桂枝加大黄汤、桂枝加芍药汤。

《辨少阴病脉证并治》有方剂14首,分别为白通加猪胆汁汤(又称"白通加猪胆汤")、白通汤、半夏散及汤、附子汤、甘草汤、黄连阿胶汤、桔梗汤、苦酒汤、麻黄附子甘草汤、麻黄细辛附子汤、四逆散、桃花汤、通脉四逆汤、猪肤汤。

《辨厥阴病脉证并治》有方剂6首,分别为白头翁汤、当归四逆加吴茱萸生姜汤、当归四逆汤、干姜黄芩黄连人参汤、麻黄升麻汤、乌梅丸。

《辨霍乱病脉证并治》有方剂4首，分别为理中丸（第159条作"理中"）、理中丸作汤、四逆加人参汤、通脉四逆加猪胆汤。

《辨阴阳易差后劳复病脉证并治》有方剂5首，分别为牡蛎泽泻散、伤寒差后小柴胡汤、烧裈散、枳实栀子豉汤、竹叶石膏汤。

由上述详细列表可见，对《伤寒论》第233条皆认为此条文仅有一方，为蜜煎方，而遗漏了土瓜根、大猪胆汁二方，其中土瓜根方原文未见相关的药物及用法记载，为缺方之一，而大猪胆汁方则列有相关药物及用法："又大猪胆一枚，泻汁，和少许法醋，以灌谷道内，如一食顷，当大便出宿食恶物，甚效。"另外，部分医家称蜜煎为蜜煎导，个人认为应该称之蜜煎为妥，原文"蜜煎导而通之"中的方剂名如果称为蜜煎导，则变成"蜜煎导，而通之"，那这个"而"字显得多余，应该为"蜜煎，导而通之"，这里"而"作连词，连接的是两个动词，有"进而"的意思。而且在具体处方时，《伤寒论》原文称之为"蜜煎方"，因此方剂名为"蜜煎"无疑，而不是"蜜煎导"。

《伤寒论》第386条原文对于理中汤明确提出理中丸："然不及汤。汤法，以四物，依两数切，用水八升，煮取三升，去滓，温服一升，日三服。"其后还有具体的加减法，仲景书中丸剂只有加法，没有加减法，只有汤剂才有加减法，因此此汤可称之为理中丸作汤，当为独立一方，即《金匮要略》人参汤，《金匮要略·胸痹心痛短气病脉证治》曰："胸痹心中痞，留气结在胸，胸满，胁下逆抢心，枳实薤白桂枝汤主之；人参汤亦主之。人参汤方：人参、甘草、干姜、白术各三两，上四味，以水八升，煮取三升，温服一升，日三服。"

《伤寒论》中有关小柴胡汤证条文共有20条。列有小柴胡汤第37、96、144、229、266、379条文中的具体药物、剂量和用法是一模一样的，为同一个方无疑，并且96条还列有详细的加减法。可《伤寒论》第394条所列小柴胡汤，虽然药物、用法和其他条文一样，用量却相差很大。因此，《辨阴阳易差后劳复病脉证并治》中的伤寒差后小柴胡汤和其他篇章的小柴胡汤并不是同一个方剂，当单独列出。三部六病传人李国栋先生在《气解伤寒论：经方三部六病新解》中认为："此394条方药中人参、黄芩、炙甘草、生姜的用量均减少了三分之一，可见此证为食郁发热。食郁为胃中实，故减少人参、甘草之补胃，黄芩之清肺，生姜之止呕。"韩社光、韩胜保二人在《〈伤寒论〉113方没有佚一方》中提出："394条之小柴胡汤与以上6处之小柴胡汤所适应之证情不同，所应用的法、方、药亦应不同，而此处正是将方内药物剂量变化了。因为大病后的治疗，'不能尽该者'，即不能用常法常量，应该较常法常量'微'一些，所以此处所用小柴胡汤的和解功能亦应该'微'一些，实际上此处的小柴胡汤较以上6处的小柴胡汤其用量减小了。"因此，伤寒差后小柴胡汤单独列为一方，和其他篇章的小柴胡汤以示区别。

另需要说明的是：《伤寒论》第141条中的"一云与三物小白散"为后注小字，亦未见具体药物，故而不纳入《伤寒论》方中。诚如《伤寒论》第27条方剂后注小字的越婢汤一样，亦未算在《伤寒论》的方剂中。

综上所述，《伤寒论》一共有方剂117首，其中禹余粮丸和土瓜根方二方有方名，但未见具体处方描述，为缺方，故而《伤寒论》实为115方。

黎崇裕按：刘绍武先生当年认为学习、整理、应用《伤寒论》的方法是"立纲、归类、正误、补缺"，发现《伤寒论》的根本问题是"纲不系目"，于是他用三部六病的理论对《伤寒论》进行诠释，不同于传统认识，故而不被大众理解，认为是"离经叛道"。然而传统的理解是否符合经方的原意？我们看到的经方、听到的经方、老师教的经方是否事实就是如此？因此，引用这么多与传统认识不一样的内容，其实就是为了开一个经方不破不立的头，传统的认识不一定就是金科玉律，读书要独立思考，善于思考！

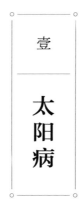

壹

太阳病

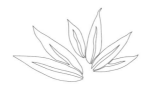

一、太阳病概述

病位：表部。

病性：阳性病。

病势：属热实。

重点诊断：部位是头部。

治则：发汗解表。

纲领证：头项强痛，发热恶寒，无汗，脉浮，或咳喘。

主方：葛根麻黄汤（葛根30g，麻黄10g，生石膏30g，杏仁15g，甘草10g）。

二、太阳病辨证

太阳病的纲领证根据《伤寒论》第1条、第7条和第31条择出。

第1条："太阳之为病，脉浮，头项强痛而恶寒。"

第7条："病有发热恶寒者，发于阳也；无热恶寒者，发于阴也。"

第31条："太阳病，项背强几几，无汗，恶风，葛根汤主之。"

我们知道，太阳病是表部的阳性病，其病的本质有实有热。历代医家注解《伤寒论》多以第1条作为太阳病的提纲，但从太阳病的病性来看，本条提纲概述不全，应当予以补充为妥。阳病必发热，由于病位的不同，热型亦各有异，第7条作了提纲条文的补充："病有发热恶寒，发于阳也；无热恶寒，发于阴也。"表部太阳病的病性特点之一应是发热恶寒，单纯讲恶寒，不能说明是太阳病，发热恶寒是太阳病特有的发热类型。

再者，第1条中缺乏太阳实证的表现，太阳病在表，自汗为表虚，无汗为表实，故选用31条的"无汗"一症列入，其"项背强几几"是头项强痛在程度上增重的表现，证同而量别。

此外在表部，"肺与皮毛相表里"，肺接触空气的面积比体表大20~30倍，应属一个系统，根据"温邪上受，首先犯肺"的论点，将肺部的主要证候咳喘列入主症当中更为妥当。从临床看，患太阳病者并非人人皆见咳喘，故而在咳喘之前加"或"字以示说明。

太阳病四大主症："头项强痛"是横纹肌僵挛，标志病在头部；"发热恶寒"是正邪斗争的一种特殊热型，为阳病之证；"无汗"为表部实证；"脉浮"主表，反映病之部位在表部；"咳喘"反映病累及肺部。这样的一个综合症候群，即名之曰"太阳病"。

在临床实践中，以"头项强痛"为太阳病的必见证候。头为诸阳之会，各种阳邪多向上波及头部，以致太阳表部阳邪侵及肌表，首先表现在头面，故有"太阳诊头"之说。从病的好发部位和病证的表现特点来看，将"头项强痛"列为太阳病的核心症，作为本病的代表性证候，以利临床诊断，但见"头项强痛"一症，即可以"太阳"论治。"脉浮"提示病发于表，"发热恶寒"提示病性属阳，"无汗"提示病势为实，"咳喘"是病邪犯肺的必见证候，各自代表一个方面，这样把"头项强痛，发热恶寒，无汗，脉浮或咳喘"列为纲领证。

三、太阳病论治

病邪从体内驱除有三条途径：一是发汗，二是利小便，三是通大便。太阳病，病邪在表，正邪相争，实热并见，欲攻之法，必须发汗以解表，通过发汗将病邪排出体外，热随汗解，实随汗泄，实热双清，病证自愈。故太阳治则发汗解表，误用他法，则使病邪内陷，反为误治，切记勿误。

太阳病的主方用葛根麻黄汤，是在实践中逐步确定的。

过去，一般认为桂枝汤和麻黄汤是太阳病的治疗方剂，从实际临床应用的结果看是不适宜的，为什么呢？因为太阳病是表部的阳性病，病性属热，病势属实，阳病的治则应该是"热则寒之""实则泻之"，宜发汗解表以祛表部实热，而不应该用麻黄汤和桂枝汤之辛温热性方剂。王叔和曾说："桂枝下咽，阳盛则毙。"

刘老通过实践，根据原文31条"太阳病，项背强几几，无汗恶风者，葛根汤主之"，曾用葛根汤作主方，认为"项背强几几"与"头项强痛"都是项部肌肉紧张拘挛的表现，本质上没有区别，只是在程度上有轻重之分，依31条之意选定葛根汤中葛根作主药。主药的选择不是随意的，是有条件的，其条件有三：一是疗效高；二是用之稳妥；三是治疗全面。太阳病代表着表邪的实热，需以辛凉药解表，辛以发散，凉以治热，治疗是针锋相对，辛凉药类很多，依三原则筛选，葛根比较理想，因葛根性凉，又有发汗作用，可以解表。解表药都有发汗作用，治太阳病可收到一定的效果。但由于一些药发汗力大，易致大量出汗而耗损津液；一些药发汗力小，又不能达到发汗驱邪的目的。葛根这味药则不然，它既可发汗解表，又清热生津，久服无副作用（有以葛粉代藕粉食者），根据这一特点，故选用葛根作太阳病主药。

但葛根亦有其不足，发汗之力不及麻黄，对于无汗之实证，则嫌其力逊，故选用麻黄作副主药以治太阳之实，取其发汗，驱邪外出。二药伍用，共同完成治疗太阳病的实热之证。

但终因葛根汤是以桂枝汤为基础方，疗效仍不理想，根据"热则寒之"的原则，将桂枝汤更为麻杏甘石汤，取名葛根麻黄汤，并和原方以示区别。

方中五药，葛根辛凉以散太阳之热；麻黄辛温以驱太阳之实，麻黄与石膏为伍，麻黄可限制石膏之过凉，石膏又可限制麻黄之过汗，石膏与麻黄之比，通常以3∶1为宜；麻黄佐杏仁，可以降肺气以定喘；麻、杏、石、甘四药合用，宣通肺气以清泄肺中之热，甘草可以安胃和中。葛根麻黄汤五药并用，体表与肺内之热可俱解，在治疗中掌握主要矛盾，只要有头项强痛，即可用主方治之。用葛根麻黄汤治疗外感高热不退者，每每收到奇功。

四、太阳病主方——葛根麻黄汤

【主症】头项强痛，发热恶寒，无汗脉浮。

【副症】咳喘。

【方剂】葛根四两；麻黄四两；杏仁五十个，去皮尖；甘草二两，炙；石膏半斤，碎，绵裹。

【煎服法】上五味，以水一斗，先煮麻黄、葛根，减二升；去白沫，内诸药，煮取三升，去滓，温服一升。覆取微似汗，余如桂枝法将息及禁忌。

【验案】

（1）神经性头痛案（刘绍武）

杜某，男，13岁，学生。1971年秋，忽作头项强痛，微有寒热，历2小时许而渐减。自述或一二日，或二三日则一作，时轻时重，重时则辍学。曾诊为神经性头痛，未断治疗而期年不除。至1972年8月23日就诊时，其发热，体温为38℃，身恶寒，脉浮而数，苔薄微黄，舌红少津。此邪热久居致阴津损伤，证仍为太阳。方用葛根麻黄汤：葛根30g，麻黄10g，杏仁15g，生石膏30g，甘草10g。葛根消热解表，有生津之用，即《本经》所谓之"起阴气"，况邪热除则津自复，故不必另用生津之品。1剂寒热除，痛减大半，2剂痊愈。(《三部六病医案集》)

（2）头项强痛案（刘绍武）

马某，男，45岁，工人。自诉于1971年冬因落枕，遂颈项强痛，头部不能扭转，痛引右臂不能上举，卧则转侧困难，疼痛难忍，病已年余，虽经治疗，未见少效。今诊其脉平，视其舌尖红赤。舌尖红赤乃为热象，虽无寒热，但有头项强痛之核心证在，故当以太阳病论。投以新订葛根汤：葛根30g，麻黄10g，

杏仁15g，生石膏30g，甘草10g。1剂痛减，9剂痊愈。(《三部六病医案集》)

五、太阳病主药——葛根

（一）葛根类方（4首）

《伤寒论》中含有葛根的方剂有4首，分别为桂枝加葛根汤、葛根汤、葛根加半夏汤、葛根黄芩黄连汤；《金匮要略》含有葛根的方剂有3首，分别为葛根汤、竹叶汤、奔豚汤。其中葛根汤与《伤寒论》重出，《金匮要略》实际含有葛根类方有2首。

因此，《伤寒杂病论》葛根类方一共有6首，分别为桂枝加葛根汤、葛根汤、葛根加半夏汤、葛根黄芩黄连汤、竹叶汤、奔豚汤。

李国栋老师指出："竹叶汤证之'发热，面正赤，喘而头痛'，看似太阳病，但是没有恶寒，因此不是典型的太阳病证。问题在于产后中风，产后下血则血虚，这个面正赤，有虚浮之热的成分。如通脉四逆汤证'身反不恶寒，其人面色赤'就是浮虚之热浮于面，所以竹叶汤方有附子一枚固护阳气。实际上，竹叶汤证是太阳、少阳、少阴合证。方以葛根、防风、桔梗、桂枝解太阳，以竹叶、人参解少阳，以附子固少阴。太阳病证的典型症状是发热恶寒，头痛，缘缘面赤。假如竹叶汤证之'发热，面色赤'为太阳证，那就没有用附子的依据。所以说，竹叶汤方之附子的药证是'面色赤'。假如没有附子的药证，那就缺失了用附子的证据。假如'面色赤'是竹叶汤方的附子药证，那么竹叶汤证则法当不恶寒，如通脉四逆汤证之'身反不恶寒，其人面色赤'。总之，附子不是太阳病之药。"

受李师启发，笔者把竹叶汤归属于少阳病半表半里热证类方，首先竹叶汤是治疗虚而热病证的，虚而热属少阳，另外半表半里本身就涉及表和里，那和方剂中的药物也涉及表和里就相符了。而奔豚汤治"气上冲胸"为主，乃属厥阴病方。桂枝加葛根汤、葛根汤、葛根加半夏汤属于公认的解表方剂，无异议，此三方虽都以桂枝汤作为底方，但因皆含有太阳病的主药葛根，说明皆有表热的一面。刘老认为，葛根汤是表部半阴半阳证，属于表部证方，由于原"三部六病"对于方剂的分类过细，分为体证、仪证、部证、病证、并病、合病、单证、兼证、合证方等。笔者斗胆，以药物为主线，通过类药以类方的方式，结合六病的治则为基础，把《伤寒论》115方及《金匮要略》中大部分的方剂，全部纳入三部六病。

葛根芩连汤虽常用于治疗下利证，但原文提到"脉促者，表未解也，喘而汗出者"仍适用于表证，亦有太阳病"或咳喘"的症状之一，且葛根芩连汤以清热为主，故而亦归类到太阳病葛根类方。这里有必要详细解释一下促脉的含义，个人认为胡希恕先生对于促脉的认识非常到位，胡先生认为《伤寒论》中的促脉并不是数脉，寸脉浮关以下沉者，则谓为促，促脉主表，主气上冲，主结胸病。具体内容转述于此：

促脉亦来源于脉动的不匀整。促为迫或近之意，若脉动迫近于上、于外，即寸脉浮关以下沉者，则谓为促。促为脉动促击于寸上的太过脉。表不解则邪气冲击于上，脉因应之促击于寸口，故促脉主表，亦主气上冲（上实下虚多见此脉）。结胸病有时见此脉。

《脉经》谓促为数中一止的脉。后世脉书虽有异议，但仍以促为数极，此亦非是。促为迫上、迫外之意，实即寸浮关以下沉的脉。仲景书论促脉共4条，如：

"伤寒脉促，手足厥冷，可灸之。"

【释】伤寒而手足厥逆，乃外邪里寒为证，故脉应之促。寸浮以应表邪，关以下沉以应里寒。"灸之"即先救里而后救表之意。

"太阳病，下之后，脉促胸满者，桂枝去芍药汤主之。"

【释】太阳病下之后，其气上冲者，可与桂枝汤；今胸满即气上冲为的候，故脉应之促。虽气冲胸满，但由于下后伤腹气，芍药非腹虚所宜，故去之。

"太阳病，桂枝证，医反下之，利遂不止。脉促者，表未解也。喘而汗出者，葛根黄芩黄连汤主之。"

【释】于此明明提出脉促为表未解之应，则寸脉浮又有何疑？关以下沉，正是下利不止之应。

"太阳病，下之，其脉促，不结胸者，此为欲解也。"

【释】结胸证，则脉象寸浮关以下沉，即促之象。今误下太阳病，脉虽促，但未结胸，又无别证，亦只表邪尚不了了而已，故谓"为欲解也"。

基于以上所论，则促为寸浮关以下沉的脉象，不是一清二楚吗？

故而《伤寒杂病论》中属于太阳病葛根类方的方剂有4首，分别为桂枝加葛根汤、葛根汤、葛根加半夏汤、葛根黄芩黄连汤。

1.桂枝加葛根汤（《伤寒论》方）

【主症】舌淡红或黯紫，或黯红而不鲜活，脉浮。时发热，自汗出，恶风寒，身疼痛，项背强痛。

【副症】头痛，气上冲，小便清。

【方剂】桂枝三两，去皮；芍药三两；甘草二两，炙；生姜三两，切；大枣十二枚，擘；葛根四两。

【煎服法】上六味，以水一斗，先煮葛根，减二升，内诸药，煮取三升，去滓，温服一升。覆取微似汗，不须啜粥，余如桂枝法将息及禁忌。

【验案】发热半年案（马文辉）

哈某，男，34岁，呼图壁县哈萨克族人。于2012年9月7日就诊，以发热、身痛半年，原因待查收住院。住院号124324。患者半年前因劳累后感受风寒，出现发热、寒战、颈项背疼痛等症状，伴有胸部疼痛，呃逆时作，持续10余天。在当地医院中西医治疗后缓解。但仍然每天下午7~12点发热，汗出，四肢疼痛，颈项僵硬，疲乏无力，胸部不适，呃逆时作，最高体温38.8℃。多家医院排除了结核、风湿、布氏病等，一致未能确诊。入院化验：抗链"O"414.3IU/mL、C反应蛋白56.4mg/L、血沉70mm/h。心电图：ST段改变。西医治疗无效，9月12日邀请会诊，据证处方：桂枝15g，白芍15g，生姜15g，甘草10g，大枣10g，葛根60g，牡蛎30g。水煎服，2剂。

14日二诊：体温降到37.5℃，身体疼痛减轻。上方继续服用2剂，热退身凉，四肢肌肉疼痛消失，偶尔胸胁窜痛。处以柴胡桂枝汤加葛根善后：柴胡15g，黄芩15g，清半夏10g，党参

30g，桂枝15g，白芍15g，生姜15g，甘草10g，大枣10g，葛根30g，4剂。病愈出院。

按语：患者初期伤寒误治，形成桂枝加葛根汤证。病程推延日久，影响半表半里，形成小柴胡汤证，但表证始终没有消退，先解其表，继而表里同治。

2.葛根汤（《伤寒杂病论》方）

【主症】舌淡，苔薄白，脉浮紧或浮数。颈项强直，口渴引饮。

【副症】刚痉。发热疲惫，恶寒无汗，小便少，气上冲胸，口噤不得语，头痛，自下利。

【方剂】葛根四两；麻黄三两，去节；桂枝二两，去皮；芍药二两；甘草二两，炙；生姜三两，切；大枣十二枚，擘。

【煎服法】上七味，以水一斗，先煮麻黄、葛根，减二升，去白沫，内诸药，煮取三升，去滓，温服一升。覆取微似汗，余如桂枝法将息及禁忌。诸汤皆仿此。

【验案】发热案（李国栋）

患者来某，57岁。2011年3月19日下午初诊。

患者自述：这几天身体一直好好的，没有异常感觉，也没有受风寒，今天上午还是好好的，中午吃完饭，感觉乏力困倦，就盖被睡了，被子也不薄，睡的也挺好。醒来就畏寒，头项背强痛，仍然乏力，咽微干，无呕恶，无汗。查舌淡苔白，脉弦紧微浮。测腋下体温37.9℃。

辨证：营卫不和。

治法：调和营卫。

方药：葛根汤。

葛根36g，麻黄27g，炙甘草18g，白芍18g，桂枝18g，生姜27g，大枣12枚(擘)。

上七味，以水1400mL，先煮葛根、麻黄，水沸3分钟后去上沫，内诸药，煮取600mL，去滓，温服200mL，覆取微似汗。患者服药1次即周身汗出，热退身安。余药未服，没有再发热。

按：无原因突然发热，为什么选择葛根汤？李师以为葛根汤证的脉证是项背强几几，无汗，恶风，脉沉弦紧。此案患者除脉证基本与葛根汤证相符以外，还有在得病时间上也与葛根汤证得病时间相吻合。葛根汤证的得病时间是太阳时或太阳、阳明合时。此患者得病的时间是在中午睡前和下午睡醒后，正是太阳和阳明合时，故以"三部六病时位辨证"法，确诊此病证属于葛根汤证，予以葛根汤，应手而愈。需要说明的是，关于《伤寒论》的"六病欲解时"，历代医家大多认为"六病欲解时"就是"六病欲愈时"，其实不然。"六病欲解时"应是"六病得病时"，

"欲解时"与"欲解",其"解"字的含义并不相同。"欲解时"之"解"字,应是了解之义,"欲解"之"解"字,才应是解除之义。如果"六病欲解时"就是"六病欲愈时",那么《伤寒论》第240条"病人烦热,汗出则解;又如疟状,日晡所发热者,属阳明也。脉实者,宜下之;脉浮虚者,宜发汗⋯⋯"中阳明病在阳明时发潮热,这个"阳明时"显然不是"阳明病欲愈时",而是"阳明病得病时"。

3.葛根加半夏汤(《伤寒论》方)

【主症】舌淡苔薄白,脉浮。颈项强直,口干,呕吐。

【副症】发热疲惫,恶寒无汗,头身痛,小便少,气上冲胸,口噤不得语。

【方剂】葛根四两;麻黄三两,去节;桂枝二两,去皮;芍药二两;甘草二两,炙;大枣十二枚,擘;生姜三两;半夏半升,洗。

【煎服法】上八味,以水一斗,先煮葛根、麻黄,减二升,去白沫,内诸药,煮取三升,去滓,温服一升。覆取微似汗。

4.葛根黄芩黄连汤(《伤寒论》方)

【主症】舌红苔黄腻少津,脉促,或脉滑数。大便泄泻黏臭,口苦口臭，小便黄臭。

【副症】多汗，项背强急，腹痛，心下痞，口渴。

【方剂】葛根半斤；甘草二两，炙；黄芩三两；黄连三两。

【煎服法】上四味，以水八升，先煮葛根，减二升，内诸药，煮取二升，去滓，分温再服。

【验案】

（1）麻疹发热案（闫云科）

张某，1岁，其母在儿科随拙荆进修。某日造舍，云其子发热、泄泻已十日，日十余行，暴注下迫，肛门红赤，体温高达39℃，汗出咳喘。化验白细胞$14×10^9$/L，大便脓球（++）。解热、消炎五日不效，遂住院。静脉输多种抗生素、强的松龙，并注射柴胡、安痛定，枕冰袋、浴酒精，体温仅降低一时，继而又热。复降复热，如此四日仍无转机。时余因跖骨骨折，在家休养，未能亲睹，不便以治。奈彼坚恳书方，便据所供之症，管窥蠡测，酷似表里俱热证。遂运筹帷幄，书葛根黄芩黄连汤以治。窃思，即使差之毫厘，亦绝不至谬之千里。

处方：葛根15g，黄芩6g，黄连4.5g，甘草6g。1剂。

药后麻疹遍出，泄泻止。嗣后，发热渐减，疹亦如期以退。

按：本案麻疹旬日不得透发而泄泻者，皆因屡屡降温，冰伏其邪，不能外达，而假肠道出也。故凡临证，首须知犯何逆，因势利导，随症治之，切忌见发热即予解降也。

1964年冬至1965年春，忻州麻疹流行，几比户皆然，小儿大多感染，少有幸逃此劫者。体质虚弱者易合并肺炎、心衰，甚至夭亡。彼时条件所限，且承袭陋习，皆于密室等候自愈。更有打针能将邪毒封闭体内，绝死无疑之讹传。好在对服药治疗尚能接受。时余十七龄，随师临床，目睹甚多。凡发热三日，疹出三日，退疹脱屑三日，遍身尤以手足心出透者为顺，人极安和。若喘咳抬肩，鼻扇胸高，指纹透关射甲者，病属凶险。凡此病者，早期服麻杏甘石汤加蝉蜕、羚羊角甚效，多能控制病情，不致形成心衰。

如今注射麻疹疫苗，症状多不典型，也非终身免疫，故临证时尤需细心。余对眼泪汪汪之发热患儿，必验其口，两颊臼齿处有针尖大小白色疹点，周围红晕者，麻疹之先驱也。西医称麻疹黏膜斑。遵"麻不厌透"之说，及时宣透发表，大有事半功倍之效。(《经方躬行录》)

（2）急性泄泻案（李晓文）

李某，男，22岁，学生。2008年9月21日发病。无明显诱因出现恶寒发热，下利秽浊水样便，7~8次/天，伴肛门灼热，苔黄腻，脉滑数，投葛根芩连汤，1剂而愈。(《三部六病薪传录：经方的继承与创新》)

（二）表热证杂方（3首）

刘老在《三部六病传讲录》表热证的类药中提到菊花、银花、薄荷、青蒿、苇根，但在《伤寒论》中未见记载，《金匮要略》中见菊花和苇根。菊花仅见于侯氏黑散，而侯氏黑散中菊花用量最重，为主药，故而侯氏黑散属于太阳病方。苇根在《金匮要略》有3方，一则见于《肺痿肺痈咳嗽上气病脉证治》篇附方《千金》苇茎汤，"治咳有微热，烦满"，亦是表部实热证，此方归属太阳病方；二则见于《禽兽鱼虫禁忌并治》篇治食马肉中毒欲死又方以及治食鲙鲙鱼中毒方。此二方用法及药物一样，视为同一方剂，亦归属于太阳病方。

1.侯氏黑散（《金匮要略》方）

【主症】四肢烦重，胸满短气，心中恶寒，头晕目眩。

【副症】风癫。身痒瘾疹。

【方剂】菊花四十分，白术十分，细辛三分，茯苓三分，牡蛎三分，桔梗八分，防风十分，人参三分，矾石三分，黄芩五分，当归三分，干姜三分，芎䓖三分，桂枝三分。

【煎服法】上十四味，杵为散，酒服方寸匕，日一服，初服二十日，温酒调服，禁一切鱼肉大蒜，常宜冷食，自能助药力在腹中不下也，热食即下矣，冷食自能助药力。

2.苇茎汤(《千金》苇茎汤)(《金匮要略》方)

【主症】舌质红，苔黄腻，脉微数或数实。咳有微热，臭痰脓血，心烦胸闷。

【副症】肺痈。胸中甲错，小便赤。

【方剂】苇茎二升，薏苡仁半升，桃仁五十枚，瓜瓣半升。

【煎服法】上四味，以水一斗，先煮苇茎得五升，去滓，内诸药，煮取二升，服一升，再服当吐如脓。

【验案】急性支气管炎案(黎崇裕)

黎某，女，52岁，2021年5月1日初诊。

主诉：咳嗽有痰3天。

现病史：3天来咳嗽有痰色黄，咽痒欲咳，头晕，口周疱疹伴有疼痛，无口干口苦，大便黏滞，小便正常，无胸闷胸痛，无恶寒发热。咽部略红，舌红苔黄，脉浮。既往无高血压、冠心病、糖尿病、溃疡史，无肝肾功能不良史，否认药物过敏史。

主症：咳有微热(咳嗽有痰色黄)，心烦胸闷(口周疱疹伴有疼痛)，头晕。

诊断：表热兼少阳。

治则：清热解表和中。

主方：《千金》苇茎汤合小柴胡汤化裁。

芦根15g，薏苡仁10g，桃仁6g，冬瓜子10g，苦杏仁10g，蝉蜕10g，北柴胡12g，黄芩6g，北沙参10g，法半夏6g，甘草5g，大枣10g。3剂，颗粒剂，一天1剂，一日2次，开水冲服。

2021年5月5日复诊：服药后咳嗽明显减少，有痰色黄，少许咽痒，畏寒怕冷，接触冷水后头晕，耳鸣，大便黏滞。改用《千金》苇茎汤合二陈汤化裁。

芦根15g，薏苡仁10g，苦杏仁10g，冬瓜子10g，桃仁6g，蝉蜕10g，法半夏10g，茯苓10g，陈皮10g，炙甘草6g，瓜蒌10g，诃子10g。5剂，颗粒剂，一天1剂，一日2次，开水冲服。

后回访诸症愈。

3.治食马肉中毒欲死又方/治食鲭鲕鱼中毒方（《金匮要略》方）

【主症】消渴，客热，热淋涩痛。

【副症】食马肉中毒欲死。食鲭鲕鱼中毒。

【方剂】芦根。

【煎服法】煮芦根汁，饮之良。

【验案】面部肉芽坏死案（胡连玺）

李某，女，30岁，某造纸厂干部。

高热至40℃，持续月余不退，鼻右侧及面部焮肿甚，面与鼻平，右目不可睁，鼻塞不通，鼻中时有黄水脓液流出。入住某省立医院，诊为肉芽坏死，用大剂抗生素治疗，仍高烧不退，头及牙阵阵发疼，遂来我院求治。诊其脉细数，舌尖红赤。视其一派火毒蕴结之象，与大头瘟相类而更加险恶，遂疏普济消毒饮加减，以大剂量清热解毒之品，佐以行瘀散结，更加黄芪扶正祛邪，以防邪毒内陷。加葛根、薄荷，使郁热外解。

处方：芦根15g，黄芩15g，生黄芪30g，牛蒡子15g，甘草10g，板蓝根15g，柴胡10g，连翘30g，金银花30g，蒲公英30g，薄荷15g，葛根30g，炮甲珠10g，川椒3g，桔梗10g。

1剂热退，再剂肿消强半；连服10剂，肿全消，赤亦退，鼻已通，脓水止，热未再作，脉转正常，唯鼻右1.5cm处余一硬核，如蚕豆大许，按之硬而痛，其色尚红。更小柴胡汤合攻坚汤以软坚散结，加银、翘等以清余毒。药30剂硬核全消。

处方：柴胡15g，黄芩15g，清半夏15g，党参30g，牡蛎30g，海藻30g，夏枯草30g，口芪30g，王不留行30g，桔梗15g，炮甲珠10g，玄参30g，川椒6g，车前子30g（包煎），白

茅根30g，银花30g，连翘30g。(《伤寒一得》)

六、太阳病副主药——麻黄

(一)麻黄类方

《伤寒论》中有关麻黄的方剂有13首，分别为桂枝麻黄各半汤、桂枝二麻黄一汤、葛根汤、葛根加半夏汤、麻黄汤、小青龙汤、麻黄附子甘草汤、桂枝二越婢一汤、大青龙汤、麻黄杏仁甘草石膏汤、麻黄连轺赤小豆汤、麻黄细辛附子汤、麻黄升麻汤。

《金匮要略》中有关麻黄的方剂有24首，分别为葛根汤、麻黄加术汤、麻黄杏仁薏苡甘草汤、乌头汤、《千金》三黄汤、射干麻黄汤、小青龙汤、甘草麻黄汤、麻黄附子汤、桂姜草枣黄辛附子汤、《千金》麻黄醇酒汤、半夏麻黄丸、还魂汤、《外台》牡蛎汤、《古今录验》续命汤、《千金》越婢加术汤、厚朴麻黄汤、越婢加半夏汤、小青龙加石膏汤、大青龙汤、越婢汤、文蛤汤、防己黄芪汤加减方、桂枝芍药知母汤。

其中《伤寒论》麻黄附子甘草汤(麻黄二两，去根节；甘草二两，炙；附子一枚，炮，去皮，破八片)与《金匮要略》麻黄附子汤(麻黄三两；甘草二两；附子一枚，炮)的用药完全相同，仅麻黄剂量不同，列为同一处方。为何如此安排呢？我们要从防己黄芪汤中一窥究竟。

防己黄芪汤的条文有3条，《金匮要略·痉湿暍病脉证》言："风湿，脉浮身重，汗出恶风者，防己黄芪汤主之。防己黄芪汤方：防己一两；甘草半两，炒；白术七钱半；黄芪一两一分，去芦。上剉麻豆大，每抄五钱匕，生姜四片，大枣一枚，水盏半，煎八分，去滓，温服，良久再服。喘者，加麻黄半两；胃中不和者，加芍药三分；气上冲者，加桂枝三分；下有陈寒者，加细辛三分。服后当如虫行皮中，从腰下如冰，后坐被上，又以一被绕腰以下，温令微汗，瘥。"《金匮要略·水气病脉证并治》言："风水，脉浮身重，汗出恶风者，防己黄芪汤主之。腹痛加芍药。防己黄芪汤方：防己一两；黄芪一两一分；白术三分；甘草半两，炙。上剉，每服五钱匕，生姜四片，枣一枚，水盏半，煎取八分，去滓，温服，良久再服。"该篇附方言："《外台》防己黄芪汤，治风水，脉浮为在表，其人或头汗出，表无他病，病者但下重，从腰以上为和，腰以下当肿及阴，难以屈伸，方见风湿中。"

由上述条文可见：①风水与风湿是互词的可能性大。防己黄芪汤中"风水"在《金匮要略·水气病脉证并治》中出现2次，但附方言该方"见风湿中"；"风湿"在《金匮要略·痉湿暍病脉证》中出现1次，笔者认为，后世医家可能是将"风湿"误写为"风水"。②仅有白术用量不统一。《金匮要略·水气病脉证并治第十四》中附方言《外台》防己黄芪汤"方见湿病中"，意指见《金匮要略·痉湿暍病脉证》，两者药物组成相同，但白术用量不一，前者防己黄芪汤中为三分，后者为七钱半，观其证治，都是治疗"脉浮身重，汗出恶风"。③药物顺序不一致。《金匮要略·痉湿暍病脉证》中防己黄芪汤方药组成顺序为防己、甘草、白术、黄芪；《金匮要略·水气病脉证并治第十四》中防己黄芪汤方药组成顺序为防己、黄芪、白术、甘草。④炮制不同。《金匮要略·痉湿暍病脉证》中防己黄芪汤方中甘草用炒，黄芪去芦，上剉麻豆大。《金匮要略·水气病脉证并治》中防己黄芪汤方中甘草为炙，黄芪未注明去芦，上剉但未说明剉多大。⑤附方《外台》防己黄芪汤中的条文为"脉浮身重，汗出恶风者"的解说，如"脉浮"解释为"脉浮为在表"，"汗出恶风"解释为"头汗出，表无他病"，"身重"解释为"但下重，从腰以上为和，腰以下当肿及阴，难以屈伸"。⑥《金匮要略·痉湿暍病脉证》防己黄芪汤方后详列药物加减，并说明了服药后的注意事项，提示患者服药后需温覆取汗，方能速愈。《金匮要略·水气病脉证并治》防己黄芪汤方中"腹痛加芍药"可能是《金匮要略·痉湿暍病脉证》中"胃中不和者，加芍药三分"之意。由此可见，《金匮要略》中的条文有可能来自不同的古籍文献，但保留着不一致的地方。若后续方剂中《伤寒论》《金匮要略》所见主治相同，药物完全相同，仅有某味药剂量不一者，视为同一方剂。此外，葛根汤、小青龙汤、大青龙汤在《伤寒论》中已有记载，《金匮要略》实际含有麻黄类方20首。

　　因此，《伤寒杂病论》有关麻黄的方剂一共有33首，分别为桂枝麻黄各半汤、桂枝二麻黄一汤、葛根汤、葛根加半夏汤、麻黄汤、小青龙汤、麻黄附子甘草汤（《金匮要略》作麻黄附子汤）、桂枝二越婢一汤、大青龙汤、麻黄杏仁甘草石膏汤、麻黄连轺赤小豆汤、麻黄细辛附子汤、麻黄升麻汤、麻黄加术汤、麻黄杏仁薏苡甘草汤、乌头汤、《千金》三黄汤、射干麻黄汤、甘草麻黄汤、桂姜草枣黄辛附子汤、《千金》麻黄醇酒汤、半夏麻黄丸、还魂汤、《外台》牡蛎汤、《古今录验》续命汤、《千金要方》越婢加术汤、厚朴麻黄汤、越婢加半夏汤、小青龙加石膏汤、越婢汤、文蛤汤、防己黄芪汤加减方、桂枝芍药知母汤。

　　在寻找太阳病麻黄类方时，需分两步走：一是以治表实的麻黄甘草汤为基，二是以治表热的麻杏甘石汤为基。以麻黄甘草汤和麻杏甘石汤这两个基本方为主线，在《伤寒论》和《金匮要略》中寻找太阳病副主药麻黄的类方。

　　以麻黄甘草汤为基的方剂一共有19首，分别为桂枝麻黄各半汤、桂枝二麻黄一汤、麻黄汤、麻黄附子甘草汤、小青龙汤、葛根汤、葛根加半夏汤、桂枝芍药知母汤、麻黄加术汤、麻黄杏仁薏苡甘草汤、乌头汤、《千金》三黄汤、射干麻黄汤、甘草麻黄汤、桂姜草枣黄辛附子汤、《千金》麻黄醇酒汤、半夏麻黄丸、还魂汤、《外台》牡蛎汤。其中葛根汤、葛根加半夏汤已归为太阳病主药葛根的类方，桂枝芍药知母汤属于厥阴方，麻黄附子甘草汤、小青龙汤属于半表半里寒杂方，其余14首皆以麻黄甘草汤为基者。

以麻杏甘石汤为基的方剂一共有12首，分别为桂枝二越婢一汤、大青龙汤、麻黄杏仁甘草石膏汤、麻黄连轺赤小豆汤、麻黄升麻汤、小青龙加石膏汤、《古今录验》续命汤、《千金》越婢加术汤、厚朴麻黄汤、越婢加半夏汤、越婢汤、文蛤汤。其中小青龙加石膏汤属于半表半里寒杂方，麻黄升麻汤为厥阴方，其余10首皆以麻杏甘石汤为基者。

此外，一首麻黄细辛附子汤既不属于麻黄甘草基，又不属于麻杏甘石汤基，而属于半表半里寒杂方。另有一首加减方，便是防己黄芪汤加减方。

故而《伤寒杂病论》属于太阳病副主药麻黄的类方一共有24首，分别为桂枝麻黄各半汤、桂枝二麻黄一汤、麻黄汤、麻黄加术汤、麻黄杏仁薏苡甘草汤、乌头汤、《千金》三黄汤、射干麻黄汤、甘草麻黄汤、桂姜草枣黄辛附子汤、《千金》麻黄醇酒汤、半夏麻黄丸、还魂汤、桂枝二越婢一汤、大青龙汤、麻黄杏仁甘草石膏汤、麻黄连轺赤小豆汤、《外台》牡蛎汤、《古今录验》续命汤、《千金》越婢加术汤、厚朴麻黄汤、越婢加半夏汤、越婢汤、文蛤汤。

1.麻黄甘草汤类方（14首）

麻黄醇酒汤（《千金》麻黄醇酒汤）（《金匮要略》方）

【主症】脉浮或浮紧。黄肿，恶寒无汗，身痛，癥坚积聚。

【副症】黄疸。

【方剂】麻黄三两。

【煎服法】上一味，以美清酒五升，煮取二升半，顿服尽。冬月用酒，春月用水煮之。

【验案】

腰痛案（黎崇裕）

王某，男，35岁，2016年9月20日初诊。

主诉：腰痛1天。

现病史：患者有肾结石数年，2016年9月4日曾发作1次，今日又开始腰痛发作，右肾区叩击痛明显。小便可见肉眼血尿，排尿较慢，大便平素每日1次，今日大便三四次，量少，无头晕、口干、口苦，舌红苔白，咽部暗红，脉沉细涩。

主症：身痛（腰痛），癥坚积聚（肾结石），小便可见肉眼血尿，排尿较慢，无手足厥冷，脉沉细涩。

诊断：太阳少阴合病。

治则：解表温阳止痛。

主方：麻黄醇酒汤合金匮肾气丸化裁。

生麻黄6g，熟地黄12g，生地黄12g，山茱萸12g，山药12g，茯苓10g，丹皮10g，泽泻10g，肉桂10g，盐车前子6g，细辛6g，鸡内金15g，牛膝15g，猪苓15g。5剂，水煎温服，一天1剂，一日2~3次。

2016年10月22日复诊：述前药后腰痛已除，但未见结石排出，患者担心结石复发，要求开中成药调理善后。

甘草麻黄汤（《金匮要略》方）

【主症】脉浮紧。发热身黄，恶寒无汗，腰以上肿胀，咳喘。

【副症】里水。

【方剂】甘草二两，麻黄四两。

【煎服法】上二味，以水五升，先煮麻黄，去上沫，内甘草，煮取三升，温服一升，重覆汗出，不汗，再服，慎风寒。

半夏麻黄丸（《金匮要略》方）

【主症】脉弦紧。心下悸，咳逆上气，吐涎沫。

【副症】无。

【方剂】半夏、麻黄各等分。

【煎服法】上二味，末之，炼蜜和丸小豆大，饮服三丸，日三服。

牡蛎汤（《金匮要略》方）

【主症】喘息，身肿，无汗，心烦心悸，寒多热少如疟状。

【副症】牡疟。咳逆上气，积聚。

【方剂】牡蛎四两，熬；麻黄，四两，去节；甘草二两；蜀漆三两。

【煎服法】上四味，以水八升，先煮蜀漆、麻黄，去上沫，得六升，内诸药，煮取二升，温服一升，若吐，则勿更服。

【验案】

过敏性哮喘案（武德卿）

刘某，男，29岁，2007年8月30日初诊。患者患过敏性哮喘两年余，对任何烟味都过敏。发作时喘不得息，发作过后如常人。腹动亢进，脉弦，聚关脉，脉搏85次/分。

主症：腹动亢进，脉弦，聚关脉。

诊断：里阴病（牵连表寒证而喘）。

治则：温里。

主方：桂枝加龙骨牡蛎汤。

桂枝15g，白芍25g，干姜10g，甘草12g，龙骨40g，牡蛎20g，麻黄5g。

上方服4剂，病情大有好转。脉搏为75次/分，原方白芍加到30g，继服5剂而愈。

按：此乃桂枝剂证，重用白芍以缓解气管痉挛，龙骨、牡蛎有抗过敏作用。

黎崇裕按：因牵连表寒证而喘，此案患者当无汗，故而合用了牡蛎汤。

乌头汤（《金匮要略》方）

【主症】脉沉弱。肢节疼痛，不可屈伸，小便白，脚肿如脱，头眩，短气，肌肤不仁。

【副症】历节。发热恶寒，无汗。

【方剂】麻黄、芍药、黄芪各三两；甘草三两，炙；川乌五枚，㕮咀，以蜜二升，煎取一升，即出乌头。

【煎服法】上五味，㕮咀四味，以水三升，煮取一升，去滓，内蜜煎中更煎之，服七合。不知，尽服之。

【验案】

强直性脊柱炎案（马文辉）

刘某，女，35岁，职工。2005年8月16日初诊。

患者患强直性脊柱炎已2年，曾于太原、北京屡治不效。已花费2万余元。现腰痛并放射及两大腿疼痛难忍，活动受限，不能下蹲，脉涩，腹动亢进，无胸胁苦满。与桂枝调心汤加味：桂枝15g，白芍15g，川椒8g，党参20g，乌药7g，葛根30g，王不留行20g，黄芪20g，防风20g，当归15g，甘草10g，大黄10g，桃仁20g，麻黄10g，鹿角胶10g，桑枝20g，制附子8g，大枣3枚。水煎分三服。服120剂，症状消失。患者为巩固疗效，主动要求再服，共服150剂，随访未复发。(《三部六病薪传录：经方的继承与创新》)

　　黎崇裕按：作者桂枝调心汤加味中合了乌头汤。

还魂汤（《金匮要略》方）

【主症】无脉。咳逆上气，喉痹，口噤拗不开。

【副症】卒忤；客忤；金创。

【方剂】麻黄三两，去节（一方四两）；杏仁七十个，去皮尖；甘草一两，炙（《千金》用桂心二两）。

【煎服法】上三味，以水八升，煮取三升，去滓，分令咽之，通治诸感忤。

【验案】

哮喘案（黎崇裕）

　　笔者侄子，5岁，感冒后总是有哮喘的情况出现。孩子小的时候，经常是一感冒就转为肺炎，经常要去输液，曾经找过家乡比较有名气的中医看，说是先天不足，可以不用治疗，随着孩子慢慢成长，免疫力提高，自己会慢慢好起来的，现在治疗的话也是不好治疗。

问诊（家长代诉）：大小便正常，近来喘得比较厉害，特别是晚上睡觉，一躺下就看见他很痛苦的样子，好像是喉咙里面有痰，老是在那里做咳的动作，但是平时白天咳痰并不是很多，睡眠和饮食皆可。

处方：麻黄1g，杏仁2g，甘草1g，豆腐5块。1剂。

用法：麻黄、杏仁、甘草及豆腐共煮1小时，去药食豆腐饮汤，分早晚2次服。

后来哥打电话过来说，当初给他儿子吃豆腐的时候不愿意吃，只是把那个汤喝了，但只是用了1次就完全好了，现在孩子上学去了，一点问题都没有。

本方系朱世增先生考察长白山脉时，为一老妇所赠，自云为家传秘方，试之临证，对于小儿哮喘却也每有良效。朱世增先生云：细嚼方之组成，乃麻杏石甘汤去石膏，加豆腐而成，是去石膏，还是漏写石膏，实无可考。

笔者按：非漏石膏也，乃因小儿脾胃娇弱，恐石膏寒凉伤胃，豆腐乃由豆浆因石膏而成，客家人谓豆浆性热，豆腐脑（豆腐之原型）性凉，乃因石膏故，用其豆腐缓石膏之性，实乃麻杏石甘汤之变方。豆腐里面用的是煅石膏，蒲辅周先生云，石膏，其性辛甘寒，煅之清胃热之力大于生用，其性凉甚，每服6~9g即可。因其煅去辛味，只剩甘寒，乃成守而不走之药性，而解肌退热则宜用生石膏，熟石膏不行。此处用石膏非为解肌而设，由药测证，此方适用于痰热哮喘。脾（胃）乃生痰之源，肺乃贮痰之器，借煅石膏之清胃热之力断其根源。(《100首经方方证要点》)

麻黄杏仁薏苡甘草汤（《金匮要略》方）

【主症】左脉浮紧，右脉浮缓。发热（日晡所剧），关节疼痛而有浮肿，咳喘，小便不利。

【副症】风湿；头项强痛。

【方剂】麻黄半两，去节，汤泡；甘草一两，炙；薏苡仁半两；杏仁十个，去皮尖，炒。

【煎服法】上剉麻豆大，每服四钱匕，水盏半，煮八分，去滓，温服，有微汗，避风。

【验案】

关节疼痛案（黎崇裕）

某男，55岁，形体壮实。诉风吹四肢关节刺骨样疼痛，尤其怕风，眠差，二便可，无明显汗出。舌质红，苔白水滑，脉滑数。辨证为水湿内停，有化热趋向，夹杂外寒。

处方：生麻黄15g，杏仁20g，薏苡仁60g，炙甘草15g。3剂。

医嘱：一天1剂，一日3次，饭后服用。

第2天患者来电告知，昨晚煎药时睡着了，醒来时药煎了只剩半碗，遂把半碗药1次服完，夜里出了一身大汗，今早关节疼痛全消，满身挺舒服。

心得：《金匮要略》云"病者一身尽疼，发热，日晡所剧者，名曰风湿。此病伤于汗出当风，或久伤取冷所致也，可与麻黄杏仁苡仁甘草汤"。方中麻黄疏风散邪，除湿温经；杏仁宣肺卫之表，充卫通阳；苡仁除湿清热，兼能运脾化湿；甘草调和诸药。四药合用，有祛风除湿、解表清热的作用。(《一个青年中医之路——从经方庙堂到民间江湖》)

麻黄汤（《伤寒论》方）

【主症】舌淡红，苔薄白；脉浮有力，或脉浮紧，或脉浮数。发热，恶寒无汗，头痛或身疼腰痛或骨节疼痛。

【副症】周身酸楚，咳喘，胸闷。

【方剂】麻黄三两，去节；桂枝二两，去皮；甘草二两，炙；杏仁七十个，去皮尖。

【煎服法】上四味，以水九升，先煮麻黄，减二升，去上沫，内诸药，煮取二升半，去滓，温服八合。覆取微似汗，不须啜粥，余如桂枝法将息。

【验案】

感冒案（刘绍武）

李某，女，53岁，农民。平素体健，1974年12月8日自言"感冒"，觉头痛、发热、恶寒，周身疼痛，以关节处为甚，伴咳嗽，无痰。脉浮紧，苔淡白。投以葛根汤：葛根30g，麻黄9g，桂枝9g，芍药9g，生姜9g，大枣10枚，桔梗15g，甘草9g。未见汗出，上述症状无变化，悟为麻黄汤证，又投以麻黄汤：麻黄9g，桂枝6g，杏仁15g，甘草6g。连夜服之，服后约15分钟，周身有热感而遍身汗出。翌日，诸症均消。（《三部六病医案集》）

麻黄加术汤（《金匮要略》方）

【主症】舌淡红，苔白润，脉浮。发热，恶寒无汗，身体烦疼，胸腹满（按之濡）。

【副症】湿家。浮肿，小便不利。

【方剂】麻黄三两，去节；桂枝二两，去皮；甘草二两，炙；杏仁七十个，去皮尖；白术四两。

【煎服法】上五味，以水九升，先煮麻黄，减二升，去上沫，内诸药，煮取二升半，去滓，温取八合，覆取微似汗。

【验案】

下肢厥冷案（黎崇裕）

陈某，女，32岁，2012年8月11日就诊。

主诉：双下肢厥冷1年，吹空调时加重。刻下形体中等，面色偏萎黄，唇淡；月经每月提前二三天，月经颜色和量正常，白带正常；无汗，恶寒，颈部及双下肢尤其怕冷，眉棱骨处沉重，闭眼则舒适。脉紧偏沉有力。

辨证：寒湿内阻，气血不足。

处方：生麻黄10g，桂枝10g，杏仁10g，炙甘草10g，苍术20g，当归15g，白芍10g，细辛6g，通草10g，吴茱萸3g，党参10g，生姜3片，大红枣6枚。5剂。

医嘱：饭后温服；药后避风半个小时；若出现大汗淋漓等不适时，随时联系。

半年后，患者因手麻前来就诊，诉服上药后病已经痊愈。

心得：此案用的是麻黄加术汤合当归四逆加吴茱萸生姜汤。麻黄加术汤可祛寒除湿，表里同治。麻黄得白术，虽发汗而不致过汗；白术得麻黄，能并行表里之寒湿。湿邪盛者，白术易为苍术。当归四逆加吴茱萸生姜汤治疗久寒，加党参补中益气，这样寒湿可除，气血得养，从而病除正安。（《一个青年中医之路——从经方庙堂到民间江湖》）

桂枝麻黄各半汤（《伤寒论》方）

【主症】舌淡苔薄白，脉浮微缓。身痒，丘疹，发热恶寒，不呕，如疟状，发作无时，一日二三发甚至五六发。

【副症】面赤身痛，无汗。

【方剂】桂枝一两十六铢，去皮；芍药一两；生姜一两，切；甘草一两，炙；麻黄一两，去节；大枣四枚，擘；杏仁二十四枚，汤浸，去皮尖及两仁者。

【煎服法】上七味，以水五升，先煮麻黄一二沸，去上沫，内诸药，煮取一升八合，去滓，温服六合。

【验案】

无热恶寒案（李国栋）

路氏，女，82岁。2014年7月30日下午初诊。患者如疟状，阵寒阵热二三日，前二日为一日再发，今日为一日三四度发，阵寒时全身盖棉被（室温27℃，常人盖毛巾被都热），约半小时汗出湿透衬衣，即恶热揭开被子，揭开被子又怕冷，盖上被子又怕热，几天来都是如此。无头疼、身疼、鼻塞，无呕恶，时有头晕，口干欲饮水，不欲食，尿频色淡黄，大便自调，舌淡红苔少，脉微紧不浮，每天测体温数次，无论是在阵寒还是阵热的状态下，体温均在37℃以下。诊为营卫不和，处以桂枝麻黄各半汤去麻黄，即桂枝汤加杏仁。患者服汤1次即不再汗出，继服1次病愈。加杏仁是考虑脉微紧，可能不加杏仁也行。此案证明，无热恶寒亦是桂枝汤证的特异表现。此案患者阵寒阵热，阵寒时恶寒须用被子盖严全身，阵热时恶热欲揭开被子，揭开被子又怕冷，盖上被子又怕热，这是桂枝汤证"身大寒反不欲近衣"的特异表现。（《气解伤寒论：经方三部六病新解》）

桂枝二麻黄一汤（《伤寒论》方）

【主症】舌淡，苔薄白，脉浮微缓。头项强痛，发热恶寒如疟状，一日再发，且不烦渴。

【副症】面赤身痛，肢节烦疼。

【方剂】桂枝一两十七铢，去皮；芍药一两六铢；麻黄十六铢，去节；生姜一两六铢，切；杏仁十六个，去皮尖；甘草一两二铢，炙；大枣五枚，擘。

【煎服法】上七味，以水五升，先煮麻黄一二沸，去上沫，内诸药，煮取二升，去滓，温服一升，日再服。

桂枝去芍药加麻黄辛附汤（桂枝去芍药加麻辛附子汤、桂姜草枣黄辛附子汤）（《金匮要略》方）

【主症】舌淡苔白，脉沉迟微细。心下坚大如盘，小便不利，头面及身肿。

【副症】气分。一咳嗽数月方愈，手足逆冷，身体不仁。

【方剂】桂枝三两；生姜三两；甘草二两；大枣十二枚；麻

黄、细辛各二两；附子一枚，炮。

【煎服法】上七味，以水七升，煮麻黄，去上沫，内诸药，煮取二升，分温三服。当汗出，如虫行皮中，即愈。

三黄汤（《千金》三黄汤）（《金匮要略》方）

【主症】舌淡，苔白或黄，脉浮紧。手足拘急，肢节疼痛，烦热心乱，恶寒无汗，不欲饮食。

【副症】中风。身体麻痹不仁。

【方剂】麻黄五分，独活四分，细辛二分，黄芪二分，黄芩三分。心热加大黄二分，腹满加枳实一枚，气逆加人参三分，悸加牡蛎三分，渴加栝楼根三分，先有寒加附子一枚。

【煎服法】上五味，以水六升，煮取二升，分温三服，一服小汗，二服大汗。

射干麻黄汤（《金匮要略》方）

【主症】舌质偏淡或淡红，苔薄白或白腻，脉浮，或脉滑。咳而喘迫，痰壅，喉中水鸡声。

【副症】呕吐，喘。

【方剂】射干十三枚，一云三两；麻黄四两；生姜四两；细辛、紫菀、款冬花各三两；五味子半斤；大枣七枚；半夏大者，洗，八枚，一法半升。

【煎服法】上九味，以水一斗二升，先煮麻黄二沸，去上沫；

内诸药，煮取三升。分温三服。

【验案】

小儿咳嗽案（黎崇裕）

冯某，男，3岁1个月，2021年5月1日初诊。

主诉：咳嗽3天。

现病史（家属代诉）：患儿3天前进食西瓜后开始咳嗽，近2日略有发烧，体温最高37.8℃，现无发热，夜间咳嗽甚，喉中痰鸣音，鼻塞流清鼻涕，胃纳可，大便稍干结，小便正常，精神可。2021年5月1日，本院核酸检测阴性。咽部略红，舌淡红，苔薄白，脉沉。

主症：咳嗽，喉中痰鸣音。

诊断：太阳病。

治则：解表化饮。

主方：射干麻黄汤化裁。

射干6g，蜜麻黄5g，生姜1g，蜜紫菀8g，蜜款冬花8g，醋五味子3g，大枣6g，法半夏8g，石膏10g。颗粒剂，3剂，一天1剂，一日2次，开水冲服。

2021年5月8日回访：服药1剂后，咳嗽明显减轻，现已无不适。

2.麻杏甘石汤类方（10首）

麻黄杏仁甘草石膏汤（麻黄杏子甘草石膏汤）（《伤寒论》方）

【主症】舌红，苔薄白或薄黄，脉浮或脉浮数。咳嗽气喘，发热，自汗，口渴。

【副症】水病。鼻翼扇动，痰唾黏稠，面目浮肿，小便赤。

【方剂】麻黄四两，去节；甘草二两，炙；杏仁五十个，去皮尖；石膏半斤，碎。

【煎服法】上四味，以水七升，煮麻黄，减二升，去上沫，内诸药，煮取二升，去滓，温服一升。本云黄耳杯。

【验案】

（1）失明案（刘绍武）

大同地区山阴县一农民来太原治疗眼疾，因2个月前在家中发烧，随即眼睛视物模糊，渐至失明，当地诊断为结膜炎，可多次服药乏效，来某医院眼科就诊，治疗数日仍不见效，有人建议她到太原中医研究所就近看看中医，患者让人搀扶，挂号后，找到刘老诊治。刘老看后，开具麻杏石甘汤2剂，交与患者。方用：麻黄10g，杏仁15g，生石膏30g，甘草10g。

那是1972年的冬天，患者正巧与跟随刘老进修的某医学院张医师共住铜陵桥宾馆，当时的麻杏石甘汤每剂一角八分钱，患者捧着一角八分钱的药方，心中十分怀疑，并感到无望，喃喃地说："几十元1剂的药也吃过，已花过近千元了（千元，当时对农民来讲是天价），仍不见效，一角八分的方子就能治好？不信!"正巧，张医师下班，见到此状，劝其服了试一试。当晚，张医师帮助患者买来砂锅，在旅馆的炉子上煎了1剂，当晚服下，不想到第2天天不亮，患者就去敲张医师的房间门，告诉他："我能看见光亮了。"张医师亦觉稀奇，1剂麻杏石甘汤竟能治好失明的眼，对一个身为资深医师、大学教授的张医师来讲，也感到是天方夜谭。她当时的心理是不想让农民把买来的药浪费掉，才动员她服下看看，没想到竟有如此结果，遂带患者再次到门诊请刘老诊疗，刘老依然治不更方，让患者服用2周，病愈而归。

后来刘老讲到，麻杏石甘汤是仲景的良方，有引热出表之功，患者本有内热，热借肝阳上亢之势上冲双目，致使眼底血管极度充血而致失明。石膏辛凉清热，具止血凉血之功；麻黄开窍而散热；杏仁、石膏宣肺而使内热不存；甘草和中。有待时日，自然出血得消，则双目重见光明也。(《三部六病医案集》)

（2）慢性支气管炎案（郑建华、阎昱、武连生）

王某，女，61岁。1992年11月17日初诊。患者素有咳嗽史20余年，近4天来，因气候变化，不慎感冒，咳嗽加重，咳少量黄痰。伴头痛，发热，汗出。经自服感冒药病情不减而来诊。查：舌质红，苔薄黄，脉浮数。辨证属邪热壅肺，肺失宣降。治以宣肺清热，方用麻杏石甘汤加瓜蒌、黄芩，服药3剂热退喘平，仍咳嗽咯痰，继用二陈汤加止咳药调理而愈。(慢性支气管炎证治浅议)

文蛤汤 (《金匮要略》方)

【主症】舌红苔白，脉浮紧。发热恶寒，咳喘，吐后烦渴贪饮，头痛。

【副症】眼泪汪汪，身痛或重。

【方剂】文蛤五两，麻黄三两，甘草三两，生姜三两，石膏五两，杏仁五十枚，大枣十二枚。

【煎服法】上七味，以水六升，煮取二升，温服一升，汗出即愈。

越婢汤 (《金匮要略》方)

【主症】脉浮大。眼泪汪汪，自汗恶风，一身悉肿。

【副症】风水。微热，咳喘，不渴。

【方剂】麻黄六两，石膏半斤，生姜三两，大枣十五枚，甘草二两。恶风者加附子一枚，炮。风水加术四两。

【煎服法】上五味，以水六升，先煮麻黄，去上沫，内诸药，煮取三升，分温三服。

【验案】

流涕流泪案（黎崇裕）

钟某，男，3岁，2020年9月10日初诊。

主诉：患儿流涕、流泪2天。

现病史（家长代诉）：患儿从2020年9月2日开始声音嘶哑，喉中有痰，9月9日开始鼻塞流清鼻涕，喜欢揉眼睛，流泪，咳嗽，食欲不振，大便数日一解，体温正常，无呼吸急促，无精神差。眼睑充血，舌淡红苔薄白，脉浮。

主症：脉浮，眼泪汪汪（流泪），微热（眼睑充血），咳嗽。

诊断：太阳病。

治则：解表清热。

主方：越婢汤加味。

麻黄3g，生石膏15g，炙甘草5g，大枣10g，白术5g，桑叶3g。4剂，水煎温服，一天1剂，一日2次。

2020年9月15日回访：患儿诸症痊愈，故而未再复诊。

越婢加半夏汤（《金匮要略》方）

【主症】脉浮大。眼泪汪汪，自汗恶风，一身悉肿，目胀出而有烦躁或呕吐。

【副症】肺胀。微热，胸满胀，喘咳气急多痰。

【方剂】麻黄六两，石膏半斤，生姜三两，大枣十五枚，甘草二两，半夏半升。

【煎服法】上六味，以水六升，先煮麻黄，去上沫，内诸药，煮取三升，分温三服。

【验案】

妊娠咳嗽案（黎崇裕）

2021年4月1日学生在电话中诉：其爱人怀二胎已6个月，前几日进食油炸之物，加之吹风受凉后咳嗽，自行给予止咳中成药未见缓解。现症见阵发性咳嗽，平躺咳嗽加重，影响睡眠，咳嗽甚则眼泪鼻涕自出、小便自遗，有痰色黄稠，舌苔黄偏燥，脉不详。

主症：眼泪汪汪（眼泪自出），喘咳气急多痰（咳嗽甚则鼻涕自出），烦躁（平躺咳嗽加重，影响睡眠）。

诊断：太阳病。

治则：宣肺清热，降逆止咳。

主方：越婢加半夏汤。

生麻黄6g，生石膏30g，生姜1片，大枣15g，炙甘草6g，姜半夏9g。2剂，水煎，一天1剂，一日3次，饭后温服。嘱咐其一定要用姜半夏，不可用其他半夏代替。

2021年4月3日复诊：咳嗽明显减轻，前晚咳了一阵，昨晚又咳了几次，但明显咳时不会像之前那样咳个不停，且听出来咳声松了很多，偶仍有黄稠痰。咳嗽眼泪鼻涕自出、小便自遗症状已除。遂改用越婢汤：生麻黄6g，生石膏30g，生姜1片，大枣15g，炙甘草6g。2剂，水煎，一天1剂，一日3次，饭后温服。煲药的同时，加一粒同仁堂出产的大山楂丸。

2021年4月5日三诊：咳嗽大减，白天基本不咳，夜寐时咳几次，但没有之前咳得那么辛苦，且咳时能咳出脓痰，痰出来就会觉得轻松了很多，睡眠可，喝药之后腋窝和头发出汗挺多。建议中药汤剂暂停，继续单用大山楂丸即可。

2021年4月17日，因咨询小儿咳嗽问题，诉其爱人咳嗽已痊愈。

按：越婢加半夏汤见于《金匮要略·肺痿肺痈咳嗽上气病脉证治》，"咳而上气，此为肺胀，其人喘，目如脱状，脉浮大者，越婢加半夏汤主之"。笔者临床所见咳喘而见目如脱状者较少，若按原文则限制了此方的临床应用，越婢加半夏汤具有宣肺清热、降逆止咳之功。笔者应用此方时，主要是抓"眼泪汪汪、喘咳气急多痰、烦躁"这三大指征，如本案患者眼泪自出属于眼泪汪汪之症，咳嗽甚则鼻涕自出属于喘咳气急多痰之症，平躺咳嗽加重、影响睡眠属于烦躁之症。虽患者乃妊娠之体，且可放胆用之，但本着"有故无殒，亦无殒"的原则，麻黄、石膏、半夏等虎狼之品亦可成为有制之师。笔者个人临床体会，越婢汤类方只要有眼泪汪汪之症即可应用，可不受《伤寒杂病论》条文所限，此乃越婢汤类方独有之症状，亦可作为越婢汤类方扩展临床应用之指针。

越婢加术汤（《千金方》越婢加术汤）（《金匮要略》方）

【**主症**】苔腻，脉沉。眼泪汪汪，自汗恶风，一身面目黄肿，小便自利而渴。

【**副症**】里水；肉极。微热，大汗，脚膝无力。

【**方剂**】麻黄六两，石膏半斤，生姜三两，甘草二两，白术四两，大枣十五枚。恶风加附子一枚，炮。

【**煎服法**】上六味，以水六升，先煮麻黄，去上沫，内诸药，煮取三升，分温三服。

【**验案**】

四肢发胀案（黎崇裕）

刘某，女，2021年4月3日初诊。

主诉：四肢发胀1周。

现病史：1周来四肢发胀，自述"手脚如水棉吸水后的沉重发胀感"，接触热的东西自觉可减轻，口干，恶风，汗多，大便正常，昨日夜尿四五次。既往有高血压病史，无冠心病、糖尿病、溃疡史，无肝肾功能不良史，否认药物过敏史，肾功能四项未见异常。咽部不红，舌偏红，苔薄黄干，脉浮有力。

主症：脉浮有力，恶风，一身悉肿（四肢发胀）。

诊断：太阳病。

治则：解表利水。

主方：越婢汤加附子。

麻黄6g，石膏30g，炙甘草10g，大枣15g，生姜3g，淡附片10g。颗粒剂，3剂，一天1剂，一日2次，开水冲服。

2021年4月7日复诊：服药后四肢发胀感已除，仍汗多，进食辛辣外阴会出现灼热感，持重物后手麻，偶有睡眠差，咽部不红，舌淡红，苔白腻，脉沉弦。

主症：苔腻，脉沉，微热（进食辛辣外阴会出现灼热感），大汗（仍汗多）。

诊断：太阳病。

治则：解表清热利水。

主方：越婢加术汤化裁。

麻黄6g，石膏30g，炙甘草10g，大枣15g，生姜3g，淡附片10g，白术6g，黄柏10g，薏苡仁20g。颗粒剂，7剂，一天1剂，一日2次，开水冲服。

2021年4月17日三诊：近两日珠海下雨后，上肢略有沉重感，双手掌皮肤发黄。咽部不红，舌淡边有齿痕，苔薄白，脉沉。二诊方加蛇床子15g，颗粒剂，7剂，一天1剂，一日2次，开水冲服。

2021年5月11日回访，肿胀未再复发。

桂枝二越婢一汤（《伤寒论》方）

【主症】舌淡，苔薄黄，脉浮微弱。眼泪汪汪，发热自汗，恶风寒，头项强痛，烦躁。

【副症】寒热如疟，热多寒少，肢节烦疼。

【方剂】桂枝十八铢，去皮；芍药十八铢；麻黄十八铢；甘草十八铢，炙；大枣四枚，擘；生姜一两二铢，切；石膏二十四铢，碎，绵裹。

【煎服法】上七味，以水五升，煮麻黄一二沸，去上沫，内诸药，煮取二升，去滓，温服一升。

【验案】

小儿发热案（黎崇裕）

关某，男，9岁，2014年5月21日就诊。

其母亲代诉：昨日开始发热，出了一点鼻血后，烧依旧未退，后服用美林，虽能汗出烧退，但几个小时候之后复烧，目前体温38.3℃。患儿诉头痛，精神不佳，纳差，无汗，稍有怕冷，大便2天未解。

处方：桂枝6g，白芍6g，生麻黄6g，生石膏12g，苍术6g，炙甘草6g，生姜6g，红枣5枚。2剂。

水煎温服，先煎1剂，喝一半，然后喝点热粥或者热水，盖被子发汗，避风；如果1小时候后无汗出，即喝剩下的一半药；若全部喝完还是没有出汗，则煎第2剂。

上午开的药，傍晚患者母亲来电，说喝了1剂，睡完午觉汗出烧退。后烧未反复。

心得：此患者本当用麻黄汤，但患者已经发过汗，而且目前烧并不太高，精神亦不佳，故而退而求稳，用桂枝二越婢一汤加苍术。桂枝二越婢一汤出自《伤寒论》，"太阳病，发热恶寒，热多寒少，脉微弱者，此无阳也，不可发汗，宜桂枝二越婢一汤"。临床一般用于身体比较虚弱的儿童或老人不耐发汗者。因广东近来阴雨连绵，故加苍术以防"但风气去，湿气在"导致的汗出热不退。(《一个青年中医之路——从经方庙堂到民间江湖》)

续命汤（《古今录验》续命汤）（《金匮要略》方）

【主症】舌质偏红或偏暗，苔薄白或薄黄，脉浮。发热恶寒，不汗出而烦躁，四肢瘫痪，麻木及失语。

【副症】风痱。口眼歪斜，咳逆上气，面目浮肿。

【方剂】麻黄、桂枝、当归、人参、石膏、干姜、甘草各三两；芎䓖一两；杏仁四十枚。

【煎服法】上九味，以水一斗，煮取四升，温服一升，当小汗，薄覆脊，凭几坐，汗出则愈，不汗更服，无所禁，勿当风。

大青龙汤（《伤寒杂病论》方）

【主症】舌红少津，脉浮紧，或浮缓有力。发热恶寒，不汗出而烦躁，身痛或重。

【副症】溢饮。面色缘缘正赤，头痛，口渴，喘咳。

【方剂】麻黄六两，去节；桂枝二两，去皮；甘草二两，炙；杏仁四十枚，去皮尖；生姜三两，切；大枣十二枚，擘；石膏如鸡子大，碎。

【煎服法】上七味，以水九升，先煮麻黄，减二升，去上沫；内诸药，煮取三升，去滓。温服一升，取微似汗。汗出多者，温粉粉之。一服汗者，停后服。若复服，汗多亡阳遂虚，恶风烦躁，不得眠也。

【验案】

下肢发痒案（刘绍武）

高某，男，25岁，农民。患者1969年趟冰河后，觉双下肢发冷，酸痛；月余后，又觉双下肢发痒，以膝关节周围为重。服中西药无效，痒愈甚。1973年5月22日初诊。诉除上述症外，自趟冰河后，无论用什么方法或者天再热，下肢均不见汗，服止痒药也无效，脉紧，遂想起《伤寒论》23条曰："以其不能得小汗出，身必痒，宜麻黄桂枝各半汤。"麻黄桂枝各半汤为小发汗法，此人用中西药均不能见汗，需用大发汗法。遂投以大青龙汤：麻黄18g，石膏60g，杏仁15g，桂枝3g，甘草6g，生姜9g，大枣4枚。服药半小时许，从手至心出现热觉，渐至全身，而后出大汗。约2小时后，逐渐热感见轻，出汗也停止，惟下肢出汗较少；3～4小时后，下肢发痒停止；2天后，又出现痒感，但较前为轻，又将上方服2剂，下肢出汗较前增多，服后下肢发冷、发痒、酸痛消失，观察1年，未见复发。(《三部六病医案集》)

厚朴麻黄汤（《金匮要略》方）

【主症】脉浮。喘逆上气，胸闷，烦渴。

【副症】无汗，恶寒。

【方剂】厚朴五两，麻黄四两，石膏如鸡子大，杏仁半升，半夏半升，干姜二两，细辛二两，小麦一升，五味子半升。

【煎服法】上九味，以水一斗二升，先煮小麦熟，去滓，内诸药，煮取三升，温服一升，日三服。

麻黄连轺赤小豆汤（《伤寒论》方）

【主症】舌红苔黄，脉浮或浮数。发热，浮肿，身体瘙痒或发黄。

【副症】黄疸。肿满，咳喘，头痛，小便短赤。

【方剂】麻黄二两，去节；连轺二两，连翘根是；杏仁四十个，去皮尖；赤小豆一升；大枣十二枚，擘；生梓白皮一升，切；生姜二两，切；甘草二两，炙。

【煎服法】上八味，以潦水一斗，先煮麻黄再沸，去上沫；内诸药，煮取三升，去滓。分温三服，半日服尽。

【验案】

水肿案（闫云科）

刘某，女，24岁。水肿1年余，以面睑、足跗较显，按之呈凹，晨起尤甚。胸腹憋胀，化验尿液正常。自诉健脾补肾、渗湿利水之剂，多服无效。今面色有神，腰不酸痛，纳便正常，知病不在脾肾。窃思，水湿代谢，多责肺、脾、肾三脏，脾肾无过，当寻水之上源。遂顺藤摸瓜，果有经常感冒、鼻塞眼痒、咳嗽喷嚏等肺气不宣之状。《金匮要略·水气病脉证并治》云："皮水，其脉亦浮，外证浮肿，按之没指，不恶风，其腹如鼓，不渴，当发其汗。"诊脉不浮反沉，乃肤肿脉陷故也。治当舍脉从证，宣肺利水。考开鬼门方，以越婢汤及越婢加术汤为首选，乃外有风邪，内有郁热之治方。本案不恶寒，不发热，口苦，舌苔黄腻，可知表邪不著而湿热较盛。如是，则不若麻黄连轺赤小豆汤更为恰当。

拟：麻黄10g，连翘10g，赤小豆30g，茵陈30g，桔梗10g，桑皮15g，杏仁10g，茯苓15g。3剂。

二诊：尿量增多，水肿腹胀减轻，仍咳嗽，鼻塞。效不更方，原方3剂。

三诊：水肿消失，鼻时通时塞，肺气壅遏之症尚存，嘱守方续进3剂。(《经方躬行录》)

（二）表实证杂方（1首）

刘老在《三部六病传讲录》表实证类药中提到苏叶、荆芥、羌活、独活、山椿柳、葱白，而在《伤寒论》中仅见葱白，有白通汤、白通加猪胆汁汤（白通加猪胆汤）、通脉四逆汤加减方三方，此三方属于少阴病方。《金匮要略》有苏叶、独活、葱白三味药，含有苏叶的方剂有半夏厚朴汤方、食蟹中毒治之方。其中半夏厚朴汤属于太阴方，食蟹中毒治之方属于表实杂方。含有独活的方剂为《千金》三黄汤，前已述。含有葱白的方剂有旋覆花汤，属于太阴方。

食蟹中毒治之方（《金匮要略》方）

【主症】胸脘胀满，恶心呕吐。

【副症】鱼蟹中毒。

【方剂】紫苏。

【煎服法】煮汁，饮之三升。紫苏子捣汁饮之，亦良。

【验案】

食用田螺后咳嗽案（黎崇裕）

刘某，女，50岁，2018年8月11日初诊。

主诉：咳嗽3天。

几天前食用田螺后开始咳嗽，现干咳少痰，气上冲感，平躺后咳嗽加重，无胸闷胸痛，无腹痛腹泻，无头晕头痛，舌淡红苔白，咽部不红，脉浮稍紧。

主症：鱼蟹中毒（食用田螺后咳嗽），咳甚干呕（干咳少痰，气上冲感），舌淡红，苔白，咽部不红，脉浮稍紧。

诊断：表实兼寒。

治则：解表散寒，化饮止咳。

主方：食蟹中毒治之方合小青龙汤化裁。

紫苏叶10g，桂枝10g，白芍10g，水半夏15g，甘草5g，干姜5g，细辛3g，五味子6g，燀苦杏仁10g。3剂。

2018年8月13日回访，前药后咳嗽痊愈，无不适。

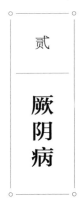

贰

厥阴病

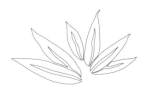

一、厥阴病概述

病位：表部。

病性：阴性病。

病势：属虚寒。

重点诊断：部位是手足。

治则：温通血脉。

纲领证：手足逆冷，脉细，恶寒，肢节痹痛。

主方：当归桂枝汤（当归15g，桂枝、赤芍、细辛、通草、甘草各10g，大枣10枚）。

二、厥阴病辨证

本病纲领证根据《伤寒论》原文351、337条择出。

351条："手足厥寒，脉细欲绝者，当归四逆汤主之。"

337条："凡厥者，阴阳气不相顺接，便为厥。厥者，手足逆冷是也。"

一般认为，《伤寒论》原文326条是厥阴病的提纲条文，但从文义上看，显然有误。从326条"厥阴之为病，消渴，气上撞心，心中疼热，饥而不欲食，食则吐蛔，下之利不止"所述诸症来论，均属里部证候。里部所表现的证候只有阴阳之分，阴证有太阴，阳证有阳明，而不能出现一阳二阴。在里部实热则阳明，虚寒属太阴，同一里部不会出现太阴与厥阴。通过辨证可以看出，326条所列诸症都是太阴病的证候，运用一分为二的辨证方法就会看清楚，里部吸收功能亢奋，则出现胃家实，发潮热，大便硬，为阳明病的表现，病属阳明；吸收功能低下，则病在太阴，有腹满或吐或利、时腹自痛等证候，为太阴病的表现。

近代医学家陆渊雷在《伤寒论今释》中说："假定本篇首条，为仲景原文，为厥阴提纲，则厥阴本无厥证，下文厥热诸条，虽若连类相及，实是望文生义耳。因病名厥阴，遂连类论厥；因证有心中疼热，食则吐蛔，下之利不止，遂连类论发热吐利，复因吐而论哕。此等凑合，不知是仲景原文，抑后人所补缀。《玉函》以不称厥阴诸条别为一篇。"又说："伤寒厥阴篇，竟是千古疑案，篇中明称厥阴病者仅四条，除首条提纲有证候外，余三条文略而理不清，无可研索。""脏厥犹是少阴病之剧者，蛔厥则是消化器之寄生虫病，二病迥殊，而经旨似皆以为厥阴，然则所谓厥阴病者，明是杂凑成篇，吾故曰：少阴、太阴之外，更无厥阴也。"从上看出，陆氏根据书中原文辨析，不承认厥阴病存在，对厥阴病提纲提出的辩驳具有一定的道理。但人体三部，按照对立统一的法则，不要厥阴，只有三阳二阴是不符合客观规律的。如果把厥阴划归里部，在里部具有阳明、太阴、厥阴三病，半表半里具有少阳、少阴二病，表部仅有太阳一病，这样划分同样不符合阴阳对立统一规律。

《伤寒论》原文337条和351条论述了厥阴的病理和对厥的证治。"凡厥者"是指一切厥证的病变均因"阴阳气不相顺接"而造成。"阴阳气"者，末梢动静脉也，动为阳，静为阴，末梢微循环障碍，以致手足逆冷，这是其病理过程。但是厥证中有热厥、寒厥、痰厥、蛔厥之分，必须予以区别。351条之厥显系阴证，它不同于太阴、少阴的阳微之厥，也不同于少阳的阳盛格阴之厥，它是因表部虚寒、血行不畅、气血不能荣于四末所致，病变主要位于表部，是真正的厥阴之厥。

厥阴病是表部的阴性病，其伴随手足逆冷而来的恶寒、脉细、肢节痹痛等表现与其他厥有本质的区别。其表现形式亦别具一格，表部虚寒，其平素表现多恶寒而无热，表部气血周流不畅而脉细欲绝，气血循行不畅则现瘀闭，瘀塞不通则痛，闭而不通则痹，故肢节多见痹痛，这是厥阴病的常见证候，也是区别于其他厥证的标志。这样把厥阴病列为表部的阴性病，使三部各有阴阳相对，符合对立统一法则，从实践和原文记载的角度看，厥阴证病现于表，有其病理反应，有其证候相随，是一个病位、病性、病势俱在的证候群，是表部阴性病的现实存在。临床常见的脉管炎、雷诺症就属于厥阴病的范畴。

足为至阴，距离心最远，循环阻力大，表部虚寒时，手足逆冷首先出现。大家知道机体任何部位，血多则热，血少则寒，寒证过腕踝为厥，超肘膝为逆，厥证末寒，故将手足逆冷列为厥阴病的核心症，故有"厥阴诊四末"之说。手足逆冷一症标志着厥阴病的病位和病理，恶寒是阴证的属性，脉细欲绝是厥阴的本质反应，肢节痹痛是厥阴的虚寒证候，三者有别于其他厥证，故列为厥阴病的纲领证。

三、厥阴病论治

厥阴病的基本病理是阴阳气不相顺接，造成四肢末梢和肌肤的气血循行障碍，体表得不到气血的濡养。治疗之法必须温通血脉，气血周流通畅，肌肤得以气血温养，关节通利，则脉自现，寒自消，肢节痹痛自解。

治疗主方选择《伤寒论》351条的当归四逆汤。当归四逆汤是以桂枝汤作基础，去生姜加当归、细辛、通草而组成。桂枝汤是协调阴阳、治疗表虚的方剂，桂枝汤中桂枝、甘草相合辛甘以化阳补气，芍药、甘草相合酸甘以化阴补血，当归活血补

血,细辛作为沟通上下联络表里的枢药,通草以通经活络。七
药共用,使脉络得通,气血得充,表部虚寒去而厥阴诸症尽消。

当归是补血活血药,它既能疏通血脉、温煦四肢,又具有
补血之功;桂枝性温,协助当归温通血脉,使气血通畅。故二
药为厥阴病的主药、副主药,方中为突出主药的作用,故而将当
归四逆汤更名为当归桂枝汤。

四、厥阴病证治鉴别

手足逆冷一症是厥阴病的核心症,又是一切厥证的共同症,
而非属厥阴病的特异症。正如陈平伯在对337条厥阴病提纲分
析时指出:"看用'凡'字冠首,即知不独言三阴之厥,并赅寒热
二厥在内矣。"由于引起手足逆冷的原因很多,这就给辨证增加
了困难,因此在论述厥阴病的同时,应把其他病证引起的厥证
加以鉴别,以利辨证论治。

(一)热厥

由于邪热炽盛,遏伏于内,阳不外达,大汗伤津,阴血不
能携带阳气正常地透达四末,肌肤不得阳气温煦而致手足逆冷。

其冷是假象，热是本质，实为少阳病的热极似阴。如《伤寒论》350条："伤寒，脉滑而厥者，里有热，白虎汤主之。"219条："三阳合病，腹满身重，难以转侧，口不仁，面垢，谵语，遗尿，发汗则谵语，下之则额上生汗，手足逆冷。若自汗出者，白虎汤主之。"上述两条叙述白虎汤证的证候，实乃阳病大热之象，热极转阴，使阳气被遏而不能外达。误治使病情发生逆转，导致表部阴阳气不相顺接，四肢出现逆冷，手足逆冷虽然同厥阴，但脉滑、自汗出、谵语、口渴诸症可与厥阴病相鉴别，此乃热厥也。方用白虎汤（石膏30g，知母18g，粳米30g，甘草6g），取其威慑肃杀之势，直清阳热，使其热清而厥愈，诸症自愈。方中石膏辛寒，辛能解肌热，寒能胜胃火，寒能沉内，辛能走外，此药两擅内外之能，故为主；知母苦润，苦以泻火，润以滋燥；甘草、粳米调和于胃，且能泻火，寒剂得之保其寒，苦剂得之护其苦，虽大寒大苦之品，无伤损脾胃之虑。四药相合，大渴大热可除。

此证是假厥阴真少阳之证，是阳盛格阴的表现，即阳盛到一定程度，就要物极必反，向阴的方向转化，"阴阳气不相顺接"，四肢出现厥冷。此证与厥阴病之鉴别要点在于它有脉滑、谵语、自汗出三症。

余无言说："热灼胃中，故渴欲饮水，邪盛而实，故脉仍见

滑，内热之极，所以如此。方中石膏辛凉，吴鞠通谓辛凉重剂，
故推本方。辛能解肌热，凉能清胃热，辛能散，凉能降，擅内
外之长，故以为主药。知母苦润，用以泻火润燥。甘草、粳米调
和脾胃之气，有此两味，庶大凉之品不致劫伤脾胃耳。"可见此
等之剂，煮汤入胃，输脾归肺，水精四布，大烦、大渴之内热及
四末厥逆可除矣。

（二）蛔厥

蛔厥是蛔虫寄生人体，加之素体寒湿较重，致使胃肠寒热
失调。从西医学角度看，蛔虫寄生肠道，扰乱了消化系统的正
常功能，致使消化系统功能紊乱，引起支配消化系统的迷走
神经亢奋，出现平滑肌的痉挛现象。胃肠平滑肌痉挛而出现腹
痛，血管平滑肌痉挛收缩则出现脉微而厥、肢冷；加之素体湿
重，寒湿黏滞积于肠中，更有益于蛔虫繁殖，二者相互为患，
致脾胃被困，脾气不升，阳气不能温煦，水谷精微不能濡养四
末，进而出现手足厥冷，此常见症也。但蛔厥者，其人常吐蛔，
今病者静、复时烦、得食而呕等症可与厥阴病相鉴别。《伤寒论》
338条："伤寒，脉微而厥，至七八日肤冷，其人躁无暂安时者，
此为脏厥，非蛔厥也。蛔厥者，其人当吐蛔，今病者静而复时

烦者，此为脏寒。蛔上入其膈，故烦，须臾复止，得食而呕又烦者，蛔闻食臭出，其人常自吐蛔。蛔厥者，乌梅丸主之。又主久利。"叙述了蛔厥证的病状和脏厥的联系，并列出乌梅丸以治蛔厥。

乌梅丸证是一个寒热错杂之证，使用乌梅丸后，蛔安则厥愈。乌梅丸乃寒热并用、攻补兼施之剂，能益胃安蛔、健脾除湿，兼治久利。古有"蛔得甘则动，闻酸则静，见辛则伏，遇苦则降"之说，方中以乌梅之酸，蜀椒、细辛之辛，黄连、黄柏之苦安蛔杀虫；附子、干姜、桂枝温中散寒，党参、当归健脾补气。共奏温中散寒、燥湿健脾、杀虫平厥之功。故用乌梅丸之方兼治慢性腹泻、久利不止，胃肠道湿热之故也。湿能生虫，湿去虫灭，二证皆出一理矣。

（三）痰厥

痰厥乃痰饮为病，郁结胃中，使气机不得畅通，血不得以运行，气血不能温于肌肤而见手足厥冷。《伤寒论》166条："病如桂枝证，头不痛，项不强，寸脉微浮，胸中痞硬，气上冲喉咽不得息者，此为胸有寒也，当吐之，宜瓜蒂散。"355条："病人手足厥冷，脉乍紧者，邪结在胸中，心下满而烦，饥不能食者，病在胸中，当须吐之，宜瓜蒂散。"文中"胸中有寒"之"寒"应作"痰"字解，汉以前书中无"痰"字，以"寒"读"痰"；并以剑突下是谓"心下"，两肺之间是谓"胸中"，实际上部位皆在胃。如若不然，胸中之邪岂有能吐出之理？故本证手足厥冷是痰饮积于胃中所致，病属阳明，痰除则厥自愈。瓜蒂散证的痰厥，多见脉紧、邪结胸中、心下满而烦、饥不能食等证候，是与厥阴病相鉴别的要点。

瓜蒂散中，瓜蒂味苦性涌吐，为主药，赤小豆泄湿为佐，配以淡豆豉宽解胸中气滞，共成涌吐痰涎宿食的方剂。曹颖甫曾说："用瓜蒂之苦泄以涌其寒痰，香豉以散寒，赤小豆以泄湿，一吐而冲逆止矣。"并说："惟亡血家及体虚之人则为禁例。盖恐亡血家一吐之后，引动咯血，旧疾复发；虚羸者不胜震荡，正气将益不支也。"仲景运用瓜蒂散涌吐之别，意在将胃中痰饮以吐除之，在上者因而越之，此方奏功之捷胜于汗、下之法，但用之却应慎重。吐法用之，以脉象滑者最适宜，迟脉亦可用，但最忌数脉、失血吐血症，此不可疏忽，以防不测。

（四）实厥

实厥多由于阳明热实则出现手足厥冷症状者。阳明实热，热灼津伤，使实热之邪结于里，遏阻阳气不得伸，阳气不得四布，故出现四肢逆冷之厥证。如《伤寒论》335条："伤寒一二日至四五日，厥者必发热，前热者，后必厥，厥深者热必深，厥微者热亦微。厥应下之，而反发汗者，必口伤烂赤。"从条文可以看出是阳明实热发生逆转的证候，故热深厥亦深，热微厥亦微。厥随热变，遇此证不下不足以泻实热，故说"厥应下之"。与厥阴病之厥有质的区别，此证是先热后厥，热深厥亦深，而无其他寒象。认真观察，诊断不难。欲治之法，方选用调胃承气汤，以泻阳明实热。所谓调胃者，有调理承顺胃气之意，是一个引热出里的缓攻方剂。方中大黄苦寒，泻热通便，荡涤胃腑；芒硝咸寒，软坚润燥，以助大黄泻热通便、增液；佐甘草缓急和中，祛邪而不伤正，除病而不伐气。调胃承气汤三味为用，实厥之证尽消。

（五）寒厥

《素问·厥论》云"阳气衰于下，则为寒厥"，故阳气虚微是寒厥的原因。寒则滞，血脉迟滞，即出现四肢厥冷或关节疼痛等。

《伤寒论》354条云："大汗，若大下利而厥冷者，四逆汤主之。"此条由于大汗、大下损伤阳气，故有厥冷。陈亮斯说："汗而云大，则阳气亡于表；下利云大，则阳气亡于里矣。"本条与第335条合参，与第330条"诸四逆厥者，不可下之，虚家亦然"合看，即知厥逆有虚寒与实热之分，其治法迥然不同。

寒厥乃阳伤所致，宜当急温，故用四逆汤（炙甘草6g，干姜10g，熟附子15g）扶阳救逆。阎德润说："四逆汤之用，则曰'急当救里''先温其里''手足厥冷，脉沉迟或欲绝'，是证明有循环之障碍也，故略其他一切症状而不顾，急宜救其循环障碍者也。"方中附子温经回阳，陈念祖称其为"斩旗夺关之良将……用于厥阴，以回薄厥"；干姜温中散寒，姜、附二药之热，共奏生发阳气、驱散寒邪之功；又配甘草，以其甘温益气补中的作用，既可扶助姜、附生发阳气，又可缓和其辛温燥烈之弊，陈念祖称其为"从容筹划者"。故三药相伍，共奏回阳之功。

本方对于因寒所致的厥逆、身疼腹痛、下利清谷、恶寒、口不渴等症，多有良好的效果。

（六）诸厥证鉴别要点

1.热厥

手足逆冷，兼见热盛之候，如身热谵语、脉滑、自汗出为少阳证，白虎汤主之；如兼见阳明证者，是阳明实热，大柴胡汤主之。

2.实厥

手足逆冷，兼见阳明实热之候，如先热后厥、大便难、热极谵语，调胃承气汤主之。

3.蛔厥

手足逆冷，兼见蛔虫扰动之候，如复时烦躁、须臾复止、吐蛔，乌梅丸主之。

4.痰厥

手足逆冷，兼见邪结胸中，饥不欲食，脉乍紧之候者，瓜蒂散主之。

5.寒厥

手足逆冷，兼见阳气损伤之候。如系三阴病证者，用各阴病之主方；如系三阴合病者，用四逆汤主之。

6.厥阴

手足逆冷，脉沉细，非兼见寒、热、痰、蛔之候者，宜当归四逆汤主之。

五、厥阴病主方——当归桂枝汤

【主症】脉细。手足逆冷，恶寒，肢节痹痛。

【副症】无。

【方剂】当归三两；桂枝三两，去皮；细辛三两；甘草二两，
炙；通草二两；芍药三两；大枣二十五枚，擘。

【煎服法】上七味，以水八升，煮取三升，去滓，温服一升，
半日三服。

【验案】

（1）雷诺综合征案（刘绍武）

赵某，女，42岁，1970年随丈夫住黑龙江，每逢冬季则见
双手发冷，未介意。1974年返晋南后，其冷渐趋严重，遇冷则
双手厥冷更甚，并现青紫，伴疼痛，得暖后青紫渐消，曾诊为
雷诺综合征。1975年初冬就诊时，气温尚暖，而棉手套已不敢
少离。诊其脉沉细，舌质略淡。此为血不荣末，阳不外达，是
为阴寒表证，证属厥阴。方用当归四逆汤：当归15g，桂枝10g，
细辛6g，通草6g，甘草10g，赤芍10g，大枣10枚。以水一碗
煎半个小时倾出，再以水一碗煎半个小时，去滓。两煎合并，作
一日分温三服。约10剂已有明显好转，共服60剂康复如常。第

2年冬亦未再发。(《三部六病医案集》)

（2）误下而致为厥阴案（刘绍武）

杨某，女，62岁，农民。患者于1974年12月7日，因饮食不节出现心窝部疼痛，为持续性，有时加重，伴有恶心、食欲不振。3天未排便，无发热，恶寒。于12月12日住院，诊时疼痛辗转不安，呻吟，脉大无力，苔腻黄，心窝部有轻度弥漫性压痛，无反跳痛。用小承气汤下之：大黄9g，厚朴15g，枳实15g。服药后约3小时排便3次，后2次为黄色水样稀便，腹痛明显减轻。第3次排便后出现四肢冷，以肘膝以下为明显。心慌，脉沉细，口唇紫绀。本为太阴阳明合病，误下而致厥阴。急用当归四逆汤救之：当归15g，桂枝6g，赤芍9g，细辛6g，甘草6g，大枣15g。水煎服。服药约24小时后紫绀消失，四肢渐温暖，脉细较前稍有力，约6小时后，诸症完全缓解，又住院2天病愈出院。(《三部六病医案集》)

六、厥阴病主药——当归

（一）当归类方（10首）

《伤寒论》中有关当归的方剂有4首，分别为乌梅丸、当归四逆汤、当归四逆加吴茱萸生姜汤、麻黄升麻汤。

《金匮要略》中有关当归的方剂有15首，分别为赤小豆当归散、升麻鳖甲汤、升麻鳖甲汤去雄黄蜀椒、《古今录验》续命汤、薯蓣丸、奔豚汤、当归生姜羊肉汤、乌梅丸、芎归胶艾汤、当归芍药散、当归贝母苦参丸、当归散、《千金》内补当归建中汤、温经汤、侯氏黑散。其中乌梅丸与《伤寒论》重出，《金匮要略》实际含有当归类方14首。

因此，《伤寒杂病论》含有当归类方共18首，分别为乌梅丸、当归四逆汤、当归四逆加吴茱萸生姜汤、麻黄升麻汤、赤小豆当归散、升麻鳖甲汤、升麻鳖甲汤去雄黄蜀椒、《古今录验》续命汤、薯蓣丸、奔豚汤、当归生姜羊肉汤、芎归胶艾汤、当归芍药散、当归贝母苦参丸、当归散、《千金》内补当归建中汤、温经汤、侯氏黑散。其中太阳病方有2首，分别为侯氏黑散、《古今录验》续命汤；太阴病方有3首，分别为当归四逆加吴茱萸生姜汤、温经汤、乌梅丸；半表半里热证杂方有3首，分别为升麻鳖甲汤、升麻鳖甲汤去雄黄蜀椒、当归贝母苦参丸。

故而《伤寒杂病论》属于厥阴病当归类方的有10首，分别为当归四逆汤、麻黄升麻汤、赤小豆当归散、薯蓣丸、奔豚汤、当归生姜羊肉汤、芎归胶艾汤、当归芍药散、当归散、《千金》

内补当归建中汤。

1.赤小豆当归散（赤豆当归散）（《金匮要略》方）

【**主症**】苔润，脉数。汗出微烦，目赤，肛门疼痛。

【**副症**】便血。

【**方剂**】赤小豆三升浸令芽出，曝干；当归三两。

【**煎服法**】上二味，杵为散，浆水服方寸匕，日三服。

2.当归生姜羊肉汤（《金匮要略》方）

【**主症**】舌淡紫苔润，脉微弦或细弱。消瘦，腹中绕脐痛，胁痛里急，时作时止。

【**副症**】寒疝；虚劳；产后病；月经不调。

【**方剂**】当归三两，生姜五两，羊肉一斤。若寒多者，加生姜成一斤；痛多而呕者，加橘皮二两、白术一两。

【**煎服法**】上三味，以水八升，煮取三升，温服七合，日三服。

3.内补当归建中汤（《千金》内补当归建中汤）（《金匮要略》方）

【**主症**】苔润；脉寸微尺弦，或脉弦急，或脉浮大而涩，举按皆无力。腹中刺痛(或腹中急痛连及腰背),吸吸少气,不欲饮食。

【副症】产后虚羸;贫血。

【方剂】当归四两,桂枝三两,芍药六两,生姜三两,甘草二两,大枣十二枚。若大虚,加饴糖六两,汤成内之,于火上暖令饴消。若去血过多,崩伤内衄不止,加地黄六两,阿胶二两,合八味,汤成内阿胶。若无当归,以芎劳代之;若无生姜,以干姜代之。

【煎服法】上六味,以水一斗,煮取三升,分温三服,一日令尽。

【验案】

便秘案(黎崇裕)

张某,男,52岁,2021年3月25日初诊。

主诉:大便秘结反复发作3年。

现病史:3年来大便秘结,2~3天1次,大便干结难解,费力,矢气多;小便正常,胃纳可。眼睑偏白,咽部不红,舌淡红,苔薄白,脉沉弦滑。

既往史:有痔疮病史,无高血压、冠心病、糖尿病、溃疡史,无肝肾功能异常史,否认药物过敏史。

主症:脉弦,虚羸(眼睑偏白,咽部不红),吸吸少气(大便干结难解,费力)。

诊断：厥阴病。

治则：温补气血。

主方：当归建中汤加味。

当归30g，桂枝10g，赤芍20g，生姜5g，炙甘草10g，大枣30g，饴糖（自备）20g，北柴胡10g，麸炒枳壳10g，苦杏仁10g，桃仁15g，大黄3g。7剂，配方颗粒，一日1剂，一天2次，开水冲服。

2021年4月3日复诊：服药后大便已正常，并言鼻炎明显好转。舌淡红，苔薄白，脉弦稍滑。守方略施化裁：当归30g，桂枝10g，赤芍20g，生姜5g，炙甘草10g，大枣30g，饴糖（自备）20g，北柴胡10g，麸炒枳壳10g，苦杏仁10g，桃仁15g，大黄1g，麦冬15g。再进7剂。

2021年6月3日回访：大便正常，便秘未再复发。

4.当归四逆汤（《伤寒论》方）

【主症】舌质淡或淡红或色紫，苔薄白或白腻；脉细欲绝，或脉弱，或弦迟，或弦涩。腹痛、头痛、关节痛而手足厥冷。

【副症】腹股沟处硬结、压痛，心烦心悸，面色不华，畏寒怕冷。

【方剂】当归三两；桂枝三两，去皮；芍药三两；细辛三两；

甘草二两，炙；通草二两；大枣二十五枚，擘，一法十二枚。

【煎服法】上七味，以水八升，煮取三升，去滓，温服一升，日三服。

【验案】

（1）血栓闭塞性脉管炎案（刘绍武）

李某，男，32岁，文艺工作者。1964年冬，李在长春拍摄电影，因气候较冷，遂觉两足发冷而疼，左侧尤甚。当即就诊，诊为血栓闭塞性脉管炎，屡经治疗，冷痛日趋严重。1965年春来诊时，左跗青紫，趾部尤甚，触之厥冷，趾溃烂及于蹠骨，趾痛腐肉已脱，白骨外露。疼痛难忍，入夜更甚，步履艰楚。诊趺阳、太溪脉右弱，左不可及。寸口脉弦而细，舌质淡红。此脉道瘀塞，血不下荣，筋肉失养，溃而成疽。其逆之阴疽，当属厥阴，其肿赤腐烂，又参之以火毒。遂以当归四逆汤温通行瘀以去其厥，复其脉为主，合四妙勇安汤清热解毒为辅，更加红花、鸡血藤温经活血为佐，牛膝引血下行为使。方用：当归30g，桂枝15g，赤芍15g，通草6g，川椒10g，甘草10g，大枣10枚，银花30g，玄参30g，鸡血藤30g，红花15g，牛膝10g。水煎，两煎合并，去渣，作一日分温三服，并收住入院。因左趾肌肉尽脱，请某医院外科会诊，拟将无肉趾骨切去。某外科主任诊后答以不必切除，数日即可自行脱落。谁知服药10帖，新肉复生，唯趾端创口未合，我们都喜出望外。但不料数日后复溃烂如前状，百思不得其因。越日，患者告以偶闻药中缺当归，遂询问药房，答以市内当归暂缺，未能购入。当归通经活血为方中主药，既效而复溃恐即其因。于是，患者托人购得5斤，始得服以全方。未及十日，趾肌重生。至四十日，足冷已除大半，足跗之青紫消退，趾端创口缩小如黄豆大，至百二十帖始得愈合，足冷消退，续服30帖以作善后，欣喜而归。

　　按：此证虽外受寒邪，然与感邪之全身病变不同。病只限于四末，其位浅，故列入表证，其性为寒，则属厥阴。病虽非急性外感病，依法治之，病即痊可，更知仲圣辨证论治之大法不独适用于伤寒，同样适用于杂病，即原作称《伤寒杂病论》的意义了。(《三部六病医案集》)

　　（2）双手发痒案（郭石宏）

　　患者，男，48岁。近月余双手遇冷则发痒，发时如虫行皮内，心内闷乱。查双手皮肤紫暗，抓痕累累，脉沉迟而细，舌淡苔白。其颇为病苦，求治心切。余思此非"三部六病"之厥阴病乎?"厥阴诊手足"，双手皮毛属表，遇冷则发，源由寒也。病者一砖瓦匠虽三九冰裂仍劳作于外，是为寒凝血瘀、厥阴表寒之证。故处厥阴病之主方——当归四逆汤：当归15g，桂枝10g，白芍15g，细辛9g，通草6g，甘草6g，大枣4枚。3剂诸

症大减，复3剂而愈。(《三部六病薪传录：经方的继承与创新》)

5.薯蓣丸(《金匮要略》方)

【主症】舌淡嫩，脉细弱。消瘦，神疲乏力，咳嗽，食欲不振。

【副症】虚劳；百疾；贫血。行走喘悸，四肢酸软，大便微溏。

【方剂】薯蓣三十分；当归、桂枝、曲、干地黄、豆黄卷各十分；甘草二十八分；人参七分；芎䓖、芍药、白术、麦门冬、杏仁各六分；柴胡、桔梗、茯苓各五分；阿胶七分；干姜三分；白敛二分；防风六分；大枣百枚，为膏。

【煎服法】上二十一味末之，炼蜜和丸，如弹子大。空腹酒服一丸，一百丸为剂。

6.麻黄升麻汤(《伤寒论》方)

【主症】舌红苔白，寸脉沉迟。手足厥逆，发热恶寒，咳嗽胸闷，咽痛唾脓血，腹痛便溏。

【副症】心烦，身疼痛，小便不利。

【方剂】麻黄二两半，去节；升麻一两一分；当归一两一分；知母十八铢；黄芩十八铢；葳蕤十八铢，一作菖蒲；芍药六铢；

天门冬六铢，去心；桂枝六铢，去皮；茯苓六铢；甘草六铢，炙；石膏六铢，碎，绵裹；白术六铢；干姜六铢。

【煎服法】上十四味，以水一斗，先煮麻黄一二沸，去上沫；内诸药，煮取三升，去滓，分温三服。相去如炊三斗米顷令尽，汗出愈。

【验案】

（1）间质性肺炎案（马文辉）

史某，女，52岁。2009年12月23日初诊。

主诉：干咳1年余。

现病史：患者1年前感冒后出现咳嗽症状，起初并未介意，未行任何治疗，但咳嗽持续2月始终没有缓解，反而有加重趋势，遂就诊于当地医院，诊断为"间质性肺炎"，并使用激素治疗，效果不明显，遂经人介绍于今日就诊于我科。现症见患者动则气紧咳嗽，无痰，对异味敏感，前半夜胸憋气紧明显，容易感冒，眼糊，手指僵，纳可，饮水可，大便干，一周1次，小便正常，睡眠因咳嗽而受影响。舌淡红，苔厚，脉滑。

西医诊断：间质性肺炎。

中医诊断：咳嗽（正虚阳郁证）。

患者感受外邪后，正虚无力驱邪外出，致使邪气郁闭，日久化热，阻碍肺气的宣发肃降，故见咳嗽、胸憋、气紧、对异味敏感；正虚故易反复感冒；肺与大肠相表里，肺气不宣则腑气不降，故见大便干；眼糊、手指僵是血不养肝，宗筋不利的表现，与咳嗽关系不甚密切；舌脉是邪郁的征象。治以发散外邪，清肺养阴。

方用麻黄升麻汤化裁：麻黄12g，杏仁10g，瓜蒌30g，升麻6g，当归10g，桂枝6g，细辛3g，五味子6g，黄芩10g，石膏15g，知母10g，川大黄6g，柴胡6g，枳壳6g，白芍10g，沙参10g，麦冬10g，炙甘草3g，生姜3g，大枣10g。15剂，颗粒剂，水冲服，每日1剂，早、午、晚饭前服。

2010年1月22日二诊：患者服药后停用激素，现大便畅，胸憋减，仍有眼糊、颜面浮肿、小便频、手指僵、气紧等症。脉涩。

方用：麻黄10g，升麻12g，当归10g，知母10g，黄芩10g，玉竹10g，白芍20g，天冬10g，肉桂3g，茯神10g，炙甘草3g，石膏15g，白术10g，干姜3g，益智仁10g，乌药10g，决明子10g，白蒺藜10g。15剂，颗粒剂，水冲服，每日1剂，早、午、晚饭前服。

2010年3月11日三诊：患者服药后感觉良好，停药后又觉胸憋气紧。上方加透骨草15g，鸡血藤15g，山药10g，再进15剂。

2010年4月2日四诊：患者服药后小便频好转，小便畅。

方用：葛根30g，益智仁10g，乌药10g，山药10g，麻黄10g，升麻6g，当归10g，知母10g，黄芩10g，玉竹10g，炙甘草3g，石膏30g，黄芪20g，决明子10g，白蒺藜10g，伸筋草10g。30剂，颗粒剂，水冲服，每日1剂，早、午、晚饭前服。

2010年6月2日五诊：患者服药后小便正常，大便干，2~3天/次，手指关节僵。1月22日方加虎杖15g，青风藤12g，再进30剂。

2010年9月19日六诊：患者服上方后感觉良好，补述复发性口腔溃疡愈，感冒发作减少，近来偶有气紧，手指关节僵。

方用：麻黄10g，升麻6g，当归10g，知母10g，黄芩10g，玉竹10g，白芍10g，麦冬10g，肉桂3g，茯苓10g，炙甘草3g，石膏15g，白术10g，干姜3g，鸡血藤15g，青风藤12g。30剂，颗粒剂，水冲服，每日1剂，早、午、晚饭前服。

2011年5月19日七诊：患者服药后半年来咳嗽未再发作，现有眼糊、流泪、大便干（2~3天/次）、失眠等症，欲服药继续巩固调理。上方加川大黄6g，决明子10g，白蒺藜10g，30剂。

按语：患者因肺气郁闭而致咳嗽，故选用麻黄升麻汤开郁清热养阴；因患者大便干，而去桂枝；因患者小便频数而合用缩泉丸；同时配伍明目、通经脉之品兼治眼部和肢体症状。

（2）慢性阻塞性肺病案（武德卿）

许某，女，66岁，2018年4月16日初诊。

现病史：患慢性阻塞性肺病3年。现症见晚上1~2点早醒、烦躁、难以再入睡；3~4点开始咳嗽，吐黄痰；口干，食少纳呆，大便时干时稀，腹动亢进，腹肌痉挛明显。舌质淡嫩，苔薄黄，脉涩、寸溢、脉细无力。

主症：3~4点（厥阴病时）咳嗽，吐黄痰；食少纳呆，大便时干时稀，腹动亢进，腹肌痉挛明显。舌质淡嫩，苔薄黄。

诊断：枢部并病。

治则：清上温下，润肺止咳。

处方：麻黄升麻汤。

麻黄10g，升麻9g，黄芩9g，茯苓20g，桂枝15g，白术20g，干姜10g，炙甘草10g，当归15g，白芍15g，天冬15g，玉竹15g，天花粉15g，知母10g。4剂，一日1剂，水煎服。

2018年4月25日二诊：服药后晚上1~2点醒后还能入睡，咳嗽明显好转，仍有口干。原方加乌梅15g，继服5剂。

2018年5月2日三诊：晚上诸症消失，能正常睡眠，饮食增加，大便成形，一日1次。原方继服5剂巩固疗效。（《三部六病临证发微》）

7.奔豚汤(《金匮要略》方)

【**主症**】气上冲胸，腹痛，往来寒热，烦热，喜呕。

【**副症**】奔豚。

【**方剂**】甘草、芎劳、当归各二两；半夏四两；黄芩二两；生葛五两；芍药二两；生姜四两；甘李根白皮一升。

【**煎服法**】上九味，以水二斗，煮取五升，温服一升，日三夜一服。

【**验案**】

胃肠植物神经紊乱案（马文辉）

梁某，女，85岁。2015年3月11日初诊。

主诉：纳差、不思饮食半个月余。

现病史：患者半个月前无明显诱因出现纳差，不思饮食，遂就诊于我科。自诉有结气20余年，发作时气上冲至咽喉，半夜2点发病，白天不发病。现症见腹部柔软，脐部左上悸动，腹部怕冷，不可食生冷，口干，咽干，胸憋，心慌，气紧，大便不成形，嗳气不畅，不排矢气，舌紫暗无苔，脉长弦。

西医诊断：胃肠植物神经紊乱。

中医诊断：奔豚（虚寒内盛证）。

本病因七情内伤，虚寒内盛，肝肾气逆所致。其上冲之理与冲脉有联系，因冲脉起于下焦，循腹部至胸中。胸憋、心慌、气紧则为肝气不疏之症。治则疏肝、理气、降逆。

方用奔豚汤加减：川芎10g，当归15g，姜半夏10g，黄芩10g，葛根20g，白芍15g，生姜15g，桑白皮15g，肉桂5g，吴茱萸5g，人参10g，鸡内金15g，茵陈15g。3剂，颗粒剂，一天1剂，一日3次，水冲服。

2015年3月18日复诊：半夜气上冲症状缓解，纳增。现腹痛，大便稀。前方加桂枝15g，再进7剂。

按：患者证属虚寒内盛、肝肾气逆所致。治疗时选用奔豚汤温中补虚、疏肝降逆，服后症状缓解，二诊时再加平冲降逆的桂枝，随访自诉症状消失。

8.胶艾汤（芎归胶艾汤）（《金匮要略》方）

【主症】舌淡白，苔润。子宫出血，腹痛。

【副症】漏下；半产；妊娠病。

【方剂】芎劳、阿胶、甘草各二两；艾叶、当归各三两；芍药四两；干地黄四两。一方加干姜一两，胡氏治妇人胞动无干姜。

【煎服法】上七味，以水五升，清酒三升，合煮，取三升，去滓，内胶，令消尽。温服一升，日三服，不差更作。

【验案】

经期延长案（黎崇裕）

吴某，女，28岁。2015年9月3日初诊。

主诉：经期时间长半年余。

现病史：经期常半个月左右才干净，月经量偏少，现阴道时有黄褐色分泌物；头晕，偶有胸痛，大小便正常。舌质淡红，苔白，脉沉迟。既往无其他重要病史可载，无药物及食物过敏史。

中医诊断：经期延长。

证候诊断：冲任虚寒证。

治法：调理冲任，祛寒养血。

处方：芎归胶艾汤。

川芎10g，艾叶10g，阿胶10g，当归10g。4剂，每日1剂，水煎服，分2次温服。

医嘱：注意休息，饮食宜温热，忌肥腻辛辣醇酒之品，节房室，畅情志。

2015年9月15日回访，药后愈，病情未有反复。

按：芎归胶艾汤出自《金匮要略·妇人妊娠病脉证并治》，"师曰：妇人有漏下者，有半产后因续下血都不绝者，有妊娠下血者。假令妊娠腹中痛，为胞阻，胶艾汤主之。芎䓖、阿胶、甘草各二两，艾叶、当归各三两，芍药四两，干地黄四两，上七味，以水五升，清酒三升，合煮，取三升，去滓，内胶，令消尽，温服一升，日三服。不差更作"。但根据日本西冈一夫的考证，其原方应为四味药，生地、芍药、甘草乃后人所加，非仲景原方。对此，日本和田东郭业已试验，认为四味芎归胶艾汤的临床效果优于七味。笔者用此方亦只用四味，治愈经期延长或者崩漏患者多人。(《三年难得师承录：跟师经方家刘志龙教授记》)

9.当归散(《金匮要略》方)

【**主症**】舌红。面色黄，皮肤干燥，怕热，腹皮热。

【**副症**】妊娠病。痛经，腹痛便血。

【**方剂**】当归、黄芩、芍药、芎劳各一斤；白术半斤。

【**煎服法**】上五味，杵为散，酒饮服方寸匕，日再服。

10.当归芍药散(《金匮要略》方)

【**主症**】苔腻，脉沉弱或沉弦。腹痛，疲乏，浮肿，头眩，心悸，口渴而小便不利。

【**副症**】妊娠病。形体消瘦，右下腹常有压痛。

【**方剂**】当归三两；芍药一斤；茯苓四两；白术四两；泽泻半斤；芎劳半斤，一作三两。

【煎服法】上六味，杵为散，取方寸匕，酒和，日三服。

【验案】

（1）先兆流产案（黎崇裕）

赖某，女，37岁。2019年7月6日初诊。

主诉：阴道出血1天。

现病史：妊娠8周，今日阴道有褐色分泌物，疲倦乏力，食欲不振，口干口苦，恶心干呕，小腹隐痛，无腰酸痛，大小便正常。舌淡红，苔白腻，脉沉。既往体健，否认药物及食物过敏史。

主症：苔白腻，疲倦乏力，妊娠腹痛。

诊断：厥阴病。

治则：养血止痛。

主方：当归芍药散合寿胎丸化裁。

当归6g，川芎6g，白术6g，白芍20g，泽泻20g，茯苓15g，黄芩10g，盐菟丝子10g，续断15g，盐杜仲15g，阿胶10g（烊化），紫苏梗6g。5剂，每日2次，水煎服。

2019年7月11日复诊：出血已止，腹痛已除，食欲仍差，口淡口苦，舌象如前，脉弦。家人补述：怀孕以来，孕妇情绪较为紧张。嘱其宽心，顺其自然即可。守方小其制，加佛手疏肝解郁。当归5g，川芎5g，白术5g，白芍15g，泽泻15g，茯苓

15g，黄芩10g，盐菟丝子10g，续断15g，盐杜仲15g，阿胶（烊化）5g，紫苏梗10g，制佛手5g。再进6剂。

后回访，服前药后诸症痊愈。

（2）孕妇失眠案（黎崇裕）

一朋友，孕妇，年近三十，2012年8月16日初诊，预产期2012年9月8日。

近1个月在婆家待产，由于生活习惯不一样，很不适应，感觉压力比较大。3天前即开始失眠，昨晚开始彻夜未眠，白天依旧有精神，只是感觉稍微疲乏。因为睡眠不好而弄得心烦，胎动不安，腹痛，疼痛如阑尾炎发作。之前检查一直有胎位不正，脐带绕颈。用艾条灸三阴交无效，大小便正常，胃口可以，余无不适，舌脉不详。

处方：当归芍药散合酸枣仁汤。

当归10g，炒白芍50g，白茯苓12g，炒白术12g，泽泻24g，川芎10g，酸枣仁30g，炙甘草6g，知母6g。5剂，水煎服，每日1剂，早晚分服。

16日晚上只睡了一两个小时，17日一早就起来熬服，中午就开始睡，晚上饭后又开始沉睡，一直到18日近中午才醒，醒后感觉很舒服。之后睡眠一直都很好。20日产检时，发现胎位正了，并且没有显示脐带绕颈，喜悦之情溢于言表。

心得：孕妇由于全身气血聚养胎儿，易出现肝血不足；加之情志不遂，则易致肝郁化火，上则烦扰心神，出现心烦失眠；下则躁扰胎儿，导致胎动不安、腹痛。其病本在肝血不足，标在肝郁化火。治以养血安神，疏肝止痛。处方用酸枣仁汤合当归芍药散。（《一个青年中医之路——从经方庙堂到民间江湖》）

（二）表虚证杂方（1首）

刘老在《三部六病传讲录》表虚证的类药中提到川芎、丹参，但《伤寒论》《金匮要略》皆未见丹参。《金匮要略·妇人产后病脉证治》中《千金》内补当归建中汤条曰："若无当归，以芎䓖代之。"由此可见，在仲景时代川芎和当归在功用上是可以相互替代的，属于同等地位，故而当归类方亦当有川芎类方的一席之地。而《伤寒论》中无川芎，《金匮要略》中含有川芎的方剂有10首，分别为《古今录验》续命汤、温经汤、侯氏黑散、薯蓣丸、奔豚汤、芎归胶艾汤、当归芍药散、当归散、白术散、酸枣汤。其中侯氏黑散、《古今录验》续命汤属于太阳类方，薯蓣丸、奔豚汤、芎归胶艾汤、当归芍药散、当归散在厥阴病当归类方中已述，温经汤、白术散属于太阴病方，故而表虚杂方仅见酸枣汤。

酸枣汤（《金匮要略》方）

【主症】舌质红，苔少或薄白，脉细数。睡眠不安，多疑虑，盗汗，便秘。

【副症】虚劳；贫血；腹部软无力。

【方剂】酸枣仁二升，甘草一两，知母二两，茯苓二两，芎劳二两。深师有生姜二两。

【煎服法】上五味，以水八升，煮酸枣仁，得六升，内诸药，煮取三升，分温三服。

【验案】

头痛案（黎崇裕）

王某，女，41岁，2022年7月2日初诊。

主诉：头痛半天。

今日不明原因出现头痛，呈隐痛性质，夜寐多梦，易醒，醒后难以再次入眠，无视物模糊，无恶心呕吐，无口干口苦，无四肢麻木，无心慌出冷汗，否认怀孕。咽部不红，舌淡红苔薄白，脉细滑。

西医诊断：头痛。

中医诊断：头痛（血虚失养证）。

处方：酸枣汤加味。

酸枣仁15g，茯苓10g，川芎6g，知母8g，甘草5g，钩藤6g。颗粒剂，一天1剂，一日2次，开水冲服。

2022年7月4日复诊：服药后头痛已除，睡眠明显好转。守方再进7剂。

2022年10月6日回访：服药后头痛未反复，睡眠可，故而未复诊。

七、厥阴病副主药——桂枝

（一）桂枝类方（22首）

《伤寒论》中有关桂枝（包含桂、桂心之描述）的方剂有43首，分别为桂枝汤、桂枝加葛根汤、桂枝汤加厚朴杏子（桂枝加厚朴杏子汤）、桂枝加附子汤、桂枝去芍药汤、桂枝去芍药加附子汤、桂枝麻黄各半汤、桂枝二麻黄一汤、桂枝二越婢一汤、葛根汤、葛根加半夏汤、麻黄汤、大青龙汤、小青龙汤、桂枝加芍药生姜各一两人参三两新加汤、桂枝甘草汤、茯苓桂枝甘草大枣汤、茯苓桂枝白术甘草汤、五苓散、茯苓甘草汤、小柴胡汤加减方、小建中汤、桃核承气汤、柴胡加龙骨牡蛎汤、桂枝去芍药加蜀漆牡蛎龙骨救逆汤、桂枝加桂汤、桂枝甘草龙骨牡蛎汤、柴胡桂枝汤、柴胡桂枝干姜汤、桂枝人参汤、黄连汤、桂枝附子汤、甘草附子汤、炙甘草汤、桂枝加芍药汤、桂枝加大黄汤、半夏散及汤、四逆散加减方、乌梅丸、当归四逆汤、当归四逆加吴茱萸生姜汤、麻黄升麻汤、理中丸加减方。

《金匮要略》中有关桂枝（包含桂、桂心之描述）的方剂有61首，分别为栝楼桂枝汤、葛根汤、麻黄加术汤、防己黄芪汤加减方、桂枝附子汤、甘草附子汤、《千金》升麻汤、鳖甲煎丸、白虎加桂枝汤、《外台》柴胡姜桂汤、侯氏黑散、风引汤、防己地黄汤、桂枝芍药知母汤、《古今录验》续命汤、崔氏八味丸（八味肾气丸、肾气丸）、黄芪桂枝五物汤、桂枝加龙骨牡蛎汤、天雄散、小建中汤、黄芪建中汤、薯蓣丸、《千金翼》炙甘草汤（《外台》炙甘草汤）、泽漆汤、小青龙加石膏汤、《千金》桂枝去芍药加皂荚汤、桂枝加桂汤、茯苓桂枝甘草大枣汤、枳实薤白桂枝汤、桂枝生姜枳实汤、厚朴七物汤、赤丸、乌头桂枝汤、《外台》柴胡桂枝汤、苓桂术甘汤、大青龙汤、小青龙汤、木防己汤、木防己汤去石膏加茯苓芒硝汤、桂苓五味甘草汤、防己茯苓汤、黄芪芍桂苦酒汤、桂枝加黄芪汤、桂姜草枣黄辛附子汤、桂枝去芍药加蜀漆牡蛎龙骨救逆汤（桂枝救逆汤）、茯苓泽泻汤、《外台》黄芩汤、蜘蛛散、乌梅丸、桂枝茯苓丸、竹叶汤、竹皮大丸、《千金》内补当归建中汤、温经汤、土瓜根散、紫石寒食散、治尸蹶方、《千金》还魂汤、桂枝汤（阳旦汤）、五苓散、茵陈五苓散。需要说明的是，其中崔氏八味丸、八味肾气丸、肾气丸、八味丸四者重出，异名而方同，为同一方剂。桂枝汤、阳旦汤异名而方同，为同一方剂，因此，未重复计算方剂数量。其中与《伤寒论》重出的方剂有16首，分别为桂枝汤（阳旦汤）、葛根汤、桂枝附子汤、甘草附子汤、《外台》柴胡姜桂汤（《伤寒论》作柴胡桂枝干姜汤）、小建中汤、《千金翼》炙甘草汤（《伤寒论》作炙甘草汤）、桂枝加桂汤、茯苓桂枝甘草大枣汤、《外台》柴胡桂枝汤（《伤寒论》作柴胡桂枝汤）、苓桂术甘汤（《伤寒论》作茯苓桂枝白术甘草汤）、大青龙汤、小青龙汤、桂枝去芍药加蜀漆牡蛎龙骨救逆汤、乌梅丸、五苓散。《金匮要略》实际含有桂枝类方45首。

因此，《伤寒杂病论》类方一共有88首，分别为桂枝汤、桂枝加葛根汤、桂枝汤加厚朴杏子（桂枝加厚朴杏子汤）、桂枝加附子汤、桂枝去芍药汤、桂枝去芍药加附子汤、桂枝麻黄各半汤、桂枝二麻黄一汤、桂枝二越婢一汤、葛根汤、葛根加半夏汤、麻黄汤、大青龙汤、小青龙汤、桂枝加芍药生姜各一两人参三两新加汤、桂枝甘草汤、茯苓桂枝甘草大枣汤、茯苓桂枝白术甘草汤、五苓散、茯苓甘草汤、小柴胡汤加减方、小建中汤、桃核承气汤、柴胡加龙骨牡蛎汤、桂枝去芍药加蜀漆牡蛎龙骨救逆汤、桂枝加桂汤、桂枝甘草龙骨牡蛎汤、柴胡桂枝汤、柴胡桂枝干姜汤、桂枝人参汤、黄连汤、桂枝附子汤、甘草附子汤、炙甘草汤、桂枝加芍药汤、桂枝加大黄汤、半夏散及汤、四逆散加减方、乌梅丸、当归四逆汤、当归四逆加吴茱萸生姜汤、麻黄升麻汤、理中丸加减方、栝楼桂枝汤、麻黄加术汤、防己黄芪汤加减方、《千金》升麻汤、鳖甲煎丸、白虎加桂枝汤、侯氏黑散、风引汤、防己地黄汤、桂枝芍药知母汤、《古今录验》续命汤、崔氏八味丸（八味肾气丸、肾气丸）、黄芪桂枝五物汤、桂枝加龙骨牡蛎汤、天雄散、黄芪建中汤、薯蓣丸、泽漆汤、小青龙加石膏汤、《千金》桂枝去芍药加皂荚汤、枳实薤白桂枝汤、桂枝生姜枳实汤、厚朴七物汤、赤丸、乌头桂枝汤、木防己汤、木防己汤去石膏加茯苓芒硝汤、桂苓五味甘草汤、防己茯苓汤、黄芪芍桂苦酒汤、桂枝加黄芪汤、桂姜草枣黄辛附子汤、茯苓泽泻汤、《外台》黄芩汤、蜘蛛散、桂枝茯苓丸、竹叶汤、竹皮大丸、《千金》内补当归建中汤、温经汤、土瓜根散、紫石寒食散、治尸蹶方、《千金》还魂汤、茵陈五苓散。其中 3 方古籍记录不一，药物略有差异，仅统计时提及，分别为《千金》升麻汤、赤丸、《千金》还魂汤。《千金》升麻汤（阴毒之为病，面目青，身痛如被杖，咽喉痛。五日可治，七日不可治，升麻鳖甲汤去雄黄蜀椒主之。升麻鳖甲汤方：升麻二两；当归一两；蜀椒，炒去汗，一两；甘草二两；鳖甲手指大一片，炙；雄黄半两，研。上六味，以水四升，煮取一升，顿服之，老小再服，取汗。《肘后》《千金》阳毒用升麻汤，无鳖甲有桂；阴毒用甘草汤，无雄黄）、赤丸（寒气厥逆，赤丸主之。赤丸方：茯苓四两；乌头二两，炮；半夏四两，洗，一方用桂；细辛一两，《千金》作人参；上四味，末之，内真朱为色，炼蜜丸如麻子大，先食酒饮下三丸，日再夜一服，不知，稍增之，以知为度）、《千金》还魂汤（救卒死，客忤死，还魂汤主之方。《千金方》云：主卒忤鬼击飞尸，诸奄忽气绝无复觉，或已无脉，口噤拗不开，去齿下汤。汤下口不下者，分病人发左右，捉搦肩引之。药下，复增取一升，须臾立苏。麻黄三两，去节，一方四两；杏仁去皮尖，七十个；甘草一两，炙，《千金》用桂心二两。上三味，以水八升，煮取三升，去滓，分令咽之，通治诸感忤）。这三方因古籍记录不一，药物略有差异，仅统计时提及。其中有4个加减方，分别为小柴胡汤加减方、四逆散加减方、理中丸加减方、防己黄芪汤加减方；有12首属太阳病类方，分别为桂枝加葛根汤、桂枝麻黄各半汤、桂枝二麻黄一汤、桂枝二越婢一汤、葛根汤、葛根加半夏汤、麻黄汤、大青龙汤、侯氏黑散、麻黄加术汤、《古今录验》续命汤、桂姜草枣黄辛附子汤；有10首属少阳病类方，分别为柴胡加龙骨牡蛎汤、柴胡桂枝汤、柴胡桂枝干姜汤、黄连汤、风引汤、白虎加桂枝汤、鳖甲煎丸、竹叶汤、竹皮大丸、防己地黄汤；有15首属少阴病类方，分别为茯苓甘草汤、桂枝甘草汤、茯苓桂枝甘草大枣汤、桂枝加芍药生姜各一两人参三两新加汤、桂枝甘草龙骨牡蛎汤、桂枝去芍药加蜀漆牡蛎龙骨救逆汤、桂枝人参汤、炙甘草汤、甘草附子汤、小青龙汤、桂枝加龙骨牡蛎汤、木防己汤、崔氏八味丸（八味肾气丸、肾气丸）、天雄散、小青龙加石膏汤；有5首属于阳明病类方，分别为桂枝加大黄汤、桃核承气汤、厚朴七物汤、桂枝茯苓丸、木防己汤去石膏加茯苓芒硝汤；有13首属太阴病类方，分别为乌梅丸、茯苓桂枝白术甘草汤、五苓散、小建中汤、桂枝加芍药汤、半夏散及汤、当归四逆加吴茱萸生姜汤、泽漆汤、茯苓泽泻汤、《外台》黄芩汤、紫石寒食散、温经汤、茵陈五苓散；有4首属厥阴病当归类方，分别为当归四逆汤、麻黄升麻汤、薯蓣丸、《千金》内补当归建中汤。

故而《伤寒杂病论》中属于厥阴病方的桂枝类方一共有22首，分别为桂枝汤、桂枝汤加厚朴杏子（桂枝加厚朴杏子汤）、桂枝加附子汤、桂枝去芍药汤、桂枝去芍药加附子汤、桂枝加桂汤、桂枝附子汤、栝楼桂枝汤、桂枝芍药知母汤、黄芪桂枝五物汤、《千金》桂枝去芍药加皂荚汤、枳实薤白桂枝汤、桂枝生姜枳实汤、乌头桂枝汤、桂苓五味甘草汤、防己茯苓汤、黄芪建中汤、黄芪芍桂苦酒汤、桂枝加黄芪汤、蜘蛛散、土瓜根散、治尸蹶方。

1.治尸蹶方（《金匮要略》方）

【**主症**】苔润，脉动而无气。气闭不通，喉痹，关节不利。

【**副症**】尸蹶。

【**方剂**】桂屑。

【**煎服法**】令人以桂屑着舌下。

2.蜘蛛散（《金匮要略》方）

【**主症**】苔润。睾丸左右有大小，睾丸入腹时出时入。

【**副症**】狐疝。

【**方剂**】蜘蛛十四枚（熬焦），桂枝半两。

【**煎服法**】上二味，为散，取八分一匕，饮和服，日再服。蜜丸亦可。

3.桂苓五味甘草汤（茯苓桂枝五味甘草汤）（《金匮要略》方）

【**主症**】苔润，脉沉微。咳甚，胸闷，心悸上冲，手足痹，小便难。

【**副症**】无。

【方剂】茯苓四两；桂枝四两，去皮；甘草三两，炙；五味子半升。

【煎服法】上四味，以水八升，煮取三升，去滓，分三温服。

4.防己茯苓汤（《金匮要略》方）

【主症】苔润，脉浮弱。四肢肿，手足有振掉之状，自汗，小便不利，心下悸。

【副症】皮水。肌肤痹不仁。

【方剂】防己三两，黄芪三两，桂枝三两，茯苓六两，甘草二两。

【煎服法】上五味，以水六升，煮取二升，分温三服。

黎崇裕按：刘老在《刘绍武讲评〈伤寒杂病论〉》中说，"防己茯苓汤证是表虚证，脉浮弱、自汗是表虚证的自然反应，《金鉴》云'皮水表虚有汗者，防己茯苓汤，固所宜也'，甘草麻黄汤证是表实证，脉浮紧、无汗是表实证的自然反应"。

5.黄芪芍药桂枝苦酒汤（黄芪芍桂苦酒汤、芪芍桂酒汤）（《金匮要略》方）

【主症】苔润，脉沉迟。身体肿，胸闷，发热，汗出而渴。

【副症】黄汗。

【方剂】黄芪五两，芍药三两，桂枝三两。

【煎服法】上三味，以苦酒一升，水七升，相和，煮取三升，温服一升，当心烦，服至六七日乃解。若心烦不止者，以苦酒阻故也，一方用美酒醯代苦酒。

6.土瓜根散（《金匮要略》方）

【主症】经水不调或阴囊肿大，少腹满痛，咽喉干燥。

【副症】带下病。

【方剂】土瓜根、芍药、桂枝、䗪虫各三两。

【煎服法】上四味，杵为散，酒服方寸匕，日三服。

7.桂枝汤（《金匮要略》作桂枝汤、阳旦汤）

【主症】舌淡苔润，脉浮，或浮缓，或寸浮尺弱，或浮数，或浮虚，或洪大，或迟。时发热，自汗出，恶风寒，身疼痛。

【副症】妊娠病；产后风；自缢死。无热恶寒，不能食而渴，头痛，气上冲，心下痞闷，鼻鸣，干呕，小便清。

【方剂】桂枝三两，去皮；芍药三两；甘草二两，炙；生姜三两，切；大枣十二枚，擘。

【煎服法】上五味，㕮咀三味，以水七升，微火煮取三升，去滓。适寒温，服一升。服已须臾，啜热稀粥一升余，以助药力。

温覆令一时许，遍身漐漐，微似有汗者益佳，不可令如水流漓，病必不除。若一服汗出病差，停后服，不必尽剂。若不汗，更服依前法。又不汗，后服小促其间，半日许，令三服尽。若病重者，一日一夜服，周时观之。服一剂尽，病证犹在者，更作服。若汗不出，乃服至二三剂。禁生冷、黏滑、肉面、五辛、酒酪、臭恶等物。

【验案】

（1）外感表证案（刘绍武）

贾某，男，19岁，学生。素禀不足，痿软无力。1976年5月，偶因夜出感寒，次日即发热畏冷，汗出头痛，舌质淡红，口中和，小溲清澈，脉浮大无力，属桂枝汤证。方用：桂枝9g，白芍9g，甘草6g，生姜9g，大枣4枚。一如桂枝汤将息法，1帖而差。

按：此证虽为外感表证，但一派阴象，属表之阴证，故列入厥阴。《伤寒论》云，"太阳病，头痛发热，汗出恶风，桂枝汤主之"。浮缓脉谓脉弛缓无力，与此证之浮大无力同，故此证为桂枝汤之证也。论中以太阳病论者，谓其为发热之表证，此论其标也。其本质为阴寒之表证，此处列入厥阴，论其本也。视《伤寒论》第二条"名为"二字，可知仲师并不将"中风"证作为标准太阳病论。(《三部六病医案集》)

（2）发热案（康守义）

康某，男，4岁，2003年1月12日初诊。患者发热2日，或服点解热西药或自动出点汗，热便退，过三四个小时又发热，微恶寒。食欲不振，腹动亢进。

主症：间断发热，腹动亢进。

辨证：表阴病。

治疗：桂枝汤。

桂枝10g，白芍10g，生姜10g，大枣2枚，甘草6g。

服1剂热退，2剂饮食正常。

本患者大便正常，可排除里阳病，口不渴可排除枢阳病，间断性发热可排除表阳病。（《三部六病翼——试习伤寒论》）

8.桂枝加桂汤（《伤寒杂病论》方）

【主症】舌淡胖，苔白润；脉浮缓，或弦，或沉细。时发热，自汗出，恶风寒，上冲证剧。上冲者，自觉有气起自少腹，上冲心胸，刺痛欲死，起卧不安，有发作性者。

【副症】奔豚。腹部冷痛，呕呃心烦。

【方剂】桂枝五两，去皮；芍药三两；生姜三两，切；甘草二两，炙；大枣十二枚，擘。

【煎服法】上五味，以水七升，煮取三升，去滓，温服一升。

【验案】

奔豚案（闫云科）

王某，男，52岁，地区铁合金厂工人。病奔豚已4年，间隔时间短则七八天，长则二三月。发作时有物自小腹而上，撞击心下，疼痛急迫，连宵累日，粒米不进，时或眩晕、呕吐清水。多由感寒触冷诱发，作毕，饮食二便尚皆正常。近又病5日矣，由其徒郝小春陪同就诊。患者体质尚可，面红发热，头汗津津，小便清长，大便溏薄。舌淡红润，舌苔薄白，脉象沉弦。腹诊心下、当脐悸动筑筑。谓初拒按，继按则舒，故痛甚时需人按压，不可或缺。不著时则佩戴自制铁卡（状若腰带，中心突出如拳，正对脐眼），以代手按。

观其脉症，知属寒性奔豚，非奔豚汤所能奏效也。奔豚者，肾之积也，肾虚为本，中寒乃诱因也。拟桂枝加桂汤：桂枝15g，白芍10g，炙甘草6g，生姜10片，红枣5枚，3剂。

二诊：奔豚止。嘱服金匮肾气丸1个月，以防复发。（《经方躬行录》）

9.栝楼桂枝汤（《金匮要略》方）

【主症】脉沉迟。时发热，恶风寒，自汗出，口燥渴，身体现轻度强直痉挛。

【副症】痉病。

【方剂】栝楼根二两，桂枝三两，芍药三两，甘草二两，生姜三两，大枣十二枚。

【煎服法】上六味，以水九升，煮取三升，分温三服，取微汗。汗不出，食顷，啜热粥发之。

【验案】

慢性咽炎案（康守义）

郝某，女，85岁。2005年12月15日初诊。

患者患慢性咽炎数月，咽中有异物噎塞感，咳之不出，咽之不下。体较瘦，腹动亢进，脉上鱼际而弱。

主症：鱼际脉，腹动亢进。

辨证：慢性表阴病。

治疗：桂枝调神汤。

桂枝12g，白芍12g，生姜15g，甘草10g，大枣3枚，天花粉20g，瓜蒌20g，牡蛎15g，苏叶8g。

服10剂愈。(《三部六病翼——试习伤寒论》)

10.桂枝加附子汤(《伤寒论》方)

【主症】舌淡，苔白滑，脉浮缓或迟微。时发热，恶风寒，汗漏不止，小便难，四肢沉惰或拘挛、麻痹、疼痛。

【副症】面色苍白少华，头身疼痛，神疲乏力。

【方剂】桂枝三两，去皮；芍药三两；甘草二两，炙；生姜三两，切；大枣十二枚，擘；附子一枚，炮，去皮，破八片。

【煎服法】上六味，以水七升，煮取三升，去滓，温服一升。本云桂枝汤，今加附子。将息如前法。

【验案】

空调病案（马文辉）

赵某，男，46岁。2009年7月29日初诊。

主诉：恶寒、关节痛3年。

患者2006年夏季吹空调后出现恶寒，周身关节痛，曾多处就医，均未获满意疗效，遂于今日来我院就诊。现症见恶寒，自汗出，周身关节痛，右手小指关节麻冷抽，后腰背疼痛，口干，饮水多，小便频，大便正常，睡眠佳。舌红苔薄，脉聚。

西医诊断：空调病。

中医诊断：痹证（血痹）。

患者为脑力劳动者，平日运动量小，腠理不固，再加上正值炎炎夏日，腠理疏松，感受风寒之邪，则风寒束于肌表，故出现恶寒、自汗出、周身关节痛；患者水液运行不利，饮入之水未上承于口而均下注膀胱，故见口干、饮水多、小便频。舌脉亦是邪气束表，体内气血郁滞之征象。治以调和营卫，振奋表阳。

方用桂枝加附子汤加味：桂枝12g，白芍10g，炙甘草3g，生姜9g，大枣10g，附子12g，葛根30g。5剂，颗粒剂，每日1剂，水冲服。

2009年8月3日二诊：患者服药后效果不明显。上方加黄芪20g，青风藤12g，鸡血藤15g，透骨草15g。7剂，颗粒剂，每日1剂，水冲服。

2009年8月10日三诊：患者服药后诸症减，夜间睡觉不再穿长袖衣服。上方加络石藤15g，羌活10g，独活10g，防风10g，白术10g，7剂。

2009年8月18日四诊：患者服药后小指麻，后背痛消，仍恶寒，自汗。方用黄芪20g，桂枝12g，白芍10g，附子12g，青风藤12g，透骨草15g，羌活10g，麻黄根10g，防风10g，白术10g，炙甘草3g，生姜3g，大枣10g。14剂，颗粒剂，每日1剂，水冲服。

2009年8月31日五诊：患者服药后诸症消。上方加海风藤15g，4剂。

2009年9月7日六诊：患者服药后恶风寒、自汗消，咽痛，二便调。8月18日方改附子3g，桂枝6g；加桔梗10g，7剂。

2009年9月17日七诊：患者服药后诸症消。方用黄芪20g，桂枝6g，白芍10g，附子6g，青风藤12g，透骨草15g，羌活

10g，防风10g，白术10g，海风藤15g，生姜3g，炙甘草3g，大枣10g。7剂，颗粒剂，每日1剂，水冲服。

按：患者为一介尊荣人，腠理疏松，稍有风寒之邪，即束于肌表，故选用桂枝加附子汤加葛根调和营卫，振奋表阳驱邪外出；同时配伍玉屏风散固表止汗，各种藤类药疏通经络止痛。

11. 乌头桂枝汤（抵当乌头桂枝汤、《外台》乌头汤）（《金匮要略》方）

【主症】苔润，脉沉弦紧。时发热，自汗出，身疼痛，手足厥逆，脐下现大筋如张弓弦，其筋引睾丸，或上腹，而腹痛如绞，或有绕脐成块者。

【副症】寒疝；阴缩。

【方剂】乌头三两；桂枝三两，去皮；芍药三两；甘草二两，炙；生姜三两；大枣十二枚。

【煎服法】乌头一味，以蜜二斤，煎减半，去滓，以桂枝汤五合解之，得一升后，初服二合，不知，即服三合，又不知，复加至五合。其知者，如醉状，得吐者，为中病。

【验案】

痛痹案（丁永斌）

患者，女，46岁。因双膝关节疼痛、行走不便1年余，曾多方求治，效果欠佳。每服消炎痛以缓解疼痛，于2009年3月26日来我院初诊。表现为双膝关节疼痛，行走不便，双膝以下厥冷，舌质淡，苔白，脉沉紧。查抗"O">1：400，血沉6mm/h，类风湿因子(－)。辨证为痛痹。

处方：制川乌10g，当归15g，桂枝15g，赤芍10g，细辛6g，甘草10g，通草10g，鸡血藤30g，大枣5枚。

服上方10剂，双膝关节疼痛明显减轻，双小腿稍温。继服上方20剂，双膝关节疼痛消失，行走自如。复查各项指标均正常。病告痊愈。(当归四逆汤加味治疗风湿性关节炎68例)

黎崇裕按：此案作者虽用当归四逆汤加味而愈，亦可看作是乌头桂枝汤加味。

12.桂枝加黄芪汤(《金匮要略》方)

【主症】苔润，脉浮缓。两胫自冷，恶风寒，食已汗出，或暮盗汗出，或腰以上汗出，下无汗，小便不利。

【副症】黄汗；黄家。肌表浮肿，腰髋弛痛，不能食，身疼重，烦躁。

【方剂】桂枝三两，芍药三两，甘草二两，生姜三两，大枣十二枚，黄芪二两。

【煎服法】上六味，以水八升，煮取三升，温服一升，须臾饮热稀粥一升余，以助药力，温服取微汗。若不汗，更服。

【验案】

（1）小儿多汗案（黎崇裕）

劳某，女，7岁，2021年5月9日初诊。

主诉：多汗7年。家属代诉患儿从小汗多，汗出吹风后喷嚏，并觉身体发凉，盗汗，精神可，大便一日2次，踝关节疼痛，口中和，不思饮。舌有杨梅刺，苔薄白，脉细滑。

主症：盗汗，身疼重（踝关节疼痛），恶风寒（汗出吹风后喷嚏）。

诊断：厥阴病。

治则：益气固表。

主方：桂枝加黄芪汤加味。

黄芪15g，桂枝10g，白芍10g，炙甘草6g，大枣30g，生姜3g，桑叶10g，防风6g，白术10g。7剂，颗粒剂，一天1剂，一日2次。

2021年5月16日二诊：其家属代诉服药后汗出明显减轻，咽部略红，舌脉如前。原方加牡蛎15g，天花粉10g。再进7剂，颗粒剂。

2021年5月23日三诊：汗出已正常，要求调理其性早熟，改用攻坚汤加味。

13.黄芪桂枝五物汤（《金匮要略》方）

【主症】舌胖大紫黯，苔润，脉微，但尺中小紧。肌肉松软乏力，肢体麻木，自汗而浮肿。

【副症】血痹。上冲，挛急。

【方剂】黄芪三两，芍药三两，桂枝三两，生姜六两，大枣十二枚。一方有人参。

【煎服法】上五味，以水六升，煮取二升，温服七合，日三服。

【验案】

发热案（武德卿）

赵某，女，27岁，2016年4月14日初诊。

患者剖宫产后5天，发热3天，住院医师给予肌注阿尼利定、地塞米松，体温稍降即升，基本维持在39.5℃。刻诊：发热，自汗出，无明显恶风，饮食、二便如常，脉浮大。腹诊：腹软如棉，皮肤湿冷，腹动亢进明显。

主症：发热，汗出，脉浮，腹软如棉，腹动亢进。

诊断：表阴病。

治则：益气解肌。

主方：黄芪桂枝五物汤。

黄芪15g，桂枝15g，白芍15g，生姜15g，炙甘草10g，大枣20g。3剂，配方颗粒，一日1剂，开水冲服。

服药当日体温即降至37.5℃，3剂尽而愈。（《三部六病临证发微》）

14.黄芪建中汤（《金匮要略》方）

【**主症**】苔润，六脉俱不足。大病后不复常，虚劳里急，虚寒乏气，小腹拘急，羸瘠百病。

【**副症**】四肢（酸）痛，气短胸满，饮食无味，胁肋腹胀，心烦心悸。

【**方剂**】黄芪一两半；桂枝三两，去皮；甘草三两，炙；大枣十二枚；芍药六两；生姜二两；胶饴一升。气短胸满者，加生姜；腹满者，去枣，加茯苓一两半；及疗肺虚损不足，补气加半夏三两。一方又有人参二两。

【**煎服法**】如小建中汤法。

【**验案**】

中虚奇病案（黎崇裕）

彭女，30多岁，2012年5月11日来诊。其体型偏瘦，面色黄白，说话语声温柔低沉，诉近几月多食善饥，非常容易饥饿，没有过多久又想吃东西，食物亦无所偏好，无口苦、口干、口渴、腹胀。本月9日来经，月经无涌出来之感，稍黏稠。白带正常，小便淡黄，大便每天1次，便稀不臭。唇淡红，舌苔白稍厚腻润，舌后部苔有剥脱，脉沉缓。

忆及何绍奇先生在《读书析疑与临证得失》"中虚奇病"篇中有提及类似的案例。何绍奇先生所治是一嗜食猪油者，当时何先生考虑："若为中消，则其症为消谷善饥，此人消则消矣，而所'消'者非米面谷食；若谓异嗜症，此入嗜则嗜矣，而寻常食用之动、植物油，却何以称异！且以上法治之皆无寸效，故知其非是。此病确属罕见，前人著作中亦未见类似病证之记载。唯射水余无言先生《余氏父子经验方》曾载一人善饥，每餐须食米饭、馒头二斤以上，日可四五斤，而化验检查殊无何阳性可见者。余先生当时亦无计可施，忽忆及本草书言某药服之不饥语，乃选黄精、地黄、人参等味大剂与服，寻愈。察患者面色青黄，骨瘦如柴，精神疲惫，表情痛苦，舌质淡，齿痕，舌苔白厚而润，六脉无力，右关脉尤弱，乃断为'中虚'。方选《局方》白术六一散，即白术六两，甘草一两，水煎服，专从补益脾气入手以消息之。剂量颇大，意在填补。嘱二日1剂，3剂。1周后，其妻惊喜来告：药后颇见效，几天内仅小发1次，坚忍未食油类，难受片时亦自安。余亦未期其效如此之速，不禁喜甚。原方改为散剂，每日3次，每次服五钱，连进五六料，病渐向愈，饮食增进，精神渐好，追踪观察多年未复发。"

受此启发，余分析该患者亦是中虚之病，而用建中焦、消阴火之法。处《金匮》黄芪建中汤加白术：炙黄芪30g，焦白术20g，桂枝15g，白芍30g，生姜3片，大红枣5枚，炙甘草10g，麦芽糖30g。6剂。

2012年5月18日复诊，诉前药后感觉舒服，饥饿感基本消失，只是偶尔还是有点饥饿。月经已干净。守方再进6剂，疗效尚属满意。后回访，无复发。

黄芪建中汤出自《金匮要略·血痹虚劳病脉证并治》，条文很简洁："虚劳里急，诸不足者，黄芪建中汤主之。"临床多用于治疗慢性萎缩性胃炎、慢性浅表性胃炎、胃黏膜脱垂、胃大部切除后倾倒综合征、胃轻瘫综合征、胃及十二指肠球部溃疡、室性早搏、心肌缺血、心绞痛、再生障碍性贫血、带下、崩漏、过敏性鼻炎、慢性化脓性中耳炎等属中焦虚寒病机者。

小建中汤中红枣、炙甘草、麦芽糖都含糖分比较足，那是否可以用于糖尿病呢？笔者觉得也可以。因为小建中汤条文的上一条是："脉沉小迟，名脱气，其人疾行则喘喝，手足逆寒，腹满，甚则溏泄，食不消化也。"这条挺有意思，"甚则溏泄，食不消化也"，虽食多，但食不消化，人体所需不够，自然还会知饥索食，以供人体所需，那糖尿病之善食易饥用建中类方自然也

是一个很好的方向，值得经方人探索和深思，以扩展经方之用！（《一个青年中医之路——从经方庙堂到民间江湖》）

15.桂枝加厚朴杏子汤(桂枝汤加厚朴杏子)(《伤寒论》方)

【主症】舌淡苔白润，脉浮缓或细滑。时发热，恶风寒，自汗出，喘息胸闷。

【副症】喘家。心烦，鼻鸣，干呕，小便清。

【方剂】桂枝三两，去皮；甘草二两，炙；生姜三两，切；芍药三两；大枣十二枚，擘；厚朴二两，炙，去皮；杏仁五十枚，去皮尖。

【煎服法】上七味，以水七升，微火煮取三升，去滓，温服一升。覆取微似汗。

【验案】

（1）过敏性哮喘案（武德卿）

有这样一个过敏性哮喘的患者，他这个哮喘已经有1年多了，喘的特别厉害，喘过去就好了，他是个30多岁的男性。我经过诊脉和腹诊断定他是个桂枝调心汤证，正准备开药，我看他涩脉不太重，一看他这体质还行，我说："你这个喘是在什么情况下发作的？诱因是什么？"他说："我如果吃饭稍微吃多一点，胃一胀我就喘。"我想这一点正好符合"太阳病，下之后，

腹满微喘者，桂枝加厚朴杏子汤"这一条，我就开了桂枝加厚朴杏子汤，吃了20剂就不喘了。(《三部六病临证发微》)

（2）哮喘患儿感冒案（黎崇裕）

吴某，男，10岁，2021年5月6日初诊。

家属代诉：患儿流涕、呼吸有痰鸣音半天。

现病史：昨日受凉，今日上午患儿出现流清水鼻涕，呼吸有痰鸣音，四肢略凉，汗出稍多，无恶心呕吐，无四肢乏力，无恶寒发热，无腹痛腹泻。

既往史：有哮喘病史，否认药物及食物过敏史。咽部不红，舌淡红苔薄白，脉浮弦。

主症：舌淡红苔白，脉浮，既往有哮喘病史，呼吸有痰鸣音，汗出稍多。

诊断：厥阴病。

治则：解肌定喘。

主方：桂枝加杏子厚朴汤。

桂枝8g，白芍8g，炙甘草6g，大枣10g，生姜2g，苦杏仁8g，厚朴8g。3剂，颗粒剂，一天1剂，一日2次，开水冲服。

2021年5月8日复诊：服药后诸症痊愈，既往有哮喘病史，无咳嗽，要求调理身体，平素汗多怕冷，易疲劳。改用黄芪桂枝五物汤加味：桂枝8g，白芍8g，炙甘草6g，大枣10g，生姜

2g，黄芪10g，桑叶3g。7剂，颗粒剂，一天1剂，一日2次，开水冲服。

16.桂枝芍药知母汤（《金匮要略》方）

【主症】苔润，左脉浮弦有力，右脉浮虚。诸关节肿痛而有寒热者。

【副症】头眩短气，温温欲吐，小便不利。

【方剂】桂枝四两；芍药三两；甘草二两；麻黄二两；生姜五两；白术五两；知母四两；防风四两；附子二枚，炮。

【煎服法】上九味，以水七升，煮取二升，温服七合，日三服。

【验案】

类风湿关节炎（马文辉）

患者，女，41岁，2019年11月20日初诊。

主诉：多关节肿痛半年余，加重1个月。

已明确诊断为类风湿关节炎，现服用甲氨蝶呤、洛索洛芬钠等药物治疗。目前患者仍有多个近端指间关节梭形肿胀、疼痛，晨僵明显，红细胞沉降率（ESR）53mm/h，超敏C反应蛋白（hs-CRP）41.88mg/L。症见多个近端指间关节红肿热痛，足跟、膝关节、肩关节疼痛，怕冷，无汗，纳呆，面色白，舌苔薄白，脉稍缓涩。

西医诊断：类风湿关节炎。

中医诊断：痹证。

辨证：营卫失和，风湿痹阻证。

治则：调和营卫，温经通络，祛风除湿。

处方：葛根、青风藤、老鹳草、透骨草各30g，鸡血藤20g，桂枝、白芍、知母、白术、防风各15g，麻黄、附片（先煎）各10g。每日1剂，水煎400mL，早晚分服。同时继续服用甲氨蝶呤、洛索洛芬钠等药物治疗。

患者治疗2周后复诊，其关节肿痛已明显减轻，守上方再服用2周，各关节肿胀消失。复查：ESR21mm/h，hs-CRP 3.57mg/L。

按语：患者因风、寒、湿之邪侵袭，客于肌表，痹阻经络而发病，马文辉教授以桂枝芍药知母汤为基础方加减，以调和营卫，温经通络，散寒除痹，扶正祛邪。白芍配桂枝是马文辉教授治疗类风湿关节炎调和营卫法的核心药组，桂枝温通卫阳，散寒止痛，芍药益阴养营，合桂枝一阴一阳，共奏调和营卫、扶正祛邪之功。麻黄辛温祛邪，附子散寒止痛，知母清热利湿，白术补气健脾，防风祛风除湿。此外，患者有多关节肿痛，故加用葛根、鸡血藤、青风藤、老鹳草、透骨草。葛根透解阳明经邪，生津舒筋，濡养筋脉，鸡血藤补血行血，舒筋活络，青风藤、老鹳草、透骨草相互为用，共奏搜风通络、舒筋祛湿之功。二诊时患者症状好转，故继续服用原方治疗，疗效显著。（马文辉治疗类风湿关节炎临床经验）

17.桂枝去芍药汤（《伤寒论》方）

【**主症**】舌淡苔润，脉促。时发热，恶风寒，心烦心悸，胸闷。

【**副症**】头痛。

【**方剂**】桂枝三两，去皮；甘草二两，炙；生姜三两，切；大枣十二枚，擘。

【**煎服法**】上四味，以水七升，煮取三升，去滓，温服一升。本云桂枝汤，今去芍药。将息如前法。

18.桂枝去芍药加附子汤（《伤寒论》方）

【**主症**】苔润，脉微或促。时发热，恶风寒，心烦心悸，胸闷，背恶寒甚。

【**副症**】肢冷，肢节烦疼。

【**方剂**】桂枝三两，去皮；甘草二两，炙；生姜三两，切；大枣十二枚，擘；附子一枚，炮，去皮，破八片。

【煎服法】上五味，以水七升，煮取三升，去滓，温服一升。本云桂枝汤，今去芍药，加附子。将息如前法。

【验案】

严重恶风案（武德卿）

有这么一个患者，50多岁的妇女，她在家还恶风，怕风出汗到什么程度呀，她家的所有窗户都拿被子堵上，所以你到她家跟进电影院一样，长期开着电灯，那电灯也不太亮，我是用的桂枝去芍药加附子汤治愈她的。(《三部六病临证发微》)

19.桂枝附子汤(《伤寒杂病论》方)

【主症】舌淡，苔白滑，脉浮虚而涩。自汗出，恶寒甚，身体疼烦，心悸胸闷。

【副症】风湿。心下或脐下动悸，气短，四肢挛痛，难于屈伸，不呕不渴。

【方剂】桂枝四两，去皮；附子三枚，炮，去皮，破；生姜三两，切；大枣十二枚，擘；甘草二两，炙。

【煎服法】上五味，以水六升，煮取二升，去滓，分温三服。

黎崇裕按：刘老在《刘绍武讲评〈伤寒杂病论〉》中说，"桂枝附子汤为表寒证方剂，桂枝、附子祛寒止痛，以方测证，本证为纯表寒证"。

20.桂枝皂荚汤(《千金》桂枝去芍药加皂荚汤)(《金匮要略》方)

【主症】苔润，脉缓，或脉促，或脉数。心烦，心悸，胸闷，咳唾涎沫或脓血，浊痰难出。

【副症】肺痿。身微热，上气不得卧。

【方剂】桂枝三两；生姜三两；甘草二两；大枣十枚；皂荚二枚，去皮子，炙焦。

【煎服法】上五味，以水七升，微微火煮，取三升，分温三服。

21.桂枝生姜枳实汤(桂枝枳实汤)(《金匮要略》方)

【主症】苔润。心下痞，心悬痛，干呕。

【副症】无。

【方剂】桂枝三两，生姜三两，枳实五枚。

【煎服法】上三味，以水六升，煮取三升，分温三服。

22.枳实薤白桂枝汤(《金匮要略》方)

【主症】舌胖大质黯淡，脉沉紧。心胸痞满，气逆而痛，喘息咳唾。

【副症】胸痹。胸背痛，短气，微热，便秘。

【方剂】枳实四枚；厚朴四两；薤白半斤；桂枝一两；瓜蒌实一枚，捣。

【煎服法】上五味，以水五升，先煮枳实、厚朴，取二升，去滓，内诸药，煮数沸，分温三服。

【验案】

慢性冠状动脉供血不足案（闫云科）

王某，女，38岁。婚姻不幸，被夫遗弃，与女相依，适又下岗，生活之艰辛可想而知。至夏以来，心胸憋闷，因囊中羞涩，坐待自愈，然逾月更甚，不得已而求诊。王腰短而圆，形似发福。叙讲病证，泪眼婆娑，舌淡红，苔薄白腻，时张口抬肩，作叹息状。胃纳差，大便日一行。肚腹常有冷感，稍冷即泄泻，咽中有痰，质黏不爽。月经正常，带多黄稠。口干苦，不思饮。诊其脉，沉滑有力。触其腹，腹膨隆，心下、脐左拒压。观其脉症，此肝气郁结、痰气交阻之证也。其治当舒肝解郁，下气豁痰。拟：柴胡15g，枳实10g，白芍15g，甘草6g，大黄10g，厚朴10g。3剂。

二诊：服药期，胸闷略减，停药复胀，且甚于前。询知憋胀以饭后、静止、着凉后明显。再予腹诊，按压心下即呼吸停顿，脐左压痛止。做心电图检查，ST段下移，提示慢性冠状动脉供血不足。脉症相参，此《金匮》胸痹也。胸痹一证，乃胸阳不振，阴寒痰浊上乘，充塞胸膈，气机痞结，故而憋闷不休。似此，良非疏肝解郁可医，当通阳开结、下气化痰。拟：枳实15g，薤白24g，桂枝10g，瓜蒌30g，厚朴12g。3剂。

三诊：胸憋略减，胃纳增，腹仍畏寒，矢气多，此阳虚寒盛也。拟：上方加附子15g，干姜15g。

四诊：上方共服25剂，胸胀基本消失，纳化已复常。做心电图检查，呈正常心电图。为巩固疗效，原方10剂，三日1剂。（《经方躬行录》）

（二）表寒证杂方（2首）

刘老在《三部六病传讲录》、表寒证的类药中提到桂皮、肉桂，其中《伤寒论》《金匮要略》未见桂皮，肉桂仅见于《金匮要略》误食蜀椒闭口中毒急治之方。

另外，防己黄芪汤亦属于厥阴病表寒杂方。这里需要特别说明：黄芪类方剂最早见于《金匮要略》，有防己黄芪汤、乌头汤、《千金》三黄汤、黄芪桂枝五物汤、黄芪建中汤、防己茯苓汤、黄芪芍桂苦酒汤、桂枝加黄芪汤8方。其中乌头汤、《千金》

三黄汤归属于太阳病麻黄类方，黄芪桂枝五物汤、黄芪建中汤、防己茯苓汤、黄芪芍桂苦酒汤、桂枝加黄芪汤归属于厥阴病桂枝类方，加上厥阴病杂方防己黄芪汤，不难看出仲景时代黄芪皆用于表证。

1.误食蜀椒闭口中毒急治之方（《金匮要略》方）

【**主症**】苔润。食闭口蜀椒后呼吸困难，吐下白沫，身体痹冷。

【**副症**】无。

【**方剂**】肉桂。

【**煎服法**】煎汁饮之，饮冷水一二升。

2.防己黄芪汤（《外台》防己黄芪汤）（《金匮要略》方）

【**主症**】舌质偏淡苔润，脉浮。汗出，恶风甚，身重，小便不利。

【**副症**】风湿；风水。腰以下肿及阴，膝关节疼痛。

【**方剂**】防己一两；甘草半两，炒；白术七钱半；黄芪一两一分，去芦。上锉麻豆大，每抄五钱匕，生姜四片，大枣一枚。喘者，加麻黄半两；胃中不和者，加芍药三分；气上冲者，加桂枝三分；下有陈寒者，加细辛三分。

【煎服法】水盏半，煎八分，去滓，温服，良久再服。服后当如虫行皮中，从腰下如冰，后坐被上，又以一被绕腰以下，温令微汗，瘥。

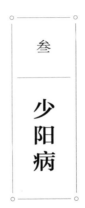

叁

少阳病

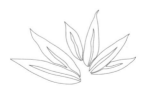

一、少阳病概述

病位：半表半里部。

病性：阳性病。

病势：属实热。

重点诊断：部位是胸。

治则：清热除满。

纲领证：胸中热烦，胸胁苦满，身热或寒热往来，咽干口苦，小便黄赤。

主方：黄芩柴胡汤（黄芩30g，柴胡15g，白芍15g，石膏30g，竹叶10g，知母30g，甘草10g，大枣10个）。

二、少阳病辨证

少阳病篇幅在《伤寒论》中所占最少，实际发病却最多、最常见，是六病中的重点病。从少阳病的属性看，凡可清之证，皆属少阳。由于半表半里以气血为主，以气血在周身循行的角度来看，其所清之热不外两种类型：一类是波及全身的亢盛之热；一类是蕴积局部的火毒。白虎汤证和栀子豉汤证的表现可作为此两种类型的代表证。

（一）少阳病纲领证

少阳病纲领证是根据《伤寒论》以下几条确定的。

263条："少阳之为病，口苦、咽干、目眩也。"

264条："少阳中风，两耳无所闻，目赤，胸中满而烦者，不可吐下，吐下则悸而惊。"

（二）栀子豉汤证条文

76条："……发汗吐下后，虚烦不得眠，若剧者，必反覆颠倒，心中懊恼，栀子豉汤主之。"

77条："发汗，若下之，而烦热胸中窒者，栀子豉汤主之。"

78条："伤寒五六日，大下之后，身热不去，心中结痛者，未欲解也，栀子豉汤主之。"

221条："……若下之，则胃中空虚，客气动膈，心中懊恼，舌上胎者，栀子豉汤主之。"

228条："阳明病下之，其外有热，手足温，不结胸，心中懊恼，饥不能食，但头汗出者，栀子豉汤主之。"

375条："下利后，更烦，按之心下濡者，为虚烦也，宜栀子
豉汤。"

（三）白虎汤证条文

176条："伤寒，脉浮滑，此以表有热，里有寒，白虎汤
主之。"

350条："伤寒，脉滑而厥者，里有热，白虎汤主之。"

综上各条可以看出，少阳病是半表半里的实热证。264条的
"胸中满而烦"道出少阳病的病位、病性和病势。"烦"是少阳病
的重要证候，从各条叙述的"虚烦""心烦""烦热""烦渴""更
烦""胸中窒""心中结痛""心中懊憹"等证候看，烦热是常见
症状，而心与胸是病证的共同病位，故将"胸中烦热"列为少阳
病的核心证。"烦"者，闷也，其解释有二：一说，烦由热所致，
有热闷之义。成无己曰："烦者，热也。"《三因方》曰："外热曰
燥，内热曰烦。"柯琴曰："热郁于心胸者，谓之烦；发于皮肉者，
谓之热。以上诸症，可见阳病之烦由热所致，即热烦是也。"一
说烦是由神经所致，多系杂病之候，有苦恼难忍之意，如"烦
痛""疼烦""虚烦""烦渴""烦躁"等，三阴病亦可有之，不
可单以"烦热"视之。

少阳病为半表半里之实热证，其烦以热为因，即属热烦，是少阳之热的外在反应，热郁胸中、阻遏气机、气血滞涩不畅而见胸满是少阳之实的表现，少阳之热随血运波及周身，故见身热；热邪有出表走里之势而见寒热往来，热邪煎灼津液，在上则出现口苦咽干，在下则表现小便黄赤，此皆少阳特征性表现。故结合原条文，将胸中热烦、胸胁苦满、身热或寒热往来、口苦咽干、小便黄赤列为少阳病纲领证，以利辨证施治。

半表半里部的病候重点主要在胸腔，胸部的中心是心脏、胸腔内的肺循环，均属于中心地带，在这个部位上出现的阳性表现为少阳病，阴性反应为少阴病。

三、少阳病论治

少阳病在《伤寒论·辨少阳病脉证并治》中只有10条，无一个纯属少阳病的方剂。小柴胡汤是一个和解之方，不应是少阳病之方，方中半夏、生姜、人参、大枣、甘草均属太阴病方药，黄芩、柴胡才是治少阳之药。从本质上讲，小柴胡汤是一个少阳病与太阴病的合方。

少阳治疗之法，应该是清法。中医通常把全身体温升高称之为"热"，局部发炎称之为"火"。热宜清，火宜泄，满宜疏，这是总的原则。故少阳病的大法是清法，在《伤寒论》中治少阳病的方剂还是有的，只是散乱在其他篇中，栀子豉汤和白虎汤就是治少阳病的方剂。汗法解太阳病之热，吐法、下法只疗阳明之疾，清法是少阳病之大法。心中懊侬必须用栀子豉汤，直泄其火；胸中热烦要首选白虎汤，直清其热，机体方得其要。少阳病的主方，开始选用栀子豉汤，实践证明，治疗不全面，不能充当主方，后依《伤寒论》172条"太阳与少阳合病，自下利者，与黄芩汤……"而改用黄芩汤。

黄芩是清法药中最优选者，为方中主药。凡凉药都具有降温、收缩血管和压制机体机能的共同作用。但纵横考虑，以黄芩比较全面。比如黄连的清热功能比黄芩大，对于清热的病来说，是十分必要的，然而它压制机体机能的力量也大于黄芩，这一点对于热性病又不太有利，因为"邪之所凑，其气必虚"，再用药物压它一下，岂不是更虚了吗？虚之太甚，又不利于祛邪，所以还是选黄芩作为主药较恰当。如果没有黄芩，当然可以用黄连代替，也还可以用同类的栀子、知母或黄柏代替。

据现代药理研究，黄芩含有黄芩苷，有较广的抗菌谱，对于白喉杆菌、葡萄球菌、溶血性链球菌、肺炎双球菌、脑炎双球菌、伤寒杆菌、痢疾杆菌、百日咳杆菌，以及皮肤真菌、流感病毒等都有抑制作用。黄芩水解后产生葡萄糖醛酸和黄芩苷，前者有解毒作用，后者有利尿作用，对于治疗热病都是十分有利的，故选黄芩作为少阳病主药。

黄芩只能清热、扶阴，其散力太小，对胸满一症无法。少阳病位于半表半里，它外被表固，内受里守，如果光用黄芩之清而不散，不给出路，岂非等于闭门撵贼？结果是撵而不去。少阳病中的胸满是实的表现，宜疏导胸中，经过临床探索，柴胡为首选药物，用其疏散力大的特点，是解决胸满的唯一良药。故在黄芩汤中补入柴胡为辅药，共建清疏之功，使热得以从表发散，给逐邪开一条出路。

少阳病是一个实热证，治疗原则必须是清热除满，其方剂的组成和药物的选择，应该具备清热、降温、除满、扶阴四个条件。选用黄芩柴胡汤作基础方。方中黄芩清热泻火以治热，柴胡枢转疏满以治实，石膏、竹叶、知母清心火以降温，芍药配甘草酸甘化阴，大枣健脾和中、调和诸药。八味相配，担少阳主方之使命，共建清、降、散、滋之功。

古往今来，用清法治温热病，谁也超不过张仲景。少阳病火亢阴虚用黄连阿胶汤救治，热盛伤阴用竹叶石膏汤救治，方剂简单，大法俱备。治少阳，清为主，散为辅，掌握好清、降、散、滋四大法，根据病情转归，随证治之，少阳之病尽可治愈。

现将《伤寒论》中清法的具体治疗分述于此，以资辨证。

关键是把握好各个阶段的特点，灵活运用清类诸法，不可胶柱鼓瑟，需掌握好"清""引""转"三个环节。

（一）清

1.清热——方用白虎汤

《伤寒论》176条："伤寒，脉浮滑，此以表有热，里有寒，白虎汤主之。"

《伤寒论》350条："伤寒，脉滑而厥者，里有热，白虎汤主之。"

《伤寒论》219条："三阳合病，腹满身重，难以转侧，口不仁，面垢，谵语，遗尿，发汗则谵语，下之则额上生汗，手足逆冷，若自汗出者，白虎汤主之。"

从条文看，176条的"里有寒"与350条的"里有热"是矛盾的，当以后条为准。三条叙述少阳病热的证候和热极似阴的表现，凡少阳病见脉浮而滑、口渴、自汗出者，是少阳之热本质的表现，宜用白虎汤清热。

白虎证为纯热证，白虎汤中石膏清热除烦，知母清热养阴；佐以粳米、甘草和中，以助胃气。甘寒并用，共奏清热除烦、凉血止渴之功，为清热之良剂。

2.清热滋阴——方用竹叶石膏汤

《伤寒论》397条云："伤寒解后，虚羸少气，气逆欲吐，竹叶石膏汤主之。"本条叙述的是少阳热邪伤阴、气血俱耗而表现的虚羸少气、气逆欲吐的证候。该证是一个少阳、少阴、太阴合证。见此少阳热伤阴液者，宜清热滋阴，方选竹叶石膏汤。

方中竹叶、石膏疗心火，清胸热；人参、麦冬、甘草、粳米缓脾而益阴，健胃以和中，补心阴之不足；半夏制逆气。此方即易白虎汤大寒之剂为清补之剂，具有清热滋阴的功用。但本方滋阴作用逊于黄连阿胶汤，临床多用于阴虚有热之证，如肺结核、支气管扩张症反复咯血等。

3.清火——方用栀子豉汤

《伤寒论》中有关栀子豉汤的条文有6条，前已叙述，不赘述。少阳病有发热而烦、胸中窒、虚烦不得眠、反覆颠倒、心中懊侬者，皆是胸膈郁热化火所致。欲清少阳火热，方用栀子豉汤。

方中栀子味苦性寒，苦能泻热，寒能胜热，上可清热除烦，下泄在里之郁热，栀子效能类似黄芩，是清胸腔火热最理想的一味药。豆豉味苦，性甘平，有类似柴胡之散郁作用，可轻浮上行，化浊为清，能清解在表之余热，佐栀子以宣透胸中之火，故治心中懊恼诸火证。两药配伍，一清一导，甚是得当。

4.清火救阴——方用黄连阿胶汤

《伤寒论》303条云："少阴病，得之二三日以上，心中烦，不得卧，黄连阿胶汤主之。"

黄连阿胶汤证绝非寒证，而是热证，是由于胸膈郁热之火燔灼津液，心火独亢而出现心中烦、不得卧等症。所治之方亦一派凉药，热则寒之，绝非少阴方，而是少阳方，故文首"少阴病"应改为"少阳病"。本证中"心中烦，不得卧"之证与栀子豉汤中的"虚烦不得眠"证都属热，本质相同，但在程度上是有差别的。栀子豉汤证是郁热扰于胸膈，舌上有黄白相兼之苔，故宜栀子豉汤治热泻火。本证为阴虚阳亢，火极阴伤，除"心中烦，不得卧"外，舌质必红绛、干燥少津，脉细数，为水涸火炎之象，故用黄连阿胶汤滋阴降火。

黄连阿胶汤证是阴竭阳亢之证，病者多有战栗的证候。这种情况，既不可用参甘以助阳，亦不能用大黄而伤胃，只能是清火救阴。方中黄连、黄芩清热降火；阿胶、鸡子黄滋阴以息风，补血以平阳；芍药以敛消烁之心气，使"心中烦，不得卧"得除。由于本方具有增液和营、消热除烦、止痉平火的作用，临床多用于病后邪热未尽而津液已损之证。心烦不得卧者，首用之尤当。
《温病条辨》中的大、小定风珠，亦是由此方启悟化裁而成。

（二）引

1.引火出表——方用葛根黄芩黄连汤

《伤寒论》34条云："太阳病，桂枝证，医反下之，利遂不
止。脉促者，表未解也。喘而汗出者，葛根黄芩黄连汤主之。"

此证是太阳、阳明合证，"利遂不止"应该是里部的热利。
本条以方测证，应修订为："太阳病，桂枝证，喘而汗出，医
反下之，脉促者，表未解也；利遂不止者，葛根黄芩黄连汤主
之。"原太阳病亦见桂枝证，有汗而喘则为麻杏甘石汤证。误
用下法，若见脉促，主表邪未陷，仍当解表。若邪热内陷而成
协热利，而表邪犹未退者，是少阳之热倾向于太阳，有出表
之势，应抓住这一时机，因势利导，用葛根黄芩黄连汤导热
外出。

葛根黄芩黄连汤为解肌清热之剂。葛根为太阳病主药，性
味辛凉，解热于表，为少阳之热外散敞开了肌表之门；黄芩、
黄连苦寒，清热于中，使热有所清，病有所出；甘草和中以护胃
气。四药相合，其建引热出表之功。

2.引火出里——方用大黄黄连泻心汤

《伤寒论》154条云："心下痞，按之濡，其脉关上浮者，大黄黄连泻心汤主之。"

本条"心下痞"之前，应冠以"少阳病"，以便健全条文。"心下痞"是邪热阻滞在胃脘部，"按之濡"即按之软，说明有无形热邪聚积所致。所以当少阳病但见心下痞时，是少阳之热波及里部，有向阳明病发展的倾向，是有热向里走之势。在用清法的同时，借用阳明病主药大黄为导，用大黄黄连泻心汤导热走里，使少阳之热由里下泄。

大黄黄连泻心汤原只有大黄、黄连二味，医家多认为缺黄芩。林亿在整理《伤寒论》时，在本条下曾说："臣亿等看详大黄黄连泻心汤，诸本皆二味，又后附子泻心汤，用大黄、黄连、黄芩、附子，恐是前方中亦有黄芩，后但加附子也。"《千金翼方》亦注云："此方必有黄芩。"诸症有理，甚是当从，为三药相合。本方之妙在于煎服法，大黄小量清热，大量泻下，而本方不取煎而用麻沸汤渍之，取其轻扬清淡之意，以泻心消痞，不使大下。所谓"麻沸汤"者，即滚汤，钱氏云："麻沸汤者言汤沸时，泛沫之多，其乱如麻也。"方中黄连、黄芩直接清少阳之热，麻沸汤渍大黄以轻开阳明之门，使邪热走里，清下并用，病热可除。

3.引热出表——方用麻杏甘石汤

《伤寒论》63条云："发汗后，不可更行桂枝汤，汗出而喘，无大热者，可与麻黄杏仁石膏甘草汤。"

从条文看，本方证是太阳病转化而形成太阳、少阳合病，是误用桂枝汤所致。病本太阳热证，反与桂枝汤，以热治热，其热益甚，致发汗后而表邪未解，反增"喘"证，故"不可更行桂枝汤。""汗出而喘，无大热者"，是热邪不在肌表而已入少阳，欲治之法，须在清热之中兼开泄汗腺，使由表入少阳之邪再由表解，故方选麻黄杏仁甘草石膏汤治之。

麻杏甘石汤解表清热而定喘。用石膏以清热降温，麻黄为太阳副主药，发汗解表之功最捷，打开太阳之门，让胸中少阳之热能由表而散；麻黄、杏仁、甘草以清宣肺中郁热，降肺气以定喘；麻杏甘石汤四味共用，开太阳之门，对平肺家之喘、清胸腔之热、引热出表有很好的功效，不愧为解表宣肺清热之良剂。

4.引热出里——方用调胃承气汤

《伤寒论》70条云："发汗后，恶寒者，虚故也，不恶寒，但热者，实也。当和胃气，与调胃承气汤。"

《伤寒论》105条云："伤寒十三日，过经谵语者，以有热也，当以汤下之。若小便利者，大便当硬，而反下利，脉调和者，知医以丸药下之，非其治也。若自下利者，脉当微厥，今反和者，此为内实也，调胃承气汤主之。"

以条文和临证观察，汗后有虚实两种转变。若汗后恶寒，是由于汗后体较虚，阴也不足，属芍药甘草附子汤证；若汗后不恶寒，但热，凡见心下痞者，乃少阳之邪将欲入里，可假道阳明，与调胃承气汤以微和胃气，导热下出则愈。105条虽有下利，仍用调胃承气汤，并非燥屎硬结，仍是少阳之热乃借道阳明之法。凡少阳病而见心下痞，烦满者，是热欲走里之势，宜用调胃承气汤引热从里而除。方中大黄苦寒用以清热，芒硝咸寒以增液，甘草清热解毒以和中，三药为用，使少阳之趋于里部之热清泻并举，实热尽除。

黎崇裕注：刘老在《刘绍武三部六病传讲录》中说："引，是因势利导的一种逐邪方法，有引火出表、引火出里、引热出表、引热出里的区分。"因"引"法是逐邪方法，故而不将其中所用葛根黄芩黄连汤、大黄黄连泻心汤、麻杏甘石汤、调胃承气汤这四方列入少阳病方，而分别属于表证或里证方。

（三）转

1.热极欲转阴——方用白虎加人参汤

《伤寒论》26条云："服桂枝汤，大汗出后，大烦渴不解，脉洪大者，白虎加人参汤主之。"

《伤寒论》168条云："伤寒，若吐若下后，七八日不解，热结在里，表里俱热，时时恶风，大渴，舌上干燥而烦，欲饮水数升者，白虎加人参汤主之。"

《伤寒论》169条云："伤寒，无大热，口燥渴，心烦，背微恶寒者，白虎加人参汤主之。"

《伤寒论》170条云："伤寒，脉浮，发热无汗。其表不解，不可与白虎汤。渴欲饮水，无表证者，白虎加人参汤主之。"

《伤寒论》222条云："若渴欲饮水，口干舌燥者，白虎加人参汤主之。"

26条原来是白虎汤证，由于有汗，最易误为桂枝证。因为没有注意到口渴一症，误用了桂枝汤，大汗之后，大烦渴不解，脉洪大，变成了白虎加人参汤证。168条的"若吐若下后，七八日不解，热结在里"说明经吐下后，阳明病当除，热结在里，实为少阳纯里。170条"脉浮，发热无汗，其表不解者，不可与白虎汤"说明白虎汤不治表部太阳病，白虎汤实为表里俱热之证。白虎加人参汤证在体温方面是达到了最高峰，在热证中热度没有超过此证者，此时是热由量变到质变的关键时刻，而"脉大、恶风、背微恶寒"诸症都是热极似阴的先兆，尤其是"背微恶寒"一症更重要，这是提示心阴虚最早的证候。古今都谓白虎汤有四大症，实际上有大汗、大热、大烦、大渴、脉洪大五症，这五大症并非白虎汤证，实际上应是白虎加人参汤证。

少阳病症见背微恶寒时，此为热极欲转阴，少阳病复有少阴证，宜用白虎加人参汤，借助人参之功，扭转向阴转化的病势。方中白虎汤清少阳之热，使热势得平，热极伤阴，致使心阴不足，导致心阳衰微；方中加用少阴病副主药人参，以补气益阴。五药为用，热得消，阴得补，而阳自复，背微恶寒可去，五大症可解。

2.火极欲转阴——方用附子泻心汤

《伤寒论》155条云："心下痞，而复恶寒汗出者，附子泻心汤主之。"

条文中"而复恶寒"不确切，宜更作"而背恶寒"。同时应在"心下痞"前冠以"少阳病"以定病性。"背恶寒"是火极转阴的一个征兆，凡热性病出现此症，不管热象如何，都要加附子以复心阳，不然就会使火邪之热发生逆转。矛盾着的双方，总是依据一定的条件，各向着其相反的方向转化。正如冬至一阳生、夏至一阴长一样，是物极必反的一种规律。

附子泻心汤以三黄之苦寒，直清少阳之火；加附子以复其心阳，附子为少阴主药，有强心壮阳之功。四药为用，清热济阴，温补心阳，寒热并用，攻补兼施，共为少阳欲转阴的良剂。故李中梓说："此仲景之妙用之入神也。"附子泻心汤之功用在清热泻火、救逆复阳也。

四、少阳病主方——黄芩柴胡汤

【主症】胸中热烦，胸胁苦满，身热或寒热往来，咽干口苦，小便黄赤。

【副症】无。

【方剂】黄芩三两；柴胡二两；芍药二两；石膏一斤，碎；竹叶一两；知母六两；甘草二两，炙；大枣十二枚，擘。

【煎服法】上八味，以水一斗，煮取三升，去滓，温服一升，日三服。

【验案】

（1）感冒发热案（刘绍武）

辛某，女，56岁，药剂师。1978年元月患感冒，发热恶寒，头项强痛，身痛无汗，涕泪交流，口干舌燥，证属太阳，与葛根麻黄汤1剂服而瘥。越三日，复发热，不恶寒。日晡热起，黄昏转甚，子夜渐减，清晨最轻，胸中热烦，呼吸促迫，口舌干燥，但头汗出，脉滑而数，舌质红绛，尖有红刺，小便黄赤，证转属少阳，用黄芩柴胡汤。方用：黄芩30g，柴胡15g，白芍15g，甘草10g，大枣4枚（擘）。两煎合并，分温三服。晨昏三服尽，遍身热微汗出。至晚10时，热退身凉；继进1剂，诸症悉愈。糜粥调养，1周康复。

按：无形之部热充斥，为少阳正证，投少阳主方直折其热，病即已。（《三部六病医案集》）

（2）神经性耳鸣案（刘绍武）

李某，男，37岁，工人。1980年春天，患者先有胸中烦热而满，口燥咽干，积1年不愈，又增头晕耳鸣，易躁善怒。经神经科检查，诊为神经性耳鸣，治疗年余未效而来求诊。症状如前，更加微聋，口渴喜冷饮，小便色黄，脉象滑大，舌尖红有芒刺，证属少阳。与黄芩柴胡汤：黄芩30g，柴胡15g，白芍15g，甘草10g，大枣4枚（擘）。2剂口燥止，6剂诸症除。

按：此非外感，而以六病绳之，证属少阳。六病辨证之法不独为外感而设也。缘热郁胸中，为满为烦，久之不去，则上干清窍，又为头晕和耳鸣。今据胸中热烦一症而投黄芩柴胡汤，

邪热一去，诸症立已。(《三部六病医案集》)

五、少阳病主药——黄芩

(一)黄芩类方(5首)

《伤寒论》中含有黄芩的方剂有17首，分别为葛根黄芩黄连汤、小柴胡汤、伤寒瘥后小柴胡汤、《伤寒论》大柴胡汤、柴胡加芒硝汤、柴胡加龙骨牡蛎汤、柴胡桂枝汤、柴胡桂枝干姜汤、半夏泻心汤、附子泻心汤、生姜泻心汤、《伤寒论》甘草泻心汤、黄芩汤、黄芩加半夏生姜汤、黄连阿胶汤、麻黄升麻汤、干姜黄芩黄连人参汤。另有大黄黄连泻心汤虽后世医家多认为其中含有黄芩，但原方无黄芩，故而不纳入黄芩类方。

《金匮要略》中含有黄芩的方剂有20首，分别为《金匮要略》甘草泻心汤、鳖甲煎丸、《外台》柴胡去半夏加栝楼汤、《外台》柴胡姜桂汤、侯氏黑散、《千金》三黄汤、大黄䗪虫丸、泽漆汤、奔豚汤、《金匮要略》大柴胡汤、《外台》柴胡桂枝汤、黄土汤、泻心汤、半夏泻心汤、黄芩加半夏生姜汤、小柴胡汤、《外台》黄芩汤、王不留行散、当归散、《千金》三物黄芩汤。其中与《伤寒论》重出者5首：《外台》柴胡姜桂汤(《伤寒论》作柴胡桂枝干姜汤)、《外台》柴胡桂枝汤(《伤寒论》作柴胡桂枝汤)、半夏泻心汤、黄芩加半夏生姜汤、小柴胡汤，故《金匮要略》实际含有黄芩类方15首。

因此，《伤寒杂病论》含有黄芩类方共32首，分别为《伤寒论》甘草泻心汤、葛根黄芩黄连汤、小柴胡汤、伤寒差后小柴胡汤、《伤寒论》大柴胡汤、柴胡加芒硝汤、柴胡加龙骨牡蛎汤、柴胡桂枝汤、柴胡桂枝干姜汤、半夏泻心汤、附子泻心汤、生姜泻心汤、黄芩汤、黄芩加半夏生姜汤、黄连阿胶汤、麻黄升麻汤、干姜黄芩黄连人参汤、《金匮要略》甘草泻心汤、鳖甲煎丸、《外台》柴胡去半夏加栝楼汤、侯氏黑散、《千金》三黄汤、大黄䗪虫丸、泽漆汤、奔豚汤、《金匮要略》大柴胡汤、黄土汤、泻心汤、《外台》黄芩汤、王不留行散、当归散、《千金》三物黄芩汤。需要说明的是，《伤寒论》大柴胡汤与《金匮要略》大柴胡汤仅一方有大黄和无大黄之别，故而它们乃属不同的方剂。《伤寒论》甘草泻心汤与《金匮要略》甘草泻心汤仅一方有人参和无人参之别，故而它们亦属不同的方剂。

其中属于太阳病方3首，分别为侯氏黑散、葛根黄芩黄连汤、《千金》三黄汤；属于厥阴病方3首，分别为麻黄升麻汤、奔豚汤、当归散；属于阳明病方6首，分别为《伤寒论》大柴胡汤、柴胡加芒硝汤、大黄䗪虫丸、王不留行散、《金匮要略》大柴胡汤、泻心汤；属于太阴病方6首，分别为泽漆汤、《外台》黄芩汤、半夏泻心汤、生姜泻心汤、《伤寒论》甘草泻心汤、干姜黄芩黄连人参汤；属于少阴病方1首，为《金匮要略》甘草泻心汤。

此外，小柴胡汤、伤寒差后小柴胡汤、柴胡加龙骨牡蛎汤、柴胡桂枝汤、柴胡桂枝干姜汤、鳖甲煎丸、《外台》柴胡去半夏加栝楼汤这7首方属于少阳病柴胡类方，黄连阿胶汤属于少阳病黄连类方。

故而《伤寒杂病论》属于少阳病黄芩类方有5首，分别为黄芩汤、黄芩加半夏生姜汤、附子泻心汤、黄土汤、《千金》三物黄芩汤。另外，刘老曾提到如果没有黄芩，当然可以用黄连代替，也还可以用同类的栀子、知母或黄柏代替。故而黄连、栀子、知母、黄柏亦为和黄芩同等重要的主药，同属于少阳病主药。

1.三物黄芩汤（《千金》三物黄芩汤）（《金匮要略》方）

【主症】舌少津，脉洪大。四肢苦烦热，口苦咽干，小便赤。

【副症】产后风。头痛，便秘。

【方剂】黄芩一两，苦参二两，干地黄四两。

【煎服法】上三味，以水八升，煮取二升，温服一升，多吐下虫。

2.黄土汤(《金匮要略》方)

【主症】脉沉弱无力。先便后下血,吐衄,崩漏,小便白,口中和。

【副症】时发冷痛,不得眠。

【方剂】甘草、干地黄、白术、附子(炮)、阿胶、黄芩各三两;灶中黄土半斤。

【煎服法】上七味,以水八升,煮取三升,分温二服。

【验案】

便血案(刘绍武)

王某,男,53岁,某局工程师。1972年8月2日,突感胃脘不舒。心烦而悸,冷汗淋漓,下如胶漆之黑便。遂以"上消化道出血"住入该局医院,亟为之输血,并投止血药治疗。次日,下血未止,又增发烧,体温达39℃。1周病不减,乃邀余会诊。时病者正展卧输血,已输3400mL。视其面色㿠白而犹透赤色,发热汗出,日便二行,为黑红色。查红细胞$2×10^{12}$/L,血压80~60/60~40mmHg,舌淡而胖嫩,脉滑而数。与小柴胡合白虎汤、黄土汤:柴胡15g,黄芩15g,苏子30g,党参30g,川椒5g,甘草9g,生石膏30g,知母15g,熟地9g,白术9g,炮附子9g,灶心土30g,阿胶9g(烊),大枣10枚,粳米30g。1帖热减,便黑已微，遂停止输血。再服而热退。1周后检查：红细胞$2.7×10^{12}$/L，血压110/80mmHg，大便潜血阴性。脉尚少滑，舌嫩未转，令继服之。共服38剂，精神状态一如常人，作上消化道造影，未见异常。

按：此证来势迅猛，病情复杂，若不精心辨识，稍有不慎，必致偾事。大便黑黏而滑，其血之来也远，系上消化道出血为人所共识，毋庸细言。其冷汗淋漓，面色㿠白，舌质胖嫩，下血不休，显系阴寒所困；而脉象滑数，面隐赤色，发热不止，病起卒然，又似邪热为患。证之参差若是，必别其真假，以决从舍。合血脱汗出，血压降低，其阴寒内盛当无疑；面隐赤而不嫩，虽烦甚而不躁，且神清展卧，脉见滑象，其为邪热内盛，灼伤阴络，遂迫血妄行，次日发热即热象之外现，随阴血之脱失，阳气已伤，寒由内生。仲圣云，"血自下，下者愈"。今下血而发热不休，又当虑阳无所附。综观其证，邪热不退而阴寒已盛，成为少阳、少阴、太阴之阴阳合病。故总用小柴胡和解，合白虎以清少阳之邪热，本源一清则出血自止。用黄土汤温太阴之寒并止血，且滋阴养血以敛浮越之阳，方中附子并温少阴之寒以防厥变，果中病。(《三部六病医案集》)

3.附子泻心汤(《伤寒论》方)

【**主症**】舌淡苔黄，脉沉细微数。心下痞满，心中烦悸不定，诸出血症，恶寒自汗，精神萎靡。

【副症】便秘，但欲寐，猝然昏倒。

【方剂】大黄二两；黄连一两；黄芩一两；附子一枚，炮，去皮，破，别煮取汁。

【煎服法】上四味，切三味，以麻沸汤二升渍之；须臾，绞去滓，内附子汁，分温再服。

【验案】

头痛案（闫云科）

2007年春某日，徐医生从五寨县来电云，其表姐夫某，56岁，原平市鼓风机厂职工。6年前病脑梗死，左侧肢体偏废，中西医治疗，症渐改善。然祸不单行，前年遭车祸，"脑挫裂伤"，先后两次开颅，之后出现抽风。市铁路医院脑电图检查：异常脑电图。印象：外伤性癫痫。3年中，卡马西平、苯妥英钠按时按量服用，然病证仍频频发生。发病前，必耳鸣，如钟声滴答不停，随之口眼痉挛，牙关紧闭，四肢搐搦，昏仆倒地，不省人事。3~10日一发，每次五六分钟。醒后神疲乏力，如痴如呆。素日多痰，咳吐不爽，纳食一般，口干不思饮，大便稀溏，日数行，便前腹不痛，腹背畏寒，手足不温，喜厚衣被，头时胀痛尤以炎日下明显，畏热心烦，形体瘦削，蓬鬓垢耳，语言无序，事多遗忘。舌质苍老色淡，苔薄白少津，脉象沉细，腹无压痛。

闻其所述，疑痫由痰瘀所致。以车祸撞击，复再一再二头颅手术，焉有不留瘀之理？大便稀溏，喉中多痰，系脾不化津，为湿为痰之症。痰瘀相合，狼狈为奸，蒙障神明，是以为癫、为痫也。治当逐瘀驱痰，以清君侧。嘱先服桃仁承气汤加减：桃仁15g，桂枝10g，大黄6g，甘草6g，半夏15g，茯苓15g。

7日后电话告知，服药6剂，痫未犯，而头痛、畏寒益甚，痰涎愈多。窃思，症呈寒热错杂，处方亦辛苦并用，何以诸症反甚？虚实不易辨，寒热实难别。再三度测，虽有内热，热在上焦，然其势不盛，宜清不宜泻。腹背畏寒，大便稀溏，属中下焦虚寒，寒势较盛，阳气不足。桂枝辛温，温经有余，温补元阳远不及附子。且煎煮大黄则无轻清之气，尽呈攻泻之用，致上热者不清，下寒者更寒，阳虚者愈虚，是以诸症益甚也。与半夏泻心汤证之上热下寒不尽相同，彼中虚而阳不虚也。故当温阳为首要，清热居其次。痰瘀之治姑且一置。建议服附子泻心汤原方：附子15g（煎30分钟），大黄6g，黄芩3g，黄连3g（沸水浸10分钟），二液混合，分3次服。3剂。

后徐医生来忻，言附子泻心汤共服8剂，头痛、癫痫月余未犯，腹背畏寒不再，痰浊减少，可帮家人点钞、算账云云。

附记：后患者因阳痿求治于某医，药后痫风复起。系药物诱发或另有他因？不得而知。(《经方躬行录》)

4.黄芩汤（《伤寒论》方）

【**主症**】舌红或舌尖有红点，苔黄，脉数。发热自汗，下利腹痛，小便黄臭。

【**副症**】口渴，咽干。

【**方剂**】黄芩三两；芍药三两；甘草二两，炙；大枣十二枚，擘。

【**煎服法**】上四味，以水一斗，煮取三升，去滓，温服一升，日再夜一服。

【**验案**】

痢疾案（闫云科）

赵某，女，61岁，醋厂家属。今年夏秋之季，饮食不洁，祸起萧墙，感染鱼腹之疾。几经治疗不愈，延期已逾3月。一日临厕五六次，腹痛不爽，脓血杂下，赤多白少，以致阴血大亏，脾胃损伤，生化障碍，茶饭不思，精神疲惫，日益不支。舌红少津，口干口苦。诊其脉，弦细略数。触其腹，腹壁柔软，无压痛。

观其脉症，此湿热久稽，损伤脉络，阴血亏虚之证也。其治疗单纯清热燥湿，或滋阴，或止血，均非确当。因苦寒之品败胃伤阴，纯予止血亦属舍本求末，单一滋阴救液，徒有恋邪之弊。证情若此，何以为治？将三法共治于一炉，方取黄芩汤清热燥湿，三七参化腐生肌、逐瘀止血，生山药滋阴健脾。意在诸药合用，则邪可去、正可复。拟：黄芩10g，白芍20g，甘草10g，三七3g，山药15g，红枣6枚。3剂。

二诊：下痢日减为2~3次，血大减，腹痛亦轻。仍口苦，纳谷不馨。舌红无苔，脉象弦细。药已中的，紧守原法。上方加焦三仙各10g，3剂。

三诊：大便日行一二次，无脓血，腹痛止，知饥思食，此湿热已清、阴液得复之象也，如方再服3剂。（《经方躬行录》）

5.黄芩加半夏生姜汤（《金匮要略》作黄芩半夏生姜汤、黄芩加半夏生姜汤）

【主症】脉数。发热自汗，下利腹痛，里急后重，恶心呕吐。

【副症】口渴，咽干。

【方剂】黄芩三两；芍药三两；甘草二两，炙；大枣十二枚，擘；半夏半升，洗；生姜三两。

【煎服法】上六味，以水一斗，煮取三升，去滓，温服一升，日再夜一服。

【验案】

恶心呕吐10年案（黎崇裕）

陈某，男，29岁，2020年10月14日初诊。

主诉：晨起刷牙恶心干呕10年。

病史：10年来，晨起刷牙恶心干呕，早起或睡眠差或闻及刺激性味道亦呕吐，胃纳可，头汗多，怕热不怕冷，手足温，大便烂。咽部略红，舌底静脉怒张，舌淡红，苔薄白，脉沉滑。

主症：恶心干呕，自汗（头汗多），下利（大便烂）。

诊断：少阳病。

治则：清热降逆。

主方：黄芩加半夏生姜汤合茵陈蒿汤。

黄芩15g，白芍10g，炙甘草5g，大枣15g，姜半夏15g，茵陈30g，栀子10g，大黄3g，生姜（自备）1片。7剂，水煎温服，一天1剂，一日2次。

2020年11月8日复诊：多年恶心呕吐已除，口臭，大便烂，一日五六次，大肚腩，血糖偏高，舌脉如前。改用葛根芩连汤加味：葛根30g，黄芩15g，黄连5g，炙甘草5g，焦山楂30g，炒车前子15g，山药30g，荷叶10g，防己10g，麸炒苍术10g，7剂。

后恶心干呕未复发，并介绍较多身边亲戚朋友来诊。

（二）黄连类方（6首）

《伤寒论》含有黄连的方剂共12首，分别为葛根黄芩黄连汤、小陷胸汤、半夏泻心汤、大黄黄连泻心汤、附子泻心汤、生姜泻心汤、《伤寒论》甘草泻心汤、黄连汤、黄连阿胶汤、乌梅丸、干姜黄芩黄连人参汤、白头翁汤。

《金匮要略》含有黄连的方剂共7首，分别为《金匮要略》甘草泻心汤、泻心汤、半夏泻心汤、白头翁汤、黄连粉、乌梅丸、白头翁加甘草阿胶汤。其中与《伤寒论》重出者3首，分别为半夏泻心汤、白头翁汤、乌梅丸，故《金匮要略》实际含有黄连类方4首。

因此，《伤寒杂病论》含有黄连类方共16首，分别为葛根黄芩黄连汤、小陷胸汤、半夏泻心汤、大黄黄连泻心汤、附子泻心汤、生姜泻心汤、《伤寒论》甘草泻心汤、黄连汤、黄连阿胶汤、乌梅丸、干姜黄芩黄连人参汤、白头翁汤、《金匮要略》甘草泻心汤、泻心汤、黄连粉、白头翁加甘草阿胶汤。其中属于太阳病方1首，为葛根黄芩黄连汤；属于太阴病方5首，分别为乌梅丸、半夏泻心汤、生姜泻心汤、《伤寒论》甘草泻心汤、干姜黄芩黄连人参汤；属于少阴病方1首，为《金匮要略》甘草泻心汤；属于阳明病大黄类方2首，分别为泻心汤、大黄黄连泻心汤；属于少阳病黄芩类方1首，为附子泻心汤。

故而《伤寒杂病论》属于少阳病黄连类方有6首，分别为小陷胸汤、黄连汤、黄连阿胶汤、白头翁汤、黄连粉、白头翁加甘草阿胶汤。

1.黄连粉（《金匮要略》方）

【主症】心中烦，下利，阴中肿痛。

【副症】浸淫疮。

【方剂】黄连十分，甘草十分。

【煎服法】为散，饮服方寸匕，并粉其疮上。

2.小陷胸汤（三物小陷胸汤）（《伤寒论》方）

【主症】舌红苔黄或腻，脉浮滑。口苦口臭，胸部有压迫感，心下压痛。

【副症】脘腹胀满，发热，便秘，食欲不振。

【方剂】黄连一两；半夏半升，洗；瓜蒌实，大者一枚。

【煎服法】上三味，以水六升，先煮瓜蒌，取三升，去滓，内诸药，煮取二升，去滓，分温三服。

【验案】

口臭案（黎崇裕）

何某，女，29岁。2019年6月27日初诊。

主诉：口气重10余年。

现病史：10多年来，口气重，晨起或喝酒后症状加重；小便频数伴有小便不适感，口干，疲乏，怕热。舌偏红，苔黄腻，脉结代。既往有膀胱炎病史，行心电图检查未见异常。

西医诊断：口臭。

中医诊断：口臭（积食内热证）。

治则治法：清热除积。

中药方剂：小陷胸汤加味。

瓜蒌30g，法半夏15g，黄连5g，黄芩10g，麸炒枳壳10g，山楂6g，焦六神曲3g，麦芽10g，炒决明子15g，桂枝6g。6剂，颗粒剂，每日2次，冲服。

2019年7月4日二诊：口气重减轻50%，昨日食用麻辣烫后略有反复。守方加淡竹叶、薏苡仁清热：瓜蒌30g，法半夏15g，黄连5g，黄芩10g，麸炒枳壳10g，山楂6g，焦六神曲3g，麦芽10g，炒决明子15g，桂枝6g，淡竹叶5g，薏苡仁20g。6剂，颗粒剂，每日2次，冲服。

2017年7月11日三诊：前药后诸症明显减轻，偶有小便不适感，守方，加用滋肾丸：瓜蒌30g，法半夏15g，黄连5g，黄芩10g，麸炒枳壳10g，山楂6g，焦六神曲3g，麦芽10g，炒决明子15g，淡竹叶5g，薏苡仁20g，肉桂5g，知母6g，黄柏6g。15剂，颗粒剂，每日2次，冲服。

3.黄连汤(《伤寒论》方)

【主症】舌尖红，苔腻，脉弦数或沉细。心下痞硬，腹痛，欲呕吐，心烦(包括胸中热、脸红)。

【副症】身热，纳呆，下利。

【方剂】黄连三两；人参三两；干姜三两；桂枝三两，去皮；甘草三两，炙；大枣十二枚，擘；半夏半升，洗。

【煎服法】上七味，以水一斗，煮取六升，去滓，温服，昼三夜二。

【验案】

（1）口腔溃疡案（康守义）

程某，男，14岁，学生。2005年12月3日初诊。

患者既往易发口腔溃疡，此次发作尤甚。从舌面到口腔多处溃疡，不能进食，胃中稍有嘈杂，大便稍干，腹动亢进，稍有水泛波。

主症：腹动亢进，水泛波，嘈杂。

辨证：里部并病。

治疗：黄连汤。

半夏15g，黄连15g，桂枝15g，干姜15g，甘草10g，党参20g，大黄6g，白术10g。

服3剂痊愈。(《三部六病翼——试习伤寒论》)

（2）发热案（黎崇裕）

吴某，女，8岁。2015年8月6日初诊。

主诉：发烧3天。

现病史：3天前开始发烧，体温一般在37.5℃左右，今日大便2次，腹痛腹泻，大便呈米糊状，恶心欲呕，食欲稍差，舌质淡，苔薄白，脉沉。既往史无其他重要病史可载，无药物以及食物过敏史。

中医诊断：发热。

证候诊断：寒热相搏于肠胃，冲气上逆证。

治法：平调寒热，和胃降逆。

处方：黄连汤。

炙甘草8g，桂枝8g，红参片5g，水半夏6g，红枣15g，黄连3g，干姜8g。3剂，每日1剂，水煎服，分2次温服。

医嘱：注意休息，多饮水，饮食宜清淡，忌肥腻辛辣醇酒之品。

2015年8月8日复诊：母亲带其妹妹来看病，述服前药后诸症愈，现已无不适。

按：黄连汤出自《伤寒论》第173条，叙述很简单，"伤寒，胸中有热，胃中有邪气，腹中痛，欲呕吐者，黄连汤主之"。此患者腹痛腹泻，恶心欲呕，正是黄连汤证，故用此方来治疗此患儿发热等症状获得良好的效果。黄连汤临床多用于消化系统疾病，但此方亦可用于发热，或者肠胃型感冒，或流感。另此患者虽发热，但脉沉，《中医临证备要》发热条云："如果脉不浮而沉，或见细弱无力，便是脉证不符，不可贸然发汗，以防恶化。"故此患者不能选用常规发汗解表的药物，但亦可排除麻黄附子细辛汤证。(《三年难得师承录：跟师经方家刘志龙教授记》)

4.黄连阿胶汤 (《伤寒论》方)

【**主症**】舌质红或偏红，舌乳头突出，苔少或薄或无苔或干燥少津，脉涩微数，或脉细数。心中烦悸不眠，口燥咽干。

【**副症**】发热，头晕目眩，下利便血，左胸热痛，筋惕肉𥆧。

【**方剂**】黄连四两，黄芩二两，芍药二两，鸡子黄二枚，阿胶三两。

【**煎服法**】上五味，以水六升，先煮三物，取二升；去滓，内胶烊尽，小冷；内鸡子黄，搅令相得。温服七合，日三服。

【**验案**】

(1) 外感误治案 (刘绍武)

70年前，长治市一人病外感，延某老医诊视。某见其发热汗出，恶风脉浮，遂投以桂枝汤。药后须臾，即见手脚蠕动，旋即汗出不止而壮热不休，继而瘛疭，医为之束手。急延绍武师诊视。视其舌质红赤，脉虚大而数。此证本为太阳病之阳热表证，投以辛凉，何来此变？而误用辛温，以阳加阳，两阳相燔炽，岂能无伤阴动风之变。急以生绿豆捣烂冲水与服，以稍杀其势，继进黄连阿胶汤1帖。药后约1刻钟，即风息热减，再剂热退而安。

按：桂枝汤益阴而助卫阳，扶正以祛邪，故发汗解表非其所长。其性辛温，遇阳热偏亢尤为不宜。此证之汗出乃邪热所致，非营不内守之阴弱；发热为邪热盛，非"翕翕发热"之阳浮，"翕翕"者，短暂貌也。桂枝证脉浮缓，缓者，弛缓、松缓之象，乃不足之征，其口中必和，舌必不红赤。若见头痛、发热、汗出、恶风而不辨寒热虚实径投桂枝汤能无偾事耶？《温病条辨》所谓"太阴风温、湿热、冬温初起恶风寒者，桂枝汤主之"亦大欠审慎。可见桂枝证为太阳病中特殊类型，其方不可用于一般之太阳病。(《伤寒一得》)

（2）神经官能症案（马文辉）

闫某，女，60岁，农民。2010年12月2日初诊。

主诉：每天下午烦热、汗出1月余。

患者无明显诱因，于1月前每天下午开始发生烦热、汗出，每10分钟出现1次，反复发作，至天明则缓解。其发病至今未行任何治疗，于今日首次就诊于我院。现症见患者每天下午烦热、汗出，每10分钟一次，反复发作，至后半夜则缓解；伴见恶热，喜冷饮，手足心热，胃中热，热烦失眠，失眠夜间明显，纳可，二便调。舌红，苔白厚，脉聚关。

西医诊断：神经官能症。

中医诊断：自汗（阴虚热盛证）。

患者年已六十，阴液亏少，下午至前半夜为阳消阴长之时，但患者阴亏，故见下午至夜间出现烦热、汗出、失眠，后半夜至上午为阴消阳长之时，故上述症状消失；阴虚不能制约阳热，故恶热、喜冷饮、手足心热、胃中热；尽管患者苔白厚，但以患者的主要症状为辨证依据。治以滋阴清热。

方用黄连阿胶汤合酸枣仁汤、清骨散化裁：黄连9g，阿胶3g，白芍10g，知母10g，酸枣仁30g，银柴胡6g，地骨皮10g。7剂，颗粒剂，水冲服，每日1剂。

2010年12月17日二诊：患者诸症减。补述：尚患有下肢静脉曲张，望能一并调理。

处方：当归10g，熟地10g，生地10g，黄连3g，黄芩10g，黄芪20g，银柴胡6g，地骨皮10g，桑白皮10g，川牛膝10g。7剂，颗粒剂，水冲服，每日1剂。

按：患者阴虚热盛而致烦热、汗出、失眠，故选用养阴清热的黄连阿胶汤合滋阴养心的酸枣仁汤与清虚热、退骨蒸的清骨散进行治疗，药后患者症状缓解。复要求治疗下肢静脉曲张，遂加入养血活血之品，惜患者未再复诊，但烦热、汗出、失眠治疗的疗效是确切的。

5.白头翁汤（《伤寒杂病论》方）

【主症】舌红，苔黄腻少津，脉滑数。热痢下重，腹痛，身热口渴。

【副症】小便不利，带下臭秽，呕吐，心悸。

【方剂】白头翁二两，黄柏三两，黄连三两，秦皮三两。

【煎服法】上四味，以水七升，煮取二升，去滓，温服一升，不愈，更服一升。

【验案】

（1）阿米巴痢疾案（刘绍武）

刘某，男，39岁，某厂技术员。自幼腹胀食少，11岁时曾患痢疾。自入厂10余年来，复患下痢，每日3~5次；或色黄而稀，或色如果酱。并腹痛下坠，时轻时重。曾在某院诊为阿米巴痢疾，住院3月，下痢如故。至1958年，下痢增为日10余次；且夏季较重，冬季较轻，消瘦乏力。1972年7月来所门诊，脉细滑，苔黄腻，脐周痛而拒按。与白头翁汤合桃花汤加味：白头翁30g，黄连12g，黄柏15g，秦皮9g，赤石脂30g，干姜9g，白芍30g，大黄9g，粳米30g。药后下褐色黏液甚多，渐服渐减。

11剂后，腹痛除，下坠止，大便色黄而稀，每日二行，遂停药，大便即自行恢复。观察2年，泻未再作。

按：脉滑而苔黄腻，为湿热于中；脉细而下痢频仍，且无肛门灼热，又为寒困而肠气不收。是乃寒热错杂之少阳太阴合病，故与白头翁汤清热燥湿，合桃花汤以温寒固脱而止血。腹痛拒按，湿热久结，则又兼有阳明，其积不速去则痢无已时；且积滞一去，则阿米巴原虫亦无所附依；入芍药者，取其缓急止痛之功。(《三部六病医案集》)

（2）溃疡性结肠炎案（马文辉）

陈某，男，74岁。2010年2月9日初诊。

主诉：腹泻伴脓血1年余。

患者1年前劳累后出现腹泻伴脓血，自服氟哌酸、庆大霉素等治疗，症状有缓解，一旦疲劳则症状反复，遂经人介绍于今日来我院就诊。现症见患者腹泻伴脓血便，每日2~3次；脱肛，腹痛不明显，无里急后重，纳可，咽干，小便正常，睡眠好。舌红苔白，脉聚溢。

西医诊断：溃疡性结肠炎。

中医诊断：痢疾（休息痢）。

患者过度疲劳，劳则伤脾，脾气受损，湿邪内生，故见腹泻；湿邪内蕴肠腑，腑气不通，导致气滞血瘀，气血与邪气相搏结，夹糟粕积滞肠道，脂络受伤，腐败则化为脓血；脾胃受损，中气下陷，故见脱肛；反复腹泻，津液受伤，故见咽干。舌脉是气滞血瘀之征象。治以温中清肠，调气升提。

方用白头翁汤合桃花汤加减：白头翁10g，秦皮10g，黄连3g，黄芩10g，苍术10g，干姜3g，赤石脂15g，石榴皮10g，黄芪20g，升麻6g。10剂，颗粒剂，水冲服，每日1剂。

2010年2月20日二诊：患者服药后诸症减，脱肛愈，偶有便血。

处方：柴胡6g，黄芩10g，桂枝6g，干姜3g，花粉10g，牡蛎20g，赤石脂15g，石榴皮10g，炙甘草3g，大枣10g，苍术10g，茯苓10g。8剂，颗粒剂，水冲服，每日1剂。

2010年3月1日三诊：患者服药后大便每日1次，成形，偶有便血。上方去花粉、牡蛎；加仙鹤草15g，地榆10g。7剂，颗粒剂，水冲服，每日1剂。

2010年3月10日四诊：患者服药后诸症愈。

处方：白头翁10g，黄芩10g，秦皮10g，干姜3g，黄连3g，黄芪20g，赤石脂15g，石榴皮10g，升麻6g，苍术10g，茯苓10g，仙鹤草15g，豨莶草10g。7剂，颗粒剂，水冲服，每日1剂。

按语：患者为休息痢，寒热征象不明显，故选用刘绍武先生创制的三部六病白桃汤（即白头翁汤加桃花汤）祛湿止痢，同时配伍升提之品。药后痢止肛提，仅偶有便血，故又选用柴胡桂枝干姜汤与白头翁汤交替使用以善其后。

6.白头翁加甘草阿胶汤（《金匮要略》方）

【主症】舌红苔黄少津，脉浮，或脉弦数。下利，腹痛，身热口渴，出血，神疲。

【副症】产后下利。呕吐，烦躁不眠。

【方剂】白头翁二两；黄连、柏皮、秦皮各三两；甘草二两；阿胶二两。

【煎服法】上六味，以水七升，煮取二升半，内胶，令消尽，分温三服。

【验案】

月经淋漓不尽案（曹清林）

患者明某，女，31岁，于2001年10月4日就诊。月经淋漓10余天，动则出血，色鲜红，腹痛，乏力，腿软，烦躁，纳可，二便调。平素月经规律，舌红，苔薄白，脉细滑。治宜白头翁加甘草阿胶汤加仙鹤草30g，血余炭20g，党参15g，白芍15g。

5剂，水煎服，药后病愈。(《三部六病薪传录：经方的继承与创新》)

(三)栀子类方(9首)

《伤寒论》含有栀子类方共8首，分别为栀子豉汤、栀子甘草豉汤、栀子生姜豉汤、栀子厚朴汤、栀子干姜汤、茵陈蒿汤、栀子柏皮汤、枳实栀子豉汤。

《金匮要略》含有栀子类方共4首，分别为茵陈汤、栀子大黄汤、大黄硝石汤、栀子豉汤。其中与《伤寒论》重出者2首，分别为茵陈汤(《伤寒论》作茵陈蒿汤)、栀子豉汤，《金匮要略》实际含有栀子类方2首。

因此，《伤寒杂病论》含有栀子类方共10首，分别为栀子豉汤、栀子甘草豉汤、栀子生姜豉汤、栀子厚朴汤、栀子干姜汤、茵陈蒿汤、栀子柏皮汤、枳实栀子豉汤、栀子大黄汤、大黄硝石汤。

其中大黄硝石汤属于阳明病方，其余9首皆为少阳病栀子类方。

1.栀子豉汤(《伤寒杂病论》方)

【主症】舌红，苔黄白相兼，脉弦数或浮滑。发热，心胸烦热，不得眠。

【副症】心胸结痛，胸中窒，腹满纳呆，但头汗出，口苦咽干，小便黄赤。

【方剂】栀子十四个，擘；香豉四合，绵裹。

【煎服法】上二味，以水四升，先煮栀子，得二升半，内豉，煮取一升半，去滓，分为二服，温进一服。得吐者，止后服。

【验案】

（1）胃脘疼痛案（刘绍武）

孔某，女，36岁，太原市河西区某职工。1972年冬，患者久闻刘老是我国治疗胃病专家，患者因常年胃脘疼痛，久治不愈，时轻时重，遂慕名来太原市中医研究所就诊，刘老诊脉，脉现聚关，刘老令开具1帖栀子豉汤：栀子五钱，香豆豉一两。二味药，令患者如法煎服。

3天后，患者就诊，说胃脘部完全不疼了！告诉刘老，当天下午拿着处方取了3剂，煎服后，不稍10分钟，疼痛即止，胃中作响，肠中咕噜有声，响罢，舒服至极，当晚就饱餐一顿，夜晚一觉到天亮，是10余年来未曾有过的事情，后将2剂服完，遂来就诊，问是否还继续再服。刘老凭脉，见聚脉较前明显改善，令其继服1周。10天后，患者不复再诊。刘老说，此例乃《伤寒论》第78条："心中结痛，未欲解也，栀子豉汤主之。"

（《三部六病医案集》）

（2）反流性食管炎案（马文辉）

好多反流性食管炎的患者说胸骨后烧、堵，中医称之为"嘈杂"，张仲景说它的病位在阳明，属于太阳、阳明并病，它的病位涉及阳明位、太阳位，但它既不是太阳证也不是阳明证，而是发汗、吐、下后引起的"虚烦不得眠"。有时候它的症状表现在晚上，半夜不能睡觉，这就是影响到神经系统了。举个病例，一位老人，西医院诊断为反流性食管炎，使用质子泵抑制剂奥美拉唑、泮托拉唑效果不理想，使用胃动力药西沙比利效果也不明显。患者烦躁，到了晚上就不能睡，半夜要跑到院子里吼，即"心中懊憹，反覆颠倒，虚烦不得眠"，这个病就在夜间加重。如果我们给他定病，可能是厥阴病或者是少阴病了，但是病位是在阳明，就是在胃或食管的一个病，就用栀子豉汤治疗，非常有效，1剂而愈。《伤寒论》第79条："伤寒下后，心烦腹满，卧起不安者，栀子厚朴汤主之。"胃和食管之热，就用栀子豉汤。但是患者被误下以后，出现了太阴虚寒的腹胀，就用栀子厚朴汤。同样是在里部，上部是热证，下部是寒证。上面烧心、反酸，胸骨后堵、疼，晚上不能睡、心烦，就是栀子豉汤；下面是拉肚子，属于下焦虚寒。这样六位辨证的思路就清晰了，阳明位有热，太阴位有寒，里部可以同时出现上面的热、下面的

寒。如果不区分开六位，寒热就没办法区分了。(《三部六病高级教程》)

2.栀子甘草豉汤（《伤寒论》方）

【主症】舌红苔黄白相兼，脉弦数或浮滑。发热，心胸烦热，不得眠，少气。

【副症】心胸结痛，胸中窒，腹满纳呆，但头汗出，口苦咽干，小便黄赤。

【方剂】栀子十四个，擘；甘草二两；香豉四合，绵裹。

【煎服法】上三味，以水四升，先煮栀子、甘草，取二升半，内豉，煮取一升半，去滓，分二服，温进一服。得吐者，止后服。

【验案】

吐酸案（马文辉）

患者，李某，女，53岁。2016年10月12日初诊。

主诉：反复反酸20年，加重伴嗳气1个月。

现病史：患者近20年来每于情志不舒时，出现反酸，胸骨后烧灼感，无嗳气、胸憋、心慌。曾服用奥美拉唑，服药后症状暂缓，停药后复发。1个月前因家中琐事后出现泛吐酸水，影响睡眠，故来就诊。现症反酸，嗳气频频，胸骨后烧灼，心烦，焦躁不安，口苦。无胸憋、气短，纳可。大便日1次，排出不畅，质正常；小便正常，眠差。舌红，苔白腻，聚关脉。本院行胃镜检查回报示反流性食管炎（A）、十二指肠球炎、浅表性胃炎、Hp（-）。

西医诊断：胃食管反流病。

中医诊断：吐酸（聚脉证）。

给予调胃舒郁汤加减：柴胡15g，黄芩15g，党参30g，苏子30g，陈皮30g，白芍30g，大黄10g，川椒10g，栀子10g，淡豆豉10g，甘草10g，大枣10g。7剂，水煎服，早饭前、晚睡前分服。嘱平卧时床头抬高15°，禁甜食、浓茶、咖啡、巧克力。

10月18日二诊：患者情绪平稳，面见笑容，述服药后反酸，嗳气减，偶觉胸骨后憋闷。大便日2次，质稀。舌淡红，苔白，聚关脉。原方大黄改为5g，中药免煎颗粒共10剂，水冲服，早饭后15分钟、晚睡前分服。

11月2日三诊：反酸次数减，余无不适。舌淡红，苔白厚，聚关脉。上方去栀子、豆豉，20剂，服法同前。嘱患者调畅情志，适当运动，少食多餐，控制体重，避免穿着紧身衣裤。

后随访半年未诉不适。（马文辉教授辨治胃食管反流病经验）

3.栀子生姜豉汤（《伤寒论》方）

【主症】舌红，苔黄白相兼，脉弦数或浮滑。发热，心胸烦热，不得眠，呕吐。

【副症】心胸结痛，胸中窒，腹满纳呆，但头汗出，口苦咽干，小便黄赤。

【方剂】栀子十四个，擘；生姜五两；香豉四合，绵裹。

【煎服法】上三味，以水四升，先煮栀子、生姜，取二升半；内豉，煮取一升半，去滓。分二服，温进一服。得吐者，止后服。

4.枳实栀子豉汤（《伤寒论》方）

【主症】舌红，苔黄白相兼，脉弦数或浮滑。发热，心胸烦热，不得眠，口气重。

【副症】劳复。心胸结痛，胸中窒，腹满纳呆，但头汗出，口苦咽干，小便黄赤。

【方剂】枳实三枚，炙；栀子十四个，擘；豉一升，绵裹。若有宿食者，内大黄如博棋子五六枚。

【煎服法】上三味，以清浆水七升，空煮取四升；内枳实、栀子，煮取二升；下豉，更煮五六沸，去滓。温分再服，覆令微似汗。

【验案】

小儿咳嗽案（黎崇裕）

颜某，女，3岁，2018年11月1日初诊。

家长代诉：咳嗽2周。

现病史：2周前开始咳嗽，现晨起略有咳嗽，胃纳可，喜肉食，唇红，大便稍干结，每天1次。咽充血(+)，扁桃体无肿大及脓性分泌物。浅表淋巴结未触及肿大，全身无皮疹。否认药物及食物过敏史。舌淡暗，苔薄白，地图舌，脉浮略数。

中医诊断：咳嗽。

证候诊断：积食咳嗽。

中医处方：枳实栀子豉汤。

栀子10g，淡豆豉10g，蒸枳壳6g。3剂，水煎温服，一天1剂，一日2次。

2018年11月15日因他病来诊，家属诉前药后咳嗽已愈，大便正常，故而未来复诊。

按：枳实栀子豉汤出自《伤寒论》第393条，"大病差后，劳复者，枳实栀子汤主之"。此言病后余热未尽，又未很好调理，劳作过早，以致复发，形成热扰胸膈兼有心下痞塞的证候。笔者常活用此方，治疗积食内热所致的小儿发热、感冒、咳嗽、便秘等症，虽未见心下痞塞之症，但常可见脾气急躁、唇红、便干、口气重等热扰胸膈之症，方用枳实栀子豉汤轻下内热，腑气通降，脏气自和。

5.栀子大黄汤（《金匮要略》方）

【主症】舌红，苔黄白相兼，脉弦数或浮滑。发热，心胸烦热，不得眠，口气重，大便难，小便黄赤。

【副症】黄疸。心胸结痛，胸中窒，腹满纳呆，但头汗出，口苦咽干，面目及身黄，肠中热痛。

【方剂】栀子十四枚，大黄一两，枳实五枚，豉一升。

【煎服法】上四味，以水六升，煮取二升，分温三服。

6.栀子厚朴汤（《伤寒论》方）

【主症】舌红，苔黄白相兼，脉弦数或浮滑。发热，心胸烦热，不得眠，腹满。

【副症】心胸结痛，胸中窒，纳呆，但头汗出，口苦咽干，小便黄赤。

【方剂】栀子十四个，擘；厚朴四两，炙，去皮；枳实四枚，水浸，炙令黄。

【煎服法】上三味，以水三升半，煮取一升半，去滓。分二服，温进一服。得吐者，止后服。

【验案】

大便干结案（黎崇裕）

周某，女，54岁，2021年9月6日。

主诉：大便干结3天。

现病史：3天来大便干结，量少，干结如栗状；腹胀，睡眠略差，小便正常，胃纳略差。咽部不红。舌淡红，苔薄白，脉浮。

主症：脉浮，不得眠(睡眠略差)，腹满(腹胀)，少气(稍有疲乏)。

诊断：少阳病。

治则：清热通便。

主方：栀子厚朴汤加甘草。

栀子10g，厚朴15g，麸炒枳壳12g，甘草3g。4剂，颗粒剂，一天1剂，一日2次，开水冲服。

2021年9月9日复诊：服前药后，诸症痊愈。近两日前额闷痛感，前方加羌活6g，再进4剂。

7.茵陈蒿汤(《金匮要略》作茵陈蒿汤、茵陈汤)

【主症】舌质淡红或红，苔黄腻，脉弦滑数。发黄，心烦，大便难，小便不利。

【副症】黄疸；谷疸。但头汗出，发热，口燥咽干，腹满纳呆，食即头眩。

【方剂】茵陈蒿六两；栀子十四个，擘；大黄二两，酒洗。

【煎服法】上三味，以水一斗二升，先煮茵陈，减六升；内二味，煮取三升，去滓。分三服。小便当利，尿如皂荚汁状，色正赤，一宿腹减，黄从小便去也。

【验案】

新生儿黄疸案（李国栋）

本人外孙女，2012年5月7日初诊。出生3天，新生儿黄疸，面目黄，腹硬满，黄疸指数高出正常值2倍，大便呈喷射状水泻、色白，小便频，渴欲饮水，哭闹不停。与茵陈蒿汤：茵陈蒿3g，栀子2g，大黄1g。用水1000mL，先煮茵陈蒿，减500mL；纳栀子、大黄，煮取100mL。分10次温服（1次服用量为茵陈蒿0.3g，栀子0.2g，大黄0.1g），日服3次。婴儿服药2次后，腹软，二便正常，面黄减轻，睡眠安稳。服药3日，面目黄退。

8.栀子柏皮汤（《伤寒论》方）

【主症】舌红，苔黄腻，脉弦数或浮滑。身热烦躁，目赤红肿，分泌物多而发黄。

【副症】黄疸。但头汗出，身目黄，气短，衄血。

【**方剂**】肥栀子十五个，擘；甘草一两，炙；黄柏二两。

【**煎服法**】上三味，以水四升，煮取一升半，去滓，分温再服。

【**验案**】

栀子柏皮汤加味治疗失眠案（黎崇裕）

黄某，女，37岁，2021年8月5日初诊。

主诉：睡眠差3个月。

现病史：3个月来睡眠差，入睡困难，心烦胸闷，口干，无口苦，白天哈欠连连，颈部不适，双小腿汗多，不恶寒，大小便正常。眼睑淡红，脉弦细滑。既往无高血压、冠心病、糖尿病、溃疡史，无肝肾功能不良史，无药物及食物过敏史。

西医诊断：非器质性睡眠-觉醒节律障碍。

中医诊断：不寐。

中医证型：肝郁血热证。

治则治法：疏肝解郁，清热安神。

中药方剂：栀子柏皮汤加味。

栀子9g，黄柏6g，甘草5g，黄芩9g，黄连3g，连翘9g，牛蒡子6g，天花粉6g，薄荷3g，桔梗6g，当归6g，川芎9g，熟地黄9g，白芍9g，钩藤9g，珍珠母30g。7剂，颗粒剂，一天1剂，一日2次，开水冲服。

2021年8月6日患者微信告知：服药1剂，当晚即深睡眠，感觉非常好，从晚上11点睡到第二天下午1点多。

9.栀子干姜汤（《伤寒论》方）

【**主症**】舌红，苔黄白相兼，脉左数右迟。心胸烦热，大便烂。

【**副症**】腹中微痛，干呕。

【**方剂**】栀子十四个，擘；干姜二两。

【**煎服法**】上二味，以水三升半，煮取一升半，去滓，分二服，温进一服。得吐者，止后服。

【**验案**】

食管憩室案（闫云科）

卢某，女，55岁。胸憋，嗳逆，吞咽噎塞由偶作至频发，由轻微至明显，业已3月。作X光造影，显示食管憩室2处，钡剂充盈1cm左右，建议手术治疗。彼不愿手术，求诊于余。询知胸部发热，口苦口干，胃纳可，吞咽时胸部有窒塞感，甚则汗出心烦。心下沉重，烧灼，时恶心。大便溏而不畅，一二日一行。食水果、油腻即肠鸣泄泻。神疲乏力，上午尤甚。舌尖红，苔薄白。诊得脉沉滑，腹软无压痛。

中医无"食管憩室"一说，从脉证观之，此脾胃虚弱、上热下寒证也。热郁胸膈，是以口苦心烦，寒邪留中，故而肠鸣泄泻。中虚而上热下寒，为黄连汤、半夏泻心汤之证。然黄连汤以腹痛欲呕为标的，半夏泻心汤以心下痞作靶眼，本案胸中窒塞、心烦下利，显宜栀子干姜汤。拟：栀子10g，干姜10g，炙甘草10g。5剂。

二诊：噎塞明显减轻，仍口苦便溏，舌脉如前，守方续服。

三诊：上方已服30剂，噎塞偶见，大便成形，时恶心，原方加半夏15g。

之后，烦热加豆豉，恶心加半夏，神疲加党参。噎膈、灼心、便溏遂依次消失。治疗3月余，共服60剂，复做X光检查，病灶处微有钡影，憩室几至不见。（《经方躬行录》）

（四）知母、黄柏类方（2首）

《伤寒论》含有知母的方剂共3首，分别为白虎加人参汤、白虎汤、麻黄升麻汤。

《金匮要略》含有知母的方剂有5首，分别为白虎加人参汤、百合知母汤、白虎加桂枝汤、桂枝芍药知母汤、酸枣汤。其中白虎加人参汤与《伤寒论》重出，《金匮要略》实际含有知母类方4首。

因此，《伤寒杂病论》共含有知母类方7首，分别为白虎加人参汤、白虎汤、麻黄升麻汤、百合知母汤、白虎加桂枝汤、桂枝芍药知母汤、酸枣汤。其中白虎加人参汤、白虎汤、白虎加桂枝汤3方中主药当为石膏，属于少阳病白虎类方，麻黄升麻汤、桂枝芍药知母汤、酸枣汤属于厥阴病方，仅剩1首百合知母汤。

再来看黄柏类方，《伤寒论》含有黄柏的方剂共3首，分别为栀子柏皮汤、乌梅丸、白头翁汤。

《金匮要略》含有黄柏的方剂共5首，分别为乌梅丸、治自死六畜肉中毒方、大黄硝石汤、白头翁汤、白头翁加甘草阿胶汤。其中与《伤寒论》重出者2首，分别为乌梅丸、白头翁汤，《金匮要略》实际含有黄柏类方3首。

因此，《伤寒杂病论》一共含有黄柏类方6首，分别为栀子柏皮汤、乌梅丸、白头翁汤、治自死六畜肉中毒方、大黄硝石汤、白头翁加甘草阿胶汤。其中乌梅丸属于太阴病方，大黄硝石汤属于阳明病方，白头翁汤、白头翁加甘草阿胶汤属于少阳病黄连类方，栀子柏皮汤属于少阳病栀子类方，剩下1首治自死六畜肉中毒方为少阳病黄柏类方。

1.百合知母汤（《金匮要略》方）

【主症】舌上无苔，脉微数。口苦咽干，小便赤，胸烦热，微咳。

【副症】百合病。精神恍惚。

【**方剂**】百合七枚，擘；知母三两，切。

【**煎服法**】上先以水洗百合，渍一宿，当白沫出，去其水，更以泉水二升，煎取一升，去滓；别以泉水二升，煎知母，取一升，去滓后合和，煎取一升五合，分温再服。

【**验案**】

甲状腺功能亢进案（康守义）

韩某，女，50岁，农民，2004年12月26日初诊。

患者心慌乏力已半年。初诊嘱其检查甲状腺功能和血糖。经省级医院检查定为甲状腺机能亢进，空腹血糖9.6mmol/L。现患者心率104次/分，心慌，失眠，乏力，颤抖，眼球稍突出，胸胁苦满，脉涩数，上鱼际脉有力。

主症：胸胁苦满，鱼际脉，涩脉。

辨证：慢性枢阳病合慢性表阳病。

治疗：调心汤合调神汤。

百合20g，知母40g，柴胡10g，黄芩10g，苏子20g，川椒7g，丹参20g，郁金10g，牡蛎20g，乌药7g，瓜蒌20g，黄芪20g，生山药15g，天花粉30g，桂枝12g，生石膏30g，五味子10g，生枣仁20g，人参8g，甘草8g，钩藤10g。

前后药量稍有变动，共服120剂痊愈。(《三部六病翼——试习伤寒论》)

2.治自死六畜肉中毒方(《金匮要略》方)

【**主症**】身黄，热利，疮疡。

【**副症**】食用自死六畜肉中毒。

【**方剂**】黄柏屑。

【**煎服法**】捣服方寸匕。

【**验案**】

痤疮案（黎崇裕）

罗某，男，2021年4月3日初诊。

主诉：痤疮反复发作3年。

现病史：3年来痤疮反复发作，前胸、后背亦有痤疮，颜色暗红，大小便正常，胃纳略差。

既往史：无高血压、冠心病、糖尿病、溃疡史，无肝肾功能不良史，否认药物过敏史。

检查：咽部略红。舌尖红，苔薄白，脉细滑重按无力。

西医诊断：痤疮。

中医诊断：粉刺。

中医证候：虚热证。

治则治法：清热敛疮。

用方：治自死六畜肉中毒方合薏苡附子败酱散加味。

黄柏10g，淡附片3g，薏苡仁50g，败酱草25g，黄芩10g，黄连5g，栀子10g。7剂，颗粒剂，一天1剂，一日2次，开水冲服。

2021年8月16日因右耳耳内闭塞来诊，诉服药后痤疮已除，近来未复发，故而未复诊。

（五）石膏类方（6首）

刘老说，白虎汤证和栀子豉汤证的表现可作少阳病两种热型的代表证。其中栀子豆豉汤相关内容前已述，白虎汤中以石膏为主药，故而本小节探求《伤寒杂病论》中含有石膏的方剂，以明其意。

《伤寒论》含有石膏类方共7首，分别为白虎加人参汤、桂枝二越婢一汤、大青龙汤、麻黄杏仁甘草石膏汤（麻黄杏子甘草石膏汤）、白虎汤、麻黄升麻汤、竹叶石膏汤。

《金匮要略》含有石膏类方共13首，分别为白虎加人参汤、白虎加桂枝汤、风引汤、《古今录验》续命汤、《千金》越婢加术汤、厚朴麻黄汤、越婢加半夏汤、小青龙加石膏汤、大青龙汤、木防己汤、越婢汤、文蛤汤、竹皮大丸。其中与《伤寒论》重出者2首，分别为白虎加人参汤、大青龙汤，故《金匮要略》

实际含有石膏类方11首。

因此，《伤寒杂病论》共有石膏类方18首，分别为白虎加人参汤、桂枝二越婢一汤、大青龙汤、麻黄杏仁甘草石膏汤（麻黄杏子甘草石膏汤）、白虎汤、麻黄升麻汤、竹叶石膏汤、白虎加桂枝汤、风引汤、《古今录验》续命汤、《千金》越婢加术汤、厚朴麻黄汤、越婢加半夏汤、小青龙加石膏汤、木防己汤、越婢汤、文蛤汤、竹皮大丸。

其中属于太阳病方9首，分别为桂枝二越婢一汤、大青龙汤、麻黄杏仁甘草石膏汤（麻黄杏子甘草石膏汤）、《古今录验》续命汤、《千金》越婢加术汤、厚朴麻黄汤、越婢加半夏汤、越婢汤、文蛤汤。其中属于厥阴病方1首，为麻黄升麻汤；属于少阴病方2首，分别为小青龙加石膏汤、木防己汤。

故而《伤寒杂病论》少阳病石膏类方有6首，分别为白虎加人参汤、白虎汤、竹叶石膏汤、白虎加桂枝汤、竹皮大丸、风引汤。

1.白虎汤（《伤寒论》方）

【**主症**】舌红，苔少津，脉浮滑，或脉滑而厥，或脉洪数。发热无汗不恶寒，烦躁谵语，手足厥冷。

【**副症**】脸红，口干，气粗，小便利，腹满身重。

【方剂】石膏一斤，碎；知母六两；甘草二两，炙；粳米六合。

【煎服法】上四味，以水一斗，煮米熟汤成，去滓，温服一升，日三服。

【验案】

（1）热厥案（刘绍武）

1972年隆冬，天空飘着大雪，时值12月7日下午，一患者家属突然闯入门诊，近似哀求地请刘老去病家中出诊，刘老见状，随携弟子前往。一进病者家中，见一人横卧房间的水泥地板上，牙关紧闭，意识不清，四肢厥冷，刘老随即评脉诊治，却见脉细如丝，难于切评。这时刘老将食指屈曲，放于患者鼻孔之上，其呼吸显然微弱，然出气烫手，如返蒸笼，接着翻开眼睑，巩膜布满血丝，舌苔干裂色黄。刘老当下令弟子出门外，择干净雪花捏成雪团，徐徐放入患者口边，融成雪水，令其缓缓下咽，一连喂入8个雪团。20分钟后，患者体温骤升至40℃，满床翻动，惊叫："热死了! 热死了! "刘老见患者已醒，复诊脉，见脉数，当即处白虎汤1剂：石膏2斤，知母2两，粳米2两，甘草1两。令其煎汤2000mL，徐徐温服，1日服尽。次日患者身热尽退，神智恢复如初，刘老复处麻杏石甘汤剂服用，7日而愈。

刘老告知弟子，此乃假寒真热证，乃《伤寒论》中所载"热厥证"，显手之厥冷，是"热深厥亦深"之象，如果误用温补则死不旋踵。时值寒冬，风寒束表，寒邪内陷化热，巧用雪水之寒凉滋阴以救急，复用白虎清热而救逆，大剂直挫其势，其热可平。

真热假寒证，欲辨寒热，当问口渴不口渴，可患者皆睡不能言者，当诊其脉，可脉细如丝不足凭，可观鼻孔之气寒热和舌之干润黄白，上窍之变是辨别寒热本质的绝妙之择，此刘老之绝技之一也。（《三部六病医案集》）

（2）狂躁型精神病案（刘绍武）

郝某，男，43岁，业务员。1973年11月，山西省某厂业务员郝某，去哈尔滨出差，办完公事，应朋友之邀，饱餐狗肉，痛饮烧酒，酒足饭饱之后，即刻赶往车站。登车后，车厢内人满为患，没有开水供应，烦热口渴难耐，站立到秦皇岛时，有心急欲跳车之念，终因家有妻小挂念，收回短见。到达北京，未经休息，又在站台转乘车至太原，到家后，狂喊："渴死我了，渴死我了！"其妻即刻端来凉开水，800mL大瓷杯连饮4杯，仍不解渴，待其妻为他找水返回之际，见其将周身脱个精光，仍大呼"渴死我了"，此时的他怒目圆睁，结膜布满血丝，躁动不安，胡言乱语，其妻见状，急通知厂里，工厂派人将其送到太原市精神病医院。经检查，无特殊异常，诊断为狂躁型精神病，治疗1周，毫无改变，其家人遂请刘老会诊治疗。

刘老令将绑在床上的患者放开，患者一直喊口渴，舌苔黄燥，额头汗出，脉象滑数，随即处白虎汤2剂：石膏四两，知母一两，粳米一两，甘草三钱。令家属煎汤后，徐徐给患者服下。服药次日，患者意识转为清醒，自述如梦一场，自己不知所以，尽剂出院调养。

问及此病案时，刘老说：狗肉性热，烧酒性燥，燥热相加，热灼伤津，水津不得补益，内热愈灼，热邪上冲而神昏不识人，发热谵语，狂乱不止。故用白虎重剂直清其热，其火可消，狂证可消，故而饮之1剂后，患者热消脑醒，后期滋阴调理可康复。(《三部六病医案集》)

2.白虎加人参汤(《金匮要略》作白虎人参汤、白虎加人参汤)

【主症】舌红无苔，脉浮，或脉洪大。大汗、大热、大烦、大渴。

【副症】口干舌燥，时时恶风，背微恶寒。

【方剂】石膏一斤，碎；知母六两；甘草二两，炙；粳米六合；人参二两。

【煎服法】上五味，以水一斗，煮米熟汤成，去滓，温服一升，日三服。

【验案】

（1）尿崩症（刘绍武）

宋某，女，25岁，工人。患者从幼年有口渴尿多，1973年春上述症状加重，每日饮水达10000mL，尿量特多；伴食欲不振，消瘦，无力。尿检（−），在某医院诊为尿崩症。西医用尿崩灵治疗无效。1974年2月5日门诊，脉细滑，以白虎人参汤加黄芪：石膏60g，知母15g，粳米30g，党参30g，黄芪120g，甘草9g。服药46剂时，仍无明显效果。患者表失去信心，嘱其坚持服至60剂。当服至48剂时，口渴消失，尿量明显减少；服至60剂后，饮食增加，精神转佳，上班工作。（《三部六病医案集》）

（2）老花眼案（黎崇裕）

陈某，男，54岁，2014年10月31日就诊。

主诉：舌红无苔2周。

2周前，不明原因性出现舌红无苔，自行服用凉茶无效。现自觉舌头发涩、黏，口干舌燥，口大渴，冷热皆可，但喜冷不能饮温水，饮后胃无不适，汗多，不恶寒而恶热；小便清长，每小时1次，因尿频影响睡眠；胃纳不佳，近来体重减轻10斤，长期皮肤瘙痒。观患者舌苔红绛无苔，咽部鲜红，脉沉，重按有力。血压160/120mmHg，既往有高血压、痛风、老花眼病史。

主症：舌红无苔，大汗（汗多），大烦（长期皮肤瘙痒），大渴（口大渴）。

诊断：少阳病。

治则：清热益气生津。

主方：白虎加人参汤。

生石膏90g，怀山药60g，肥知母30g，炙甘草10g，红参15g。5剂。

2014年11月4日复诊：前药后舌头发涩好转，口腔觉发涩，舌仍然红绛无苔但润滑；夜间小便次数减少，小便色白，之前一晚7次，现在一晚3次；大便干硬、费力，胃纳好转。脉略沉，重按有力，右脉大于左脉。最神奇的是，患者反映用前方后老花眼痊愈。后以白虎加人参汤继续调理，诸症皆安。1年后随访，老花眼痊愈后未再复发。

按："老花眼"乃眼科病证名，见广州中医学院主编《中医眼科学》。又名老人眼昏，为肝肾衰耗所致，指年越四十而近视困难者。老花眼是一种生理现象，一般佩戴老花镜为主，非病理状态，不作药物治疗。笔者用白虎加人参汤治疗老花眼属意外的收获，但却在情理之中。因瞳子属于肾，肾中所藏者一水一火。其肝亏即血亏，肾亏即水火两亏。精血与水火均亏，不能上荣于目，故为之失明也。又水能鉴物，火能发光，故古贤谓能近视，而不能远视者，责其无火；能远视而不能近视者，责其无水；其目光全失者，即水火两亏之证也。补其水火，则目光自然明矣。老花眼虽为老视，但和能远视而不能近视同理，皆当"责其无水"，此患者阳明热盛，消耗津液，用白虎加人参汤撤其热，水自生，目当明。

3.白虎加桂枝汤（《金匮要略》方）

【主症】脉滑，或脉浮滑，或脉浮洪。发作时但热，骨节烦疼，时呕，烦躁。

【副症】温疟。

【方剂】知母六两；甘草二两，炙；石膏一斤；粳米二合；桂枝三两，去皮。

【煎服法】上锉，每五钱，水一盏半，煎至八分，去滓，温服，汗出愈。

4.竹叶石膏汤（《伤寒论》方）

【主症】舌红苔黄少津，脉虚数。虚羸少气，气逆欲吐，烦渴身热。

【副症】多汗，小便短赤，不欲饮食，口干唇燥。

【方剂】竹叶二把；石膏一斤；半夏半升，洗；麦门冬一升，去心；人参二两；甘草二两，炙；粳米半升。

【煎服法】上七味，以水一斗，煮取六升，去滓；内粳米，煮米熟汤成，去米。温服一升，日三服。

【验案】

（1）血友病案（刘绍武）

王某，男，2岁。1970年冬，患儿因发鼻出血不止而入某职工医院治疗，诊为血友病，历时半月血仍不止，遂邀会诊。时患儿正在输血，观其面色红赤，鼻血殷殷，舌赤少苔，脉洪大无伦，重按豁然。方用竹叶石膏汤合生脉散：竹叶15g，生石膏30g，苏子15g，党参30g，麦冬15g，五味子15g，川椒3g，甘草6g，大枣10枚，粳米一撮。疏3剂，令其一日1剂，频频喂服。3日后再诊，出血减少，面赤少减，脉仍大而已不洪，遂减量为三分之一，继服。30剂后，又微出血，然一出即止，脉仍未复常，舌仍较赤。共服120剂，舌脉完全复常，观察2年未发。

按：面红舌赤，脉洪无伦，乃火邪亢极，遂迫血妄行。其脉重按豁然，为阳邪亢极之下，须虑其转阴之变，伤阴耗气，自不待说。然已为燎原之势，救以杯水何及，故取大剂竹叶石膏汤清大热而生气阴，更增五味子即成生脉散，收敛气阴以防暴脱。小儿为稚阳体，大剂寒凉必伤胃阳，虽有粳米，犹恐未及，因有川椒之用；且已有转阴之势，亦防微杜渐之意也。频频与服者，恐亢极之阳，骤得寒凉，猝然阴转之虞，且可使药力接续，阴渐生则阳渐敛，热渐退则正自安，孙真人所谓"胆欲大而心欲小"正即此意。(《三部六病医案集》)

（2）月经不规则案（黎崇裕）

徐某，女，38岁，2020年5月11日初诊。

主诉：月经停闭2个月。

现病史：末次月经3月9日，自述曾做B超未见异常，尿HCG阴性，现症见月经未至，心烦气躁，气短疲乏，口干喜饮，小便偏黄。咽部不红，舌淡红，苔薄白，脉沉。

主症：虚羸少气（气短疲乏），烦渴身热（心烦气躁），小便短赤（小便偏黄）。

诊断：少阳病。

治则：清热生津。

主方：竹叶石膏汤化裁。

生石膏30g，麦冬30g，淡竹叶10g，姜半夏10g，生甘草10g，大枣10g，栀子10g，泽兰10g。4剂，水煎温服，一天1

剂，一日2次。

2020年5月21日复诊：服上药后，月经于5月13日来潮，有血块，5天干净。现症见视物模糊，口干口苦，心烦胸闷。舌脉同前。

方用栀子豉汤合小柴胡汤化裁：生栀子10g，淡豆豉10g，柴胡15g，黄芩10g，北沙参10g，姜半夏10g，生甘草5g，大枣10g，首乌藤30g，珍珠母30g。5剂。

5.竹皮大丸（《金匮要略》方）

【主症】脉浮数。烦乱，呕逆，发热，口燥渴。

【副症】产后病。

【方剂】生竹茹二分，石膏二分，桂枝一分，甘草七分，白薇一分。有热者，倍白薇；烦喘者，加柏实一分。

【煎服法】上五味末之，枣肉和丸，弹子大，以饮服一丸，日三夜二服。

【验案】

产后调理案（黎崇裕）

刘某，女，35岁，2020年10月19日初诊。

主诉：产后8年，要求中医药调理。

现病史：8年前顺产，产后月子没有做好，出现诸多不适，曾各地求医，皆不见好，慕名而来。现症见产后月经不畅，血块较多，小腹发胀，10天干净；手足心忽冷忽热，近两年来睡眠差，夜寐易醒，醒后微热汗出；喜哭泣，烦躁，大便有黏液，进食辛辣或冰冷后易腹泻，小便灼热伴有尿不尽。患者自述用药偏凉则腹痛腹泻，用药偏热则上火口疮，舌淡红苔薄白，脉沉弦。既往有痔疮病史。否认药物及食物过敏史。

诊断：产后病(虚热证)。

方用竹皮大丸合甘麦大枣汤化裁：竹茹6g，生石膏6g，桂枝3g，甘草15g，白薇10g，浮小麦30g，大枣15g。15剂，一天1剂，水煎温服，一日2次。

2020年11月7日二诊：服药后诸症略减，末次月经10月19日，血块多，量可，无痛经，8天干净。手心热，尿道口灼热感，双目干涩，舌脉如前。原方加生地黄10g，再进15剂。

2020年11月28日三诊：末次月经11月21日，量多，血块多，至今未净。午后及晚上手心热，排尿到后期尿道口有灼热感，大便不畅。脉沉，细观其舌，舌尖有瘀点。竹皮大丸合甘麦大枣汤合桂枝茯苓丸再进15剂：竹茹6g，生石膏6g，桂枝3g，甘草15g，白薇10g，浮小麦30g，大枣15g，生地黄10g，牡丹皮10g，桃仁10g，赤芍10g，茯苓10g，猪苓10g。

2020年12月28日四诊：大便不畅，黄褐色黏液，排尿到后期尿道口有灼热感，舌尖有瘀点，苔薄白，脉沉。竹皮大丸合甘麦大枣汤合当归芍药散化裁：竹茹6g，生石膏6g，甘草15g，白薇10g，浮小麦30g，大枣15g，桂枝3g，当归6g，川芎10g，白芍18g，茯苓10g，泽泻10g，苍术10g。15剂。

2021年1月16日五诊：服药后，诸症明显减轻，进食辛辣已不上火，进食冰冻生冷已无腹泻。舌尖有瘀点，苔薄白，脉沉。竹皮大丸合甘麦大枣汤合桂枝茯苓丸再进15剂：竹茹6g，生石膏6g，桂枝3g，甘草15g，白薇10g，浮小麦30g，大枣15g，牡丹皮10g，桃仁10g，赤芍10g，茯苓10g，猪苓10g。

后来患者在好大夫在线留言评价：我产后病快折磨我9年了，本人在老家江西和东莞各大医院调理，服药后不良反应特多。吃了多年的中药，从一个身材苗条吃成了身材臃肿的老女人，感觉身体越来越严重。我无奈之举，到处寻医，在网络到处搜寻，今年10月国庆，在网上无意找到一个经方爱好者的医生，调看了医生资料，懂经方，会开经方，会搭脉，我开始关注他了，也看了他写了很多书。虽然很年轻，感觉他是对中医悟性很高的人，决定10月中旬只身从东莞去珠海搭脉开方子，当时我大便解不下，尿灼热，手脚心发烫，失眠，烦躁，月经瘀血多，心慌心悸，天天出冷汗，人难受。黎医生开的中药，现在整体效果出来了，是清热凉血、活血化瘀，我现在的身体大概是各种热纠缠一起，辨证和搭脉很重要，三指定乾坤。调理一个多月，身体整体好转，有望身体估计几个月后能全部康复。这么年轻的经方中医，真是后生可畏，我的内心很敬仰你，只是不爱表达而已。

6.风引汤（《金匮要略》方）

【主症】脉洪大。高热神昏，抽搐，多汗，惊狂不安。

【副症】惊痫；癫痫；脚气。

【方剂】大黄、干姜、龙骨各四两；桂枝三两；甘草、牡蛎各二两；寒水石、滑石、赤石脂、白石脂、紫石英、石膏各六两。

【煎服法】上十二味，杵，粗筛，以韦囊盛之，取三指撮，井花水三升，煮三沸，温服一升。

（六）半表半里热证杂方（20首）

刘老认为，白虎汤证和栀子豉汤证的表现可作少阳病两种热型的代表证。可见石膏、知母、栀子、豆豉皆可作为半表半里热证的少阳药，其中石膏、知母、栀子上已述，接下来再叙述一下豆豉。

《伤寒论》含有豆豉的方剂共5首，分别为栀子豉汤、栀子甘草豉汤、栀子生姜豉汤、瓜蒂散、枳实栀子豉汤。

《金匮要略》含有豆豉的方剂共5首，分别为瓜蒂散、栀子大黄汤、栀子豉汤、治食马肉中毒欲死方、误食蜀椒闭口中毒急治之或方（治六畜鸟兽肝中毒方、食躁式躁方）。需要说明的是，《金匮要略》含有豆豉类方中误食蜀椒闭口中毒急治之或方与食躁式躁方一样，皆为浓煮豉汁饮之，治六畜鸟兽肝中毒方亦单用豆豉。不过煎服方法略有不同，治六畜鸟兽肝中毒方是用水浸豆豉，绞取汁，而非浓煮汁饮之。此虽煎服方法不同，但药物相同，此三方可视为同一方剂。其中与《伤寒论》重出者2首，分别为瓜蒂散、栀子豉汤，故《金匮要略》实际含有豆豉类方3首。

因此，《伤寒杂病论》含有豆豉类方共8首，分别为栀子豉汤、栀子甘草豉汤、栀子生姜豉汤、瓜蒂散、枳实栀子豉汤、栀子大黄汤、治六畜鸟兽肝中毒方（误食蜀椒闭口中毒急治之或方、食躁式躁方）、治食马肉中毒欲死方。其中瓜蒂散用的是吐法，乃属于阳明病方，而栀子豉汤、栀子甘草豉汤、栀子生姜豉汤、枳实栀子豉汤、栀子大黄汤在少阳病栀子类方中已述，故而《伤寒杂病论》少阳病豆豉类方有2首，分别为治六畜鸟兽肝中毒方（误食蜀椒闭口中毒急治之或方、食躁式躁方）、治食马肉中毒欲死方。

1.治六畜鸟兽肝中毒方 / 误食蜀椒闭口中毒急治之或方 / 食躁式躁方(《金匮要略》方)

【**主症**】喉痹，吐下白沫，身体痹冷。

【**副症**】食六畜鸟兽肝中毒；误食闭口蜀椒中毒；食躁式躁。

【**方剂**】豉。

【**煎服法**】浓煮汁饮之，或水浸豆豉绞取汁。

2.治食马肉中毒欲死方(《金匮要略》方)

【**主症**】头痛，心下烦热。

【**副症**】食马肉中毒欲死。

【**方剂**】香豉二两，杏仁三两。

【**煎服法**】上二味，蒸一食顷，熟，杵之服，日再服。

刘老在《刘绍武三部六病传讲录》讲半表半里热证的类药中提到黄连、黄柏、栀子、石膏、知母、元参、竹叶，其中黄连、黄柏、栀子、石膏、知母前已述，《伤寒论》《金匮要略》皆未见元参，竹叶见于《伤寒论》竹叶石膏汤。竹叶石膏汤属于少阳病石膏类方，前已述；另见于《金匮要略》竹叶汤。竹叶汤是虚而热之方剂，属于少阳方，放在半表半里热类方中。刘老提到知母亦可代替黄芩，而知母和百合药性相似，皆为甘寒，两者都归肺经，都具有清热养阴润燥之功。个人认为，百合亦可代替知母，故而可把百合列为半表半里热证的少阳药。《伤寒论》中未见含有百合的方剂，而《金匮要略》中含有百合方剂有6首，分别为百合知母汤、百合鸡子汤、百合地黄汤、百合洗方、百合滑石散、滑石代赭汤，皆为少阳病方，百合知母汤前已述。

另外，属于清法的猪肤汤、文蛤散、甘草汤、芍药甘草汤、桔梗汤、苦酒汤、猪苓汤亦归属为半表半里热证杂方。升麻鳖甲汤、升麻鳖甲汤去雄黄蜀椒、当归贝母苦参丸、防己地黄汤、麦门冬汤属于虚而热之方剂，故亦归为半表半里热杂方。

3.百合滑石散（《金匮要略》方）

【主症】舌上无苔，脉微数。口苦咽干，小便不利而赤。

【副症】百合病；精神恍惚。

【方剂】百合一两，炙；滑石三两。

【煎服法】上为散，饮服方寸匕，日三服。当微利者，止服，热则除。

4.百合鸡子汤（《金匮要略》方）

【主症】舌上无苔，脉微数。口苦咽干，小便赤，心悸，卧寝不宁。

【副症】百合病。精神恍惚。

【方剂】百合七枚，擘；鸡子黄一枚。

【煎服法】上先以水洗百合，渍一宿，当白沫出，去其水；更以泉水二升，煎取一升，去滓；内鸡子黄，搅匀，煎五分，温服。

5.百合地黄汤（《金匮要略》方）

【主症】舌上无苔，脉浮数。口苦咽干，小便赤，心烦热，大便硬。

【副症】百合病。精神恍惚，鼻衄。

【方剂】百合七枚，擘；生地黄汁一升。

【煎服法】上以水洗百合，渍一宿，当白沫出，出其水；更以泉水二升，煎取一升，去滓；内地黄汁，煎取一升五合，分温再服。中病，勿更服，大便当如漆。

6.滑石代赭汤（《金匮要略》方）

【主症】舌上无苔，脉微数。口苦咽干，吐而小便不利，心烦。

【副症】百合病。精神恍惚。

【方剂】百合七枚，擘；滑石三两，碎，绵裹；代赭石，如弹丸大，一枚，碎，绵裹。

【煎服法】上先以水洗百合，渍一宿，当白沫出，去其水，更以泉水二升，煎取一升，去滓；别以泉水二升煎滑石、代赭，取一升，去滓；后合和重煎，取一升五合，分温服。

7.百合洗方（《金匮要略》方）

【主症】舌上无苔，脉微数。口苦咽干，小便赤，发热而渴。

【副症】百合病。

【方剂】百合一升。

【煎服法】上以百合一升，以水一斗，渍之一宿，以洗身，洗已，食煮饼，勿以盐豉也。

8.猪肤汤（《伤寒论》方）

【主症】舌无苔，脉沉微细，或脉细数。不大便，咽痛，心烦胸闷。

【副症】声音嘶哑，干咳少痰。

【方剂】猪肤一斤。

【煎服法】上一味，以水一斗，煮取五升，去滓，加白蜜一升，白粉五合熬香，和令相得，温分六服。

黎崇裕按：刘老在《刘绍武讲评〈伤寒杂病论〉》中说，"猪肤汤为润剂，下利者应用后下利更甚，下利当为不利之误，本证属少阳"。

9.文蛤散（《伤寒杂病论》方）

【主症】热烦，消渴，崩中漏下。

【副症】无。

【方剂】文蛤五两。

【煎服法】上一味为散，以沸汤和一方寸匕服，汤用五合。

10.甘草汤（《金匮要略》作甘草汤、《千金》甘草汤 / 治食牛肉中毒方 / 治误食水莨菪中毒方）

【主症】舌质淡红，苔薄白，脉细。热毒，天下毒气，山川雾露毒气，地风气瘴疠毒。

【副症】食牛肉中毒；误食水莨菪中毒。

【方剂】甘草二两。

【煎服法】上一味，以水三升，煮取一升半，去滓，温服七合，日二服。

11.芍药甘草汤(《伤寒论》方)

【主症】舌质红或淡，苔薄白或薄黄，脉浮，或脉浮而大，或脉弦细数。各种骨骼肌、平滑肌痉挛，腹痛，腿痛，便秘。

【副症】自汗出，小便数，心烦，微恶寒。

【方剂】芍药三两；甘草三两，炙。

【煎服法】上二味，以水三升，煮取一升五合，去滓，分温再服。

【验案】

（1）芍药甘草汤证案（马云亭）

昔师在长治行医时，有师兄马云亭者，一日出诊归来，偶问及所视何病？马曰："南沟村一崔姓油匠，患伤寒10余日，汗下之后，其病已愈。今忽复发，发热恶寒虽微，而自汗出，脉浮弱皆有，桂枝汤证俱，我已开桂枝汤矣。所可怪者，其人小腿肚抽筋，疼痛难当，抱腿翻滚，呻吟不绝，其烦痛之状殊属少见。"师遂曰："误矣，此证为《伤寒论》第29条之芍药甘草汤证，宜急往易之.若误服桂枝，恐生他变。"马顿悟，遂急往。至病家则药已撮就，整壶待煎。病家讶其自至。马曰："向开之方，终未惬意，途中熟思，得一良方，今为汝易之，当大效。"遂改用芍药、甘草各一两，药后约3小时，痛止症除，其病若

失，1帖即瘳。(《三部六病医案集》)

（2）真热假寒证（马云亭）

一患者四肢厥逆，拘急疼痛，大汗淋漓，面色苍白。马老给患者开出一个四逆汤，刘绍武说：开错了，这是一个真热假寒之象，这个证是《伤寒论》第29条的芍药甘草汤证。所以刘老就开了芍药、甘草2味药，患者吃下去后1剂而愈。从这些小的案例里面就可以看出，刘老的医术在当时已经是非常高超了。(《三部六病师承讲记》)

黎崇裕按：从刘绍武先生指导马云亭医师的2则芍药甘草汤医案可以看出，芍药甘草汤证似阴似阳，易被误以为是表证而用桂枝汤，易被误以为是里证而用四逆汤。而且案例2中，刘老用其治疗真热假寒证，因此芍药甘草汤用于治疗虚热，当为少阳方无疑，属于半表半里热证杂方。此外，刘绍武先生在论及组方及其分类时，说芍药甘草汤清热平痉挛，主治少阳热证之脚挛急，故而芍药甘草汤属于半表半里热证杂方无疑。

12.桔梗汤（《伤寒杂病论》方）

【主症】舌质红或偏红，苔黄腻或黄厚腻或白，脉数或滑数。咽部一侧重痛且肿，咳而胸闷，咳吐腥臭脓痰，胸胁隐痛。

【副症】肺痈；血痹。咽干不渴，发热振寒。

【**方剂**】桔梗一两，甘草二两。

【**煎服法**】上二味，以水三升，煮取一升，去滓。温分再服。

【**验案**】

局部红肿案（黎崇裕）

李某，男，56岁，2021年5月16日初诊。

主诉：左外踝上1寸处红肿1周。

1周来左外踝上1寸处红肿，按之疼痛，略有发热感，口苦，大便干，睡眠差，夜寐多梦。咽部略红，舌淡，苔薄黄，脉弦。

西医：下肢局部肿胀、肿物和肿块。

中医疾病：疖病。

中医证候：热毒酿脓证。

方用大柴胡汤合桔甘汤：北柴胡15g，黄芩10g，姜半夏10g，生姜3g，大枣10g，麸炒枳壳10g，赤芍15g，大黄3g，桔梗10g，甘草6g。7剂，颗粒剂，一天1剂，一日2次，开水冲服。

2021年6月6日要求调理其前列腺炎，诉服前药后诸症愈。

黎崇裕按：刘老在《刘绍武讲评〈伤寒杂病论〉》中论述甘草汤和桔梗汤时说，"本条两方证皆为少阳热证，属单证范畴"。

13.苦酒汤（《伤寒论》方）

【**主症**】舌红苔白，脉浮数。咽中生疮（溃疡），咽痛，声音嘶哑。

【副症】咽喉干燥，口疮。

【方剂】半夏十四枚，洗，破如枣核；鸡子一枚，去黄，内上苦酒，着鸡子壳中。

【煎服法】上二味，内半夏着苦酒中，以鸡子壳置刀环中，安火上，令三沸，去滓。少少含咽之，不差，更作三剂。

【验案】

声音嘶哑案（黎崇裕）

徐某，女，36岁。2017年11月7日初诊。

主诉：声音嘶哑1天。

患者正值经期第4天，今日突发声音嘶哑，后脑勺略有疼痛，无口干口苦，余无不适。否认药物及食物过敏史。既往无高血压、冠心病、糖尿病、溃疡史，无肝肾功能不良史。全身无皮疹，浅表淋巴结未触及肿大。咽充血(+)，扁桃体无肿大及脓性分泌物。舌淡红，苔薄白，脉沉细。

初用木蝴蝶、胖大海、牛蒡子、枇杷叶、射干、桔梗等清热利咽之品4剂，然11月10日复诊时，无寸效，且声音嘶哑有加重趋势，舌脉如前。此患者未见明显寒热之症，用常规清热利咽的药物反而加重，观咽部暗红，咽后壁有滤泡。暗思之，凉药致使病情加重，热药又似不可行，颇为踌躇。忆及《伤寒论》第312条："少阴病，咽中伤，生疮，不能语言，声不出者，苦酒汤主之。"方用苦酒汤，给予法半夏20g，5剂。煎服方法：法半夏入锅，水一碗许煎，待水开，用中火沸20分钟左右，去渣；入米醋20~60mL，待半冷时加入鸡子清2个，搅拌溶合，徐徐含咽。此苦酒汤的煎服方法记载于笔者所编著的《100首经方方证要点》，乃笔者的民间师傅唐医易先生所传，由于《伤寒论》所载原方用药方式不便，唐师授予此法运用于临床，方便患者煎服用药。

2017年12月26日患者因咽干复诊，诉服前药1剂后诸症痊愈，余药未服。

按：初诊时见咽部充血，投清热利咽之套药，方以为可中病即止，未曾想了无寸功，且有加重之势。细观患者咽部暗红，咽后壁有滤泡，热药似不可行，且未见明显寒热之证，可见声嘶乃因虚火灼咽所致，而非实火，故二诊时改用苦酒汤。方用鸡子清甘润以清火，半夏散结以开音，米醋消肿以敛疮。苦酒汤药虽仅3味，但药简力宏，1剂即愈。此方与《伤寒论》中半夏散及汤皆可治疗咽痛、声音嘶哑等症，但半夏散及汤有表证而口不渴，苦酒汤常表证不明显，因此临床亦一般先用半夏散及汤解咽喉在表之寒凝，再以苦酒汤清热养阴。

再按：刘老在《刘绍武讲评〈伤寒杂病论〉》对苦酒汤条文

阐述中说，"以苦酒汤治口疮，属局部疗法。改'少阴病'为'少阳病'。"

14.猪苓汤（《伤寒杂病论》方）

【主症】舌红，苔少或黄燥，尺脉浮，或脉沉细数。发热，渴欲饮水而不多饮，小便淋沥而赤或血尿。

【副症】腰痛，下利，咳而呕渴，心烦不得眠。

【方剂】猪苓一两，泽泻一两，茯苓一两，阿胶一两，滑石一两。

【煎服法】上五味，以水四升，先煮四味，取二升；去滓，内阿胶烊消。温服七合，日三服。

【验案】

（1）急性肾炎案（刘绍武）

赵某，男，43岁。1972年6月19日下午，突发寒热，体温旋即升至39.6℃，一时许恶寒罢，但发热。翌晨，面目及下肢皆肿，并有肢体麻木，小便不利，溲色红赤。某医院查尿：蛋白（+++），颗粒管型（+），红细胞（+），白细胞（+），诊为急性肾炎。治疗5日，除热退之外，余皆如前。25日始来求诊，诊得脉象滑数，舌红，苔黄而燥。其身热虽退，而无形之邪热仍充斥于三焦，决渎失职遂为小便不利而浮肿，耗烁阴津，遂使舌苔黄燥而口渴，灼伤血络，迫血妄行而溲赤，凡此皆无形之邪热为患，证属少阳。非清则无以制其热，非渗则无以去其湿，非滋则无以救其阴，猪苓汤清热且渗湿，利水而滋阴，正的方也。爰疏方：猪苓30g，茯苓30g，泽泻9g，滑石30g，阿胶9g。先煮4味，取汁半升，内阿胶烊化，一日分温三服。次日复诊，浮肿已消大半。据云：一服则小便转多，三服尽则尿倍于常。查尿：蛋白(+)，管型(-)，红细胞少数，白细胞少数。药已大效，不必更方。连进5剂，诸症悉退，查尿如常。(《三部六病医案集》)

（2）腹泻案（李国栋）

患者许某，女，66岁。2011年6月9日初诊。

患者自诉：昨天下午腹泻1次，夜间水泻3次色黄，0时前后恶寒甚，覆盖2条被子（测体温39.4℃）。后微有汗，心烦不眠，口渴欲饮，今晨腹泻1次。不呕，小便少、色黄，头不痛，腹不痛，晨起时不恶寒，无汗。

刻诊：体温39℃,舌暗红绛，苔少，脉数微浮、右尺沉弦，心率108次/分。

辨证：阴血不足，下焦水热互结证(少阴少阳合证)。

治法：育阴清热利尿(清利少阳，滋补少阴)。

方药：猪苓汤。

处方：猪苓、茯苓、泽泻、阿胶、滑石各10g。2剂，水煎服，日服1剂。

煎服法：每剂药以水800mL，煮取400mL，去渣；再放入阿胶，置火上溶化。分3次温服。

医嘱：不要服其他退热药，因为此病本为血不足，发汗会伤血，恐延误病情。

下午5点电话联系，患者家属告知，上午10点半服药前腹泻1次，下午腹泻1次，下午测体温37.5℃，不想吃饭。

6月10日上午患者电话告知：昨夜无大便。今晨大便1次较稠，测体温36.9℃，精神好转，想吃饭了。患者说："没有想到好的这么快。"

嘱咐其将第2剂药服完。有什么情况随时联系。

按：夜间恶寒、发热、下利、心烦不眠、渴欲饮水，此为病在血分（亦可认为是少阴病）。恶寒，发热，无头痛、鼻塞或肢体疼痛，则其病位不在表部，故其下利属里。里部病证，若为阳明病证，则不当恶寒，且阳明证下利稀水，当为量少色青。若为太阴病证，不当有心烦口渴。故此证下利心烦，当为热在少阳。尿少、尿黄而口渴欲饮为下焦有热，热与水结。下焦热与水结、小便不利者，亦有病在气分之五苓散证。而此证为病在血分，必属猪苓汤证。其病机为少阴血弱，血行不利。血行不利，则变为水邪。水邪停蓄下焦，阻遏气机，与血弱之热互结，故郁而发热。发热是正邪相争的表现。正与邪争，欲祛邪出外。然下焦水与热结于膀胱，邪热不得从小便出，故而下利从大便而出。因其人素体血弱，复下利又伤阴血，下利伤阴，阴虚则热；且伤阴者，其人血更不足。故虽下利，而阴阳不能得和，其病不能得解。

此证病理机制为少阴血弱，血弱而郁，郁而气强，故表现为少阳发热（少阴发热的特点为下利清谷、恶寒踡卧）。少阳不可汗、下，故以滑石清利下焦湿热，阿胶滋补少阴阴血，猪苓、茯苓、泽泻清利下焦蓄水。此育阴清热利水之法，乃为顺其病势而治。此治法，使少阴血弱得补，膀胱蓄水得利，少阳郁热得清，则邪去正安，阴阳得和，其病得解。

此病证之所以可以认为是少阴病，是从得病时间上来认定的。少阴病的病时是"从子至寅上"。此患者也是在夜间0时前后发热恶寒甚，病时属少阴。患者虽然是在阳明时开始腹泻，但是开始腹泻时，并没有发热恶寒的显著表现，其发热恶寒的时辰是在少阴时，故可称之为少阴病。少阴病猪苓汤证与阳明病猪苓汤证的不同点是：少阴病猪苓汤证主要表现为"下利……咳而呕、渴，心烦不得眠"；阳明病猪苓汤证主要表现为"脉浮，发热，渴欲饮水，小便不利"。猪苓汤证在不同病时所表现出来的不同脉证，应是古之医家临床观察所得，这给辨证论治提供了又一条思路。

15.升麻鳖甲汤（《金匮要略》方）

【主症】脉数。面赤斑斑如锦纹，咽喉痛，唾脓血，身热，小便赤。

【副症】阴阳毒。颈项部结核痛。

【方剂】升麻二两；当归一两；蜀椒一两，炒，去汗；甘草二两；鳖甲手指大一片，炙；雄黄半两，研。《肘后》《千金方》阳毒用升麻汤，无鳖甲有桂；阴毒用甘草汤，无雄黄。

【煎服法】上六味，以水四升，煮取一升，顿服之，老小再服，取汗。

【验案】

反复口腔溃疡案（黎崇裕）

陶某，女，55岁，2021年4月21日初诊。

主诉：反复口腔溃疡1年余。

现病史：反复口腔溃疡1年余。多在口唇内侧、舌多见，现唇内侧局部溃疡红肿，口干，汗多，大便干结难解，小便黄，睡前困倦，上床后清醒，平素容易感冒。既往有哮喘病史。咽部暗红，苔黄白润，脉沉缓无力。

体格检查：全身无皮疹。浅表淋巴结未触及肿大。唇内侧舌边溃疡局部红肿，顶部凹陷。咽充血（－），扁桃体无肿大及脓性分泌物，余（－）。

西医诊断：口疮。

中医诊断：口糜。

中医证候：虚热证。

治则治法：清虚热。

中药方剂：升麻鳖甲汤化裁。

升麻15g，炙甘草10g，醋鳖甲20g，肉桂3g，花椒6g，党参10g，茯苓10g，白术10g。7剂，颗粒剂，一天1剂，一日2次，开水冲服。

2021年4月28日：溃疡已除，仍有口干，大便一日2次，仍干结难解，睡眠好转，心慌，舌脉如前。原方加茯神10g，石膏10g，醋五味子10g，颗粒剂，再进7剂。

16.升麻鳖甲汤去雄黄蜀椒（《金匮要略》方）

【主症】脉数。面目青，身痛如被杖，咽喉痛，小便赤。

【副症】阴阳毒。颈项部结核痛。

【方剂】升麻二两；当归一两；甘草二两；鳖甲手指大一片，炙。

【煎服法】如上条。

【验案】

成人 Still 病案（马文辉）

张某，男性，31岁，2015年2月26日初诊。

主诉：一过性多形性皮疹，发热1个月。

患者1个月前无明显诱因而出现发热，每日下午3~4点、夜间12点发病，体温最高40℃，之后周身出现散在皮疹，伴瘙痒。于山西省人民医院化验示铁蛋白7500ng/mL，血沉46mm/h，丙氨酸转氨酶（ALT）165.3U/L，谷氨酰转肽酶（GGT）142.24U/L，C反应蛋白（CRP）58.3mg/L，白细胞18.67×10^9/L，中性粒细胞百分比85%。诊断为"成人Still病"，给予口服甲泼尼龙片40mg/d，病情好转，为求进一步治疗就诊于我科。现症见周身散在皮疹，膝关节、踝关节疼痛，自汗，恶热，舌质紫暗，苔白厚腻，脉细数。

西医诊断：成人Still病。

中医诊断：阳毒（湿热内盛证）。

成人Still病多伴有周围血白细胞总数及粒细胞增高和肝功能受损，属中医阴阳毒的范畴。因湿热之毒侵犯机体关节，故可见膝关节、踝关节疼痛；因属热毒，伏于机表，故可见发热、恶热等症。治疗应清热解毒，除湿止痛。

方药：升麻30g，鳖甲15g，葛根60g，柴胡15g，桂枝15g，银花30g，丝瓜络15g，车前子30g，苦参30g，土茯苓

30g，浮萍30g，苍耳子30g。7剂，水冲服。

西药：甲泼尼龙片，50mg，1次/日，口服。

2015年3月5日二诊：服药后，发热、关节疼痛症状消失。夜间上半身疼痛。

方药：上方继服，7剂，水冲服。

西药：甲泼尼龙片，40mg/qd，口服。

2015年3月11日三诊：今复查结果示铁蛋白>7500ng/mL，血沉18mm/h，ALT54.1U/L，GGT43.6U/L，C反应蛋白（CRP）40.1mg/L，白细胞$14.1×10^9$/L，中性粒细胞百分比79%。咳嗽，痰多，色黄，鼻干，晨起鼻衄。自汗，大便3~4次/日。红斑消失，不发热。

方药：上方减桂枝；加竹叶10g，石膏30g，知母15g，麦冬15g，生地20g，怀牛膝15g。7剂，颗粒剂，水冲服。

西药：甲泼尼龙，30mg，1次/日，口服。

2015年3月19日四诊：发热退，皮疹消，关节疼痛消失。现汗多，大便3~4次/日。

方药：葛根60g，黄芪30g，党参30g，丹参30g，郁金15g，银花30g，丝瓜络15g，车前子30g，苦参30g，土茯苓30g，浮萍15g，苍耳子15g。7剂，颗粒剂，水冲服。

西药：甲泼尼龙片，20mg，1次/日，口服。

2015年3月26日五诊：中间两天右膝关节疼痛，后消失，手背、后背出现红疹，发痒，出汗少，大便3次/日，脉搏80次/分。

方药：上方加升麻30g，鳖甲20g，石膏30g，知母15g。7剂，颗粒剂，水冲服。

西药：甲泼尼龙片，20mg，1次/日，口服。

2015年4月2日六诊：脉搏70~80次/分，皮疹消失，关节未痛。

方药：中药上方继服。7剂，水冲服。

西药：甲泼尼龙片，15mg/qd，口服。

2015年4月9日七诊：口唇干，余(−)。

方药：上方加石斛15g，7剂，颗粒剂，水冲服。

西药：甲泼尼龙片，10mg，1次/日，口服。

2015年4月15日八诊：爬山后，左踝酸软，偶尔散发皮疹，速起速落，无瘙痒。4月9日省人民医院化验示谷丙转氨酶81.26U/L，谷草转氨酶30.38U/L，铁蛋白452.5ng/mL，血沉9mm/h，白细胞计数8.7×10^9/L，C反应蛋白(CRP)< 3.48mg/L。

方药：上方加防风10g，7剂，颗粒剂，水冲服。

西药：甲泼尼龙片，10mg，1次/日，口服。

2015年4月23日九诊：偶尔皮肤发现小疹点，很快消失，余(−)。

方药：上方继服，7剂，颗粒剂，水冲服。

西药：甲泼尼龙片，10mg，1次/日，口服。

2015年4月30日十诊：无不适。

方药：百合20g，乌药6g，丹参20g，郁金10g，瓜蒌20g，五味子15g，牡蛎20g，升麻10g，鳖甲20g，金银花30g，丝瓜络15g，车前子30g，苦参30g，土茯苓30g，浮萍10g，苍耳子10g。7剂，颗粒剂，水冲服。

按：患者系为阴毒，选用解毒散瘀、滋阴活血的升麻鳖甲汤去雄黄蜀椒合刘老的消斑解毒汤为主方。当便秘时，对症选用了竹叶石膏汤。整体疗效明显，后期因他病诊治，诉未复发。

17.当归贝母苦参丸（归母苦参丸）（《金匮要略》方）

【主症】小便难，色赤，口苦，咽干，阴肿。

【副症】妊娠病。饮食如故。

【方剂】当归、贝母、苦参各四两。男子加滑石半两。

【煎服法】上三味，末之，炼蜜丸如小豆大，饮服三丸，加至十丸。

18.麦门冬汤（《金匮要略》方）

【主症】舌质红，苔少或无，脉阳盛阴弱，或脉弦数。咳逆上气，干呕，食欲不振，咽喉不利而羸瘦。

【副症】上气。咽燥而渴，头晕，胸中烦热，咳血，衄血。

【方剂】麦门冬七升，半夏一升，人参三两，甘草二两，粳米三合，大枣十二枚。

【煎服法】上六味，以水一斗二升，煮取六升。温服一升，日三夜一服。

【验案】

咽干案（黎崇裕）

谷某，女，45岁，2016年5月25日初诊。咽干1周余，欲热饮，咽部暗红，咽后壁有滤泡，颈项不适，大小便正常，睡眠可，胃纳可，舌红，苔白底罩黄偏干，脉右寸旺。

方用麦门冬汤加味：麦冬70g，水半夏30g，生晒参10g，甘草6g，红枣15g，葛根30g，小米（自备）一小把。3剂。

2016年7月12日因脚拇指麻木前来就诊，述服前药后咽干痊愈，近来一直未犯。

19.竹叶汤（《金匮要略》方）

【主症】脉数无力。发热恶寒，项背强痛，面正赤，喘而头痛。

【副症】产后中风。

【方剂】竹叶一把；葛根三两；防风、桔梗、桂枝、人参、甘草各一两；附子一枚，炮；大枣十五枚；生姜五两。颈项强，用大附子一枚，破之如豆大，煎药扬去沫。呕者，加半夏半升，洗。

【煎服法】上十味，以水一斗，煮取二升半，分温三服，温覆使汗出。

20.防己地黄汤（《金匮要略》方）

【主症】脉浮。心烦心悸，妄行，独语不休，关节肿痛。

【副症】无。

【方剂】防己一钱，桂枝三钱，防风三钱，甘草二钱，生地黄二斤。

【煎服法】上四味，以酒一杯，浸之一宿，绞取汁，生地黄二斤，咬咀，蒸之如斗米饭久，以铜器盛其汁，更绞地黄汁，和分再服。

六、少阳病副主药——柴胡

（一）柴胡类方（9首）

《伤寒论》中含有柴胡的方剂共8首，分别为小柴胡汤、《伤寒论》大柴胡汤、柴胡加芒硝汤、柴胡加龙骨牡蛎汤、柴胡桂枝汤、柴胡桂枝干姜汤、四逆散、伤寒差后小柴胡汤。需要说明的是，其中伤寒差后小柴胡汤虽然处方用药和小柴胡汤无二致，然而用量差别较多，故而另列为一方。

《金匮要略》中含有柴胡的方剂有8首，分别为《金匮要略》大柴胡汤、《外台》柴胡桂枝汤、小柴胡汤（柴胡汤）、四时加减柴胡饮子、鳖甲煎丸、《外台》柴胡去半夏加栝楼汤、《外台》柴胡姜桂汤、薯蓣丸。需要说明的是，《金匮要略》大柴胡汤有大黄，《伤寒论》大柴胡汤无大黄，故而它们不是同一首方，当列为不同的方剂。《金匮要略》中有3首与《伤寒论》重出，分别为《外台》柴胡桂枝汤（《伤寒论》作柴胡桂枝汤）、小柴胡汤（柴胡汤）、《外台》柴胡姜桂汤（《伤寒论》作柴胡桂枝干姜汤），故《金匮要略》实际含有柴胡类方5首。

因此，《伤寒杂病论》含有少阳病柴胡类方共13首，分别为小柴胡汤、《伤寒论》大柴胡汤、《金匮要略》大柴胡汤、柴胡加芒硝汤、柴胡加龙骨牡蛎汤、柴胡桂枝汤、柴胡桂枝干姜汤、四逆散、伤寒差后小柴胡汤、四时加减柴胡饮子、鳖甲煎丸、《外台》柴胡去半夏加栝楼汤、薯蓣丸。其中属于厥阴病方1首，为薯蓣丸；属于阳明病方3首，分别为柴胡加芒硝汤、《伤寒论》大柴胡汤、《金匮要略》大柴胡汤。

故而《伤寒杂病论》属于少阳病柴胡类方共9首，分别为小柴胡汤、柴胡加龙骨牡蛎汤、柴胡桂枝汤、柴胡桂枝干姜汤、四逆散、伤寒差后小柴胡汤、四时加减柴胡饮子、鳖甲煎丸、《外台》柴胡去半夏加栝楼汤。

1.小柴胡汤（柴胡汤、小柴胡）（《金匮要略》作小柴胡汤、柴胡汤）

【主症】面黄肌瘦，两腮无肉，临床上除四大症（大热、大寒、大虚、大实）之外的一切病证。

【副症】黄疸；产后风。

【方剂】柴胡半斤；黄芩三两；半夏半升，洗；生姜三两，切；人参三两；甘草三两，炙；大枣十二枚，擘。若胸中烦而不呕者，去半夏、人参，加瓜蒌实一枚；若渴，去半夏，加人参合前成四两半、栝楼根四两；若腹中痛者，去黄芩，加芍药三两；若胁下痞硬，去大枣，加牡蛎四两；若心下悸、小便不利者，去黄芩，加茯苓四两；若不渴，外有微热者，去人参，加桂枝三两，温覆微汗愈；若咳者，去人参、大枣、生姜，加五味子半升，干姜二两。

【煎服法】上七味，以水一斗二升，煮取六升，去滓，再煎取三升。温服一升，日三服。

【验案】

（1）初夏外感案（胡连玺）

门人胡连玺治同人某，初夏患外感，初则洒淅恶寒，背部尤甚，自用银翘丸无少数。至次日，恶寒未罢而身已壮热；兼咽痛汗出，身痛不休，舌尖红赤，脉浮而弱。此邪热客表，正气不胜，欲将内传。故用小柴胡汤鼓邪外出，合葛根麻黄汤驱邪外达，加山豆根、桔梗以解热毒、利咽喉，方用：柴胡30g，黄芩15g，半夏15g，党参20g，葛根30g，麻黄10g，杏仁15g，生石膏30g，甘草10g，桔梗15g，山豆根30g，川椒3g，大枣10枚。药后大汗淋漓，衣被尽湿，仍发热不休，恶寒不止。仿仲师"太阳病发汗遂漏不止，其人恶风……桂枝加附子汤主之"之训，原方去川椒，加附子5g，服后果汗止热退而安。

师评：证虽初起，以其虽身热而犹恶寒，背部尤著，脉见浮弱，舌赤咽痛，一派客热之象而已见少阴之微。投小柴胡扶正而祛邪尚属有识，奈选药不善，尚有大汗之变，苟能早投附子，防患未然，必无如是之周折。（《三部六病医案集》）

（2）病毒性感冒案（杜惠芳）

某男，36岁。因病毒性感冒用西药5天，汗出热不退，体温38.9℃，血象正常，中性粒细胞不高。症见：恶寒欲衣被，身痛酸软，口不渴，舌苔薄而白腻，脉浮弦数。方用小柴胡汤加味：柴胡10g，党参15g，黄芩、防风各10g，葛根15g，炙甘草5g，生姜3片，大枣3枚。水煎日1剂，分2次温服。服第1剂后，体温下降至38.3℃。身体舒适，食纳增，仅服3剂即痊愈。

按：目前临床上中西药杂用，不利于病情好转，这种情形屡见不鲜。其弊端就在于打乱了外感表里传变的正常规律，使表里不清，寒热夹杂，虚实并存。如能正确运用小柴胡汤的调和作用，切中病机，往往疗效满意。（小柴胡汤临证广用）

2.伤寒差后小柴胡汤（《伤寒论》方）

【主症】舌上苔白，脉浮，或脉沉实。往来寒热，胸胁苦满，嘿嘿不欲饮食，心烦喜呕。

【副症】伤寒差后发热，口苦，咽干，目眩。

【方剂】柴胡八两；人参二两；黄芩二两；甘草二两，炙；生姜二两；半夏半升，洗；大枣十二枚，擘。

【煎服法】上七味，以水一斗二升，煮取六升，去滓，再煎取三升，温服一升，日三服。

【验案】

发热案（武德卿）

第394条："伤寒差以后更发热，小柴胡汤主之。脉浮者，以汗解之；脉沉实（一作紧）者，以下解之。"这一条是说用小

柴胡汤后的两种情况，在临床上的诊断很有价值。伤寒差以后
更发热，小柴胡汤证是表微结，里也微结，表微结是微恶寒，
里微结是大便硬、不大便，确定是小柴胡汤证。服小柴胡汤后，
患者有两种向愈的情况：一个是出汗，脉浮者以汗解之，就是
说他脉浮说明表微结比里微结重，表微结较多，里微结较少，
所以出汗而解；脉沉实则里微结较重，表微结较轻，所以随大
便而解。临床确实是这样。我的一个同事，他的一个亲戚在晋
中市某医院住院很长时间，发热不退，住的西医病房，各种药
都用了，就是不退热，西医大夫提议找个中医看看，同事叫我
过去。我看了，这个患者除发热之外，就是胸胁苦满，还有不大
便，舌苔很厚，脉沉实，我就开了小柴胡汤，后来我的同事亲
戚说："康大夫怎么这么神奇，怎么知道我晚上大便1次就会好
呢！"当时我是顺便说了一句，晚上一大便，很快就不烧了。还
有我的一个学生，今年四十七八了，去年他的父亲住院时给我
打了一个电话，我问什么情况，他说："发烧好几天了，我给吃
了麻黄附子细辛汤后，就一天没有发烧，而且自己拉了一裤子。"
当时我听了这个情况有点怕，吃麻黄附子细辛汤说明病很重，
又不自觉地拉了，是不是里部脱了？而且又问我情况，说明这个
病很重。他把我接过去，我看了胸胁苦满特别重，舌苔有点黄，
就是个小柴胡汤证。我说就是小柴胡汤证，你怎么开麻黄附子细

辛汤，他说他没有进行腹诊。这个小柴胡汤证，不做腹诊太难诊断了。可能是他父亲生病，有点着急了，没有进行腹诊，本来是个小柴胡汤证，吃1剂小柴胡汤就不烧了。(《三部六病临证发微》)

3.柴胡去半夏加栝楼汤(《金匮要略》方)

【主症】往来寒热，胸胁苦满，嘿嘿不欲饮食，心烦喜呕，口渴。

【副症】疟疾；劳疟。

【方剂】柴胡八两；人参、黄芩、甘草各三两；栝楼根四两；生姜二两；大枣十二枚。

【煎服法】上七味，以水一斗二升，煮取六升，去滓，再煎取三升，温服一升，日二服。

4.柴胡桂枝汤(《金匮要略》作柴胡桂枝汤、《外台》柴胡桂枝汤)

【主症】舌质淡红或偏红，苔薄白或薄黄，脉浮弦。发热微恶寒，肢节烦疼，微呕，胸胁苦满。

【副症】心腹卒中痛，消瘦，自汗，嘿嘿不欲饮食。

【方剂】桂枝去皮、黄芩各一两半；人参一两半；甘草一两，炙；半夏二合半，洗；芍药一两半；大枣六枚，擘；生姜一两半，切；柴胡四两。

【煎服法】上九味，以水七升，煮取三升，去滓，温服一升。

【验案】

（1）胸痛案（黎崇裕）

王某，男，36岁，2014年4月15日就诊。

主诉：胸闷胸痛2周。

刻下：形体中等，大肚腩，面色暗黄，前医用附子后出现手足颤动等中毒症状。此后经常胸闷胸痛，近来加重，疼痛发作时按之舒适；痛甚则汗出乏力，无法工作；疼痛有时间规律性，以上午11点、下午4~5点钟为主。不耐劳累，胃纳不佳，经常熬夜，唇红，舌暗红，苔白底浮黄不润，脉浮弦。

处方：桂枝8g，白芍8g，生姜5g，红枣5g，炙甘草5g，柴胡20g，黄芩8g，红参8g。5剂。

2014年4月16日患者短信来告，用药1剂之后原来胸闷胸痛不适感已经消失，从晚上10点半一直安睡到早上6点半。此患者考虑是附子中毒导致心阳受损，故而胸闷胸痛，按之舒适，《伤寒论》64条云："发汗过多，其人叉手自冒心，心下悸，欲得按者，桂枝甘草汤主之。"本应处于此方，但是考虑到患者发作有时间规律性，且患者脉弦，胃纳不佳，故而采用柴胡桂枝汤治疗。因患者舌苔不润且白底浮黄，故而去半夏之辛燥，且柴胡

桂枝汤治疗心下支结及心腹卒中痛有奇效，果不其然，1剂后诸症若失。(《100首经方方证要点》)

（2）重感冒案（杜惠芳）

某女，65岁。因感冒发热恶寒住院，入院后用西药消炎抗感染，又用中药解表、清热，病延六七日不解。恶寒发热，身痛不休，无汗或微汗热不退，遂邀会诊。体温37.5～38.9℃，不欲饮食，口淡乏味，脉虚浮数，舌薄白润。方用：柴胡、桂枝各10g，党参15g，半夏、黄芩各10g，炙甘草5g，生姜3片，大枣3枚。服1剂微汗出，热退，精神好，食纳增，头不痛。再剂，一切恢复正常。后予补中益气汤3剂，临床治愈。

按：本方是柴胡桂枝各半汤，治虚人外感，可与补中益气汤媲美。前者偏表里不和，而后者偏气虚兼表。柴胡桂枝各半汤，既具备小柴胡汤的调和表里功能，又具备桂枝汤调和营卫的功能，合二方为一方，可以通治老年性感冒。若再以本方合一代名医蒲辅周生前力倡的"老年体虚外感第一方"玉屏风散，则有病可治，无病可防，确属保健良方。此外，柴胡桂枝各半汤还可用治风湿身痛、关节酸痛、肌肉掣动。在南方春雨连绵之日，身体素质较差而兼有风湿者，用柴胡桂枝汤，功效尤著。若与九味羌活汤、羌活胜湿汤相比，彼则一味攻邪，耗伤正气，此则攻补兼施，发中有收，功效殊不相同矣。(小柴胡汤临证广用)

5.柴胡桂枝干姜汤(《金匮要略》作柴胡桂枝干姜汤、《外台》柴胡姜桂汤)

【主症】舌淡苔白，脉弦细。胸胁苦满，胸腹悸动，疲乏无力而渴，头汗出。

【副症】疟疾。往来寒热，心烦口苦，食欲不振，小便不利，大便秘结或便溏。

【方剂】柴胡半斤；黄芩三两；牡蛎二两，熬；栝楼根三两；桂枝三两，去皮；甘草二两，炙；干姜一两。

【煎服法】上七味，以水一斗二升，煮取六升，去滓，再煎取三升。温服一升，日三服。初服微烦，复服汗出便愈。

【验案】

（1）脑梗死案（武德卿）

第147条："伤寒五六日，已发汗而复下之，胸胁满微结，小便不利，渴而不呕，但头汗出，往来寒热，心烦者，此为未解也，柴胡桂枝干姜汤主之。"柴胡桂枝干姜汤这个方子非常好，我给大家讲一个病例你就知道它的好。有一个副院长，他是一个外科专家，有一次，他到青岛旅游，在外地病了，是脑梗死，在当地住了院，经过一段时间治疗，肢体恢复得很好，就是不能说话。当时实在没有办法了，就想吃中药。我有个师弟在他们医院，师弟说："吃中药还是找我师兄吧。"我给他开了柴胡桂枝干姜汤，开了3剂药，吃完全好了。我给大家讲这个原理，他这个舌头不得劲，我去和他说话、诊脉、腹诊以后，具备这么几个特点：第一，他舌根特别干，干得舌头不得劲，不是中枢性的舌头不得劲，是舌根干的不得劲，口干特别厉害；第二，胸胁苦满特别重；第三，容易头上出汗。我们说这就是中部有郁结，上边有热，下边有寒。这个诊断标准就是胸胁苦满、口干、头汗，只要有胸胁苦满、口渴、头汗就可以用柴胡桂枝干姜汤，你诊断不要管他的病，只管他的三个症。此外，只要有头汗、腹动亢进、口干，也很准确。他是搞外科的，从此以后有病就找我。(《三部六病临证发微》)

（2）颤抖案（闫云科）

段某，32岁，石家庄村人。绝育手术时，胆怯恐惧，如刀在颈，肢体颤抖不已，术后1年余，时仍颤抖。若耳闻巨响，目睹异物则抖动尤甚，强行按压可得暂止。素日心烦易怒，胸胁苦满，喜太息。生气时四末厥冷。纳便尚可，食冷则泄泻。口干口苦，舌淡红润。脉象沉弦。腹诊：心下冲逆悸动。

沉主里，弦应肝，从脉证分析：胸胁苦满者，郁也；心烦口苦者，火也；食冷泄泻者，寒也。结合病史，乃惊气所伤也。惊则气乱，郁则气结，一乱一结，故有上述怫郁逆乱、寒热错杂之症。治当疏肝解郁，镇惊安神。

拟柴胡桂枝干姜汤：柴胡12g，桂枝6g，干姜6g，黄芩6g，牡蛎30g，天花粉15g，甘草6g。3剂。

二诊：3剂未尽，颤抖已止，胸膈松快。为巩固其效，嘱再服3剂。

按：惊恐、恼怒引起之诸症，临床上凡脉上鱼际及胸满烦惊者，余多用柴胡加龙牡汤治疗。本案躯体荏弱，且有得冷即泻之寒证，故不宜大黄攻下。柴胡桂枝干姜汤疏肝镇惊、调理热寒，对柴胡加龙骨牡蛎汤证而体虚脉弱者，用之最宜。（《经方躬行录》）

6.柴胡加龙骨牡蛎汤（《伤寒论》方）

【主症】舌红苔黄或白，脉弦数或沉滑。失眠多梦，一身尽重，不可转侧，胸满烦惊。

【副症】大小便不利，胸腹动悸。

【方剂】柴胡四两；龙骨、黄芩、生姜（切）、铅丹、人参、桂枝（去皮）、茯苓各一两半；半夏二合半，洗；大黄二两；牡蛎一两半，熬；大枣六枚，擘。

【煎服法】上十二味，以水八升，煮取四升；内大黄，切如棋子，更煮一二沸，去滓，温服一升。

【验案】

（1）脑震荡后遗症案（张克敏）

郭某，女，38岁，工人。

1971年4月，头部被硬物击伤，立即晕倒数分钟后苏醒，虽经休息治疗3个月后恢复工作，但常觉头晕头痛。至1973年春开始，一经劳累则头晕头痛加剧，并伴有眼花、耳鸣、失眠、多梦，注意力不能集中，记忆力减退，不能坚持工作，曾至某西医院检查，诊断为"脑震荡后遗症"，服西药效不著，改服中药治疗。

处方：柴胡五钱，黄芩五钱，党参一两，半夏五钱，茯苓一两，川大黄钱半，桂枝三钱，龙、牡各一两，远志三钱，菖蒲三钱，钩藤五钱，白蒺藜五钱，菊花三钱，生姜二钱，大枣十枚。

服14剂后，诸症显著好转，减量又服数剂，共治疗月余，已恢复半日工作。（柴胡加龙骨牡蛎汤的临床应用）

（2）腰痛案（武德卿）

第107条："伤寒八九日，下之，胸满烦惊，小便不利，谵语，一身尽重，不可转侧者，柴胡加龙骨牡蛎汤主之。"这个方子，我想凡是学伤寒的或者学中医的都用得很好，可以治疗小儿多动症、精神分裂症等。我给大家讲一下它治疗腰疼，尤其是腰痛不能转侧。最初用此方治疗的患者是我的亲弟弟，他在农村经常腰疼，每次是开个葛根汤，吃3剂就好了。有1次回我家，他又腰疼了，又是开的3剂葛根汤，到我出门诊的时候他来了。我说："你疼不疼了？"他说没有疗效，我就赶紧腹诊，发现胸胁苦满很严重，就开了柴胡加龙骨牡蛎汤，到礼拜天回去问他腰还疼吗？他说吃了2剂就不疼了。所以说，这个方子治疗腰椎间盘突出、椎管狭窄及膨出，效果非常好。应该说，按《伤寒论》可以合葛根汤。(《三部六病临证发微》)

7.四逆散(《伤寒论》方)

【主症】舌质偏红或红，苔白或薄黄，脉弦数或沉细有力。四肢冰凉，腹痛腹胀，胸闷胸痛，便秘或泄利下重。

【副症】紧张不安，肌肉痉挛，食欲不振，恶心呕吐。

【方剂】甘草(炙)、枳实(破，水渍，炙干)、柴胡、芍药各十分。咳者，加五味子、干姜各五分，并主下利；悸者，加桂枝五分；小便不利者，加茯苓五分；腹中痛者，加附子一枚，炮令坼；泄利下重者，先以水五升煮薤白三升，煮取三升，去滓，以散三方寸匕内汤中，煮取一升半。分温再服。

【煎服法】上四味，各十分，捣筛。白饮和服方寸匕，日三服。

【验案】

(1)调理促孕案(黎崇裕)

雷某，女，30岁。2017年11月7日初诊。

主诉：不避孕不怀孕3个多月。

孕2产0，末次月经10月27日，行经期5天，经期小腿有坠胀感。发育正常，营养中等，体态正常，语言清晰，未闻及异常气味。舌质淡红，苔薄白，脉沉弦细。既往无高血压、冠心病、糖尿病、溃疡史，无肝肾功能不良史，否认药物及食物过敏史。

中医诊断：调理促孕。

证候诊断：肝郁化热。

治法：疏肝养血，清热利咽。

处方：四逆散合栀子豉汤加味。

北柴胡10g，枳壳10g，白芍10g，生甘草6g，生栀子10g，淡豆豉10g，胖大海15g，木蝴蝶6g，平贝母10g，牛蒡子10g，蒲公英15g，桔梗10g，金石斛6g，白蒺藜10g。7剂，每日1剂，水煎服，分2次温服。

医嘱：注意休息，多饮水；饮食宜清淡，忌肥腻、辛辣、醇酒之品；节房室，畅情志。

2017年12月6日复诊：月初因反胃，以为是胃炎，去某医院消化科诊疗，开藿香正气胶囊等药物，后发现已怀孕，因害怕药物影响胎儿故而来复诊。

按：患者要求调理促孕，因朋友介绍慕名来诊，说其朋友在笔者处调理半个月即已怀孕。我说那是运气，不是我的功劳。《素灵微蕴·胎化解》认为"知天道则知人道矣。男子应坎，外阴而内阳；女子象离，外阳而内阴。男以坎交，女以离应。离中之阴，是为丁火；坎中之阳，是为壬水。阳奇而施，阴偶而承，于壬妙合，凝塞而成……气以煦之，血以濡之，日迁月化，潜滋默长，形完气足，十月而生，乃成为人"。因此，怀孕的过程是男女媾精、阴阳相承、血濡气养的结果。故而调理促孕者，我一般用四逆散疏肝养血为主，这样可达血濡气养，成功孕育之效。(《三年难得师承录：跟师经方家刘志龙教授记》)

（2）便秘案（黎崇裕）

张某，男，52岁，2021年3月25日初诊。

主诉：大便秘结反复发作3年。

现病史：3年来大便秘结，二三天1次，大便干结难解，费力，矢气多；小便正常，胃纳可。既往有痔疮病史，无高血压、冠心病、糖尿病、溃疡史，无肝肾功能不良史。否认药物过敏史。眼睑偏白，咽部不红，舌淡红，苔薄白，脉沉弦滑。

西医诊断：便秘。

中医诊断：便秘。

中医证候：气滞血瘀证。

治则治法：行气活血，养血通便。

中药方剂：四逆散合桂枝加大黄汤化裁。

北柴胡10g，赤芍20g，炙甘草10g，麸炒枳壳10g，当归30g，桂枝10g，大枣30g，生姜5g，苦杏仁10g，桃仁15g，大黄3g。7剂，颗粒剂，一天1剂，一日2次，开水冲服。

7剂后大便转为正常，原有鼻炎亦明显好转。2021年5月8日回访，便秘未复发。

8.四时加减柴胡饮（四时加减柴胡饮子）（《金匮要略》方）

【主症】无。

【副症】退五脏虚热。

【方剂】柴胡、白术、枳实、生姜、陈皮各十分。冬三月，加柴胡八分；白术八分；陈皮五分；大腹槟榔四枚，并皮子用；生姜五分；桔梗七分。春三月，加枳实，减白术，共六味。夏三月，加生姜三分，枳实五分，甘草三分，共八味。秋三月，加陈皮三分，共六味。

【煎服法】上各吹咀，分为三帖，一帖以水三升，煮取二升，分温三服。如人行四五里，进一服。如四体壅，添甘草少许，每帖分作三小帖，每小帖以水一升，煮取七合，温服，再合滓为一服。重煮，都成四服。疑非仲景方。

9.鳖甲煎丸（《金匮要略》方）

【主症】往来寒热，左胁痞坚，腹痛，小便浊，鼻衄，龈烂。

【副症】疟积；疟母；癥瘕。

【方剂】鳖甲十二分，炙；乌扇三分，烧；黄芩三分；柴胡六分；鼠妇三分，熬；干姜三分；大黄三分；芍药五分；桂枝三分；葶苈一分，熬；石韦三分，去毛；厚朴三分；牡丹五分，去心；瞿麦二分；紫葳三分；半夏一分；人参一分；䗪虫五分，熬；阿胶三分，炙；蜂巢四分，熬；赤硝十二分；蜣螂六分，熬；桃仁二分。《千金方》用鳖甲十二片，又有海藻三分，大戟一分，䗪虫五分，无鼠妇、赤硝二味。

【煎服法】上二十三味为末，取煅灶下灰一斗，清酒一斛五斗，浸灰，候酒尽一半；着鳖甲于中，煮令泛烂如胶漆，绞取汁；内诸药，煎为丸，如梧子大。空心服七丸，日三服。

（二）半表半里实证杂方（0首）

刘老在《刘绍武三部六病传讲录》半表半里实证的类药中提到香附、苏梗、乌药、郁金，这些药《伤寒论》《金匮要略》皆未见。因此，半表半里实证杂方未见。

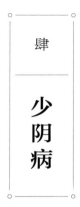

肆

少阴病

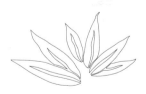

一、少阴病概述

病位：半表半里部。

病性：阴性病。

病势：属虚寒。

重点诊断：部位是背。

治则：强心壮阳。

纲领证：心动悸，背恶寒，精神疲劳，或脉微细。

主方：人参附子汤（人参10g，附子、茯苓、五味子各15g，麦冬30g）。

二、少阴病辨证

《伤寒论》281条云："少阴之为病，脉微细，但欲寐也。"

《伤寒论》177条云："伤寒，脉结代，心动悸，炙甘草汤主之。"

《伤寒论》304条云："少阴病，得之一二日，口中和，其背恶寒者，当灸之，附子汤主之。"

《伤寒论》281条和177条主要叙述了少阴病虚的症状——

脉微细、脉结代、心动悸，对于少阴病寒的症状没有叙述出来；只有在304条中叙述了少阴病寒的症状——背恶寒。根据以上条文，刘绍武先生将少阴病的提纲确定为心动悸、背恶寒、短气(精神疲劳)，或脉微细。

在《伤寒论》中，少阴病的主要症状反映在附子汤、真武汤和复脉汤证中。少阴病是心功能降低的表现，对于少阴病的认识，各家评说略同。如陆渊雷曰："少阴病者，乃全身机能衰退之病也。"章太炎说："少阴，心疾也。"

心脏是少阴病的主要发病部位，"心动悸"是少阴病的必见之症。正常心脏跳动无心慌之感，有病者才有所觉。动悸者，是患者在活动时出现的惊悸、惕惕不安之感，为少阴病虚的典型征象，故将"心动悸"列为核心证。"心动悸"三字是少阴病病位、病性的表述，"心"是病位，"动悸"是病性，"背恶寒"是少阴病寒的表现，常称为心阳虚，也是诊断少阴病的可靠指征。少阴病病位在胸中，表现在心脏，"心动悸"是其核心证，故有"少阴诊心"之说。

三、少阴病论治

少阴病之虚寒，皆由心功能低下所致，治疗应为温、补之法。少阴病主方源自《伤寒论》304条："少阴病，得之一二日，口中和，其背恶寒者，当灸之，附子汤主之。"以附子汤为基础，以五味子易白术、白芍，加入麦冬，组成少阴病主方——人参附子汤。该汤由人参、附子、茯苓、五味子、麦冬组成，温补齐备，以补治虚，以热祛寒。方中人参治少阴病之虚；附子强心温阳，以驱少阴病之寒；茯苓健脾利水，消除浮肿，以减轻心脏负担。麦冬、五味子不但酸敛固气，可以抑制附子之燥，而且有强壮中枢神经系统的作用；与人参配伍，又取生脉散之义。

　　附子的药理作用，日本小菅卓夫曾做过试验，使蛙心停跳，再将从附子中提取的配糖体给予注射，蛙心可重新恢复跳动，足可见其效力。临床应用附子的指征就是"背恶寒"，见斯证，用斯药，准确无误，故列为少阴病副主药。人参兴奋心肌，使心肌收缩力增强，可以起死回生，有类似毛地黄之功，但无毛地黄之毒。《本草经》载人参"主补五脏，安精神，止惊悸，定魂魄，明目，开心益智"，故为少阴病主药。人参由于能抑制传导系统，故当遇到微细脉或无脉，心脏将停跳时，慎用人参，用人参配附子，可以减少风险。人参、党参是同一类补剂，平时治病宜用党参，不但价低易取，久服又能轻身延年。紧急情况下，可选用人参。

四、少阴病证治鉴别

少阴病的纲领证是少阴病类疾病的综合，但在临床上人参附子汤一个具体少阴病的患者证候并不是完全具备，而是以个别证治突出表现出来，如四肢酸痛、手足逆冷、小便不利、脉结代等，这些症状也是组成少阴病的重要方面，体现着少阴病的特殊性。所以在谈到少阴病的证治时，既要掌握少阴病的一般治疗，又要针对少阴病的特殊证候突出进行治疗。只有这样，才能对复杂的病情鉴别清楚。

（一）真武汤证

《伤寒论》316条云："少阴病二三日不已，至四五日，腹痛，小便不利，四肢沉重疼痛，自下利者，此为有水气。其人或咳，或小便利，或下利，或呕者，真武汤主之。""腹痛，小便不利，四肢沉重疼痛，自下利者"为阳气衰微致水气浸淫内外，均系少阴虚寒所致。

真武汤由附子、生姜、苍术、茯苓、白芍五药组成。附子辛热，壮阳散寒；以生姜易人参，取生姜健脾温中，温运中气，使水得以健运而利；苍术甘温燥湿；茯苓淡渗利湿；白芍酸平，和血敛阴以固气。五药配合，温阳化气，补虚利水，共建温通心阳、逐水利湿之功。

（二）茯苓四逆汤证

《伤寒论》69条云："发汗，若下之，病仍不解，烦躁者，茯苓四逆汤主之。"

此条"发汗"前加上"少阴病，小便不利，手足逆冷"等症状来补充为妥。从条文分析，茯苓四逆汤证的形成为汗、下后所致的阴阳两虚证。临床表现应该有"手足逆冷"和"小便不利"，否则，不能用"茯苓四逆汤"。茯苓四逆汤证是少阴、厥阴合证。

茯苓四逆汤由茯苓、人参、附子、干姜、甘草组成，重点治理手足逆冷、小便不利、烦躁。方中附子、人参同用，以强心阴、壮心阳，重用茯苓以安神利尿，四逆汤得以温煦四肢，使手足逆冷可愈。

（三）四逆加人参汤证

《伤寒论》385条云："恶寒，脉微而复利，利止亡血也，四逆加人参汤主之。"

四逆加人参汤必治四逆证，手足逆冷必见。手足逆冷乃心阳衰微所致，其心必见动悸，"恶寒，脉微"是其具体表现。本条应补入"少阴病，手足逆冷，心动悸"为妥，以充实其症状。

四逆加人参汤由附子、干姜、甘草、人参组成，重点治疗手足逆冷、心动悸证。少阴病的四肢厥逆是心功能衰竭的一种表现，四逆汤温以祛寒，加人参以强壮心阴，阴阳俱补，而心悸自消，四肢得温，则厥逆自除。本方比茯苓四逆汤只少一味茯苓，因本汤证是亡阳又下利亡血的阴阳俱虚证，不需茯苓之淡渗利水，以免伤阴。

（四）炙甘草汤证

《伤寒论》177条云："伤寒，脉结代，心动悸，炙甘草汤主之。"

该证是少阴病虚寒证，寒凝气滞，心阳受阻，故脉见结代，选炙甘草汤温通心阳，滋心阴，治虚治寒，以消其证。

炙甘草汤由甘草、生姜、桂枝、生地、麦冬、麻仁、大枣、人参、阿胶组成。本方又名"复脉汤"，主补心虚，而长于治脉结代。它能增强心力，使心律趋向正常。炙甘草汤是滋阴补血之剂，以炙甘草为主，养脾胃、补中气，以培补气血之本；以人参、生地、阿胶、麦冬、麻仁滋阴补血；麻仁润下，利于心动悸的治疗；大枣、生姜调和脾胃；甘寒之药，必得阳而始能化育，故以桂枝通心阳，则脉通利，动悸自止，结代自消，"复脉汤"由此而得名。

临床遇到结代脉，要慎重加以鉴别。例如：不过10岁小儿有蛔虫证者，常见脉结代；抵当汤证者，也有结代脉。但两者均无心动悸。有无心动悸，是鉴别使用复脉汤的要点。

五、少阴病主方——人参附子汤

【主症】心动悸，背恶寒，短气。

【副症】脉微细。

【方剂】人参二两；附子二枚，炮，去皮，破八片；茯苓三两；五味子三两；麦冬一升。

【煎服法】上五味，以水八升，煮取三升，去滓，温服一升，日三服。

【验案】

风湿性心脏病案（刘绍武）

陈某，女，52岁。山西盂县农民。患者早年曾有腰腿痛病史，后至中年，渐渐出现心悸、气短、乏力，动则尤甚，背部肩胛间总觉发凉，如洒冷水状。由于病情日趋加重，生活不能自理而四处求治，医院多诊为风湿性心脏病。在一个风雪天，突然气喘急促，口唇发绀，心跳加快，当地医院按急性左心衰竭、肺水肿予以抢救，病情有所缓解，然仍有心慌、气短、背冷诸症。遂按少阴病辨证施治，处以人参附子汤。方用附子9g，人参9g，苍术15g，白芍9g，茯苓12g。4剂余症消失，12剂后生活可以自理。(《三部六病医案集》)

六、少阴病主药——人参

(一)人参类方(13首)

《伤寒论》含有人参的方剂共24首，分别为白虎加人参汤、小柴胡汤、新加汤、厚朴生姜半夏甘草人参汤、茯苓四逆汤、柴胡加芒硝汤、柴胡加龙骨牡蛎汤、柴胡桂枝汤、半夏泻心汤、生姜泻心汤、旋覆代赭汤、桂枝人参汤、黄连汤、炙甘草汤、吴茱萸汤、附子汤、乌梅丸、干姜黄芩黄连人参汤、四逆加人参汤、伤寒差后小柴胡汤、理中丸、理中丸作汤、竹叶石膏汤、通脉四逆汤加减方。

　　《金匮要略》含有人参的方剂共32首，分别为白虎加人参汤、《金匮要略》甘草泻心汤、鳖甲煎丸、《外台》柴胡去半夏加栝楼汤、侯氏黑散、《古今录验》续命汤、薯蓣丸、《千金翼》炙甘草汤、泽漆汤、麦门冬汤、《千金》生姜甘草汤、人参汤、九痛丸、大建中汤、《外台》柴胡桂枝汤、木防己汤、木防己去石膏加茯苓芒硝汤、《外台》茯苓饮、茱萸汤、半夏泻心汤、小柴胡汤、大半夏汤、橘皮竹茹汤、《外台》黄芩汤、乌梅丸、干姜人参半夏丸、竹叶汤、温经汤、《千金》三黄汤加减方、黄芪桂枝五物汤、黄芪建中汤、赤丸。与《伤寒论》重出者8首，分别为白虎加人参汤、《千金翼》炙甘草汤、《外台》柴胡桂枝汤、茱萸汤（《伤寒论》作吴茱萸汤）、半夏泻心汤、小柴胡汤、乌梅丸、人参汤（《伤寒论》作理中丸作汤），故《金匮要略》实际含有人参类方24首。

　　因此，《伤寒杂病论》中含有人参的方剂共48首，分别为白虎加人参汤、小柴胡汤、新加汤、厚朴生姜半夏甘草人参汤、茯苓四逆汤、柴胡加芒硝汤、柴胡加龙骨牡蛎汤、柴胡桂枝汤、半夏泻心汤、生姜泻心汤、《金匮要略》甘草泻心汤、旋覆代赭汤、桂枝人参汤、黄连汤、炙甘草汤、吴茱萸汤、附子汤、乌梅丸、干姜黄芩黄连人参汤、四逆加人参汤、伤寒差后小柴胡汤、理中丸、竹叶石膏汤、鳖甲煎丸、《外台》柴胡去半夏加瓜蒌汤、侯氏黑散、《古今录验》续命汤、薯蓣丸、泽漆汤、麦门冬汤、《千金》生姜甘草汤、人参汤（理中丸作汤）、九痛丸、大建中汤、木防己汤、木防己去石膏加茯苓芒硝汤、《外台》茯苓饮、大半夏汤、橘皮竹茹汤、《外台》黄芩汤、干姜人参半夏丸、竹叶汤、温经汤、黄芪桂枝五物汤、黄芪建中汤、赤丸、通脉四逆汤加减方、《千金》三黄汤加减方。

其中黄芪桂枝五物汤、黄芪建中汤、赤丸三方原方无人参，但是方剂后有"一方有人参""又有人参二两"《千金》作人参"字样，仅作统计用。

其中加减方有2首，分别为通脉四逆汤加减方、《千金》三黄汤加减方；属于太阳病方有2首，分别为侯氏黑散、《古今录验》续命汤；属于厥阴病方有1首，为薯蓣丸；属于少阳病方有11首，分别为白虎加人参汤、小柴胡汤、柴胡加龙骨牡蛎汤、柴胡桂枝汤、黄连汤、伤寒差后小柴胡汤、竹叶石膏汤、竹叶汤、鳖甲煎丸、《外台》柴胡去半夏加栝楼汤、麦门冬汤；属于阳明病方有2首，分别为柴胡加芒硝汤、木防己汤去石膏加茯苓芒硝汤；属于太阴病方有14首，分别为旋覆代赭汤、吴茱萸汤、厚朴生姜半夏甘草人参汤、半夏泻心汤、生姜泻心汤、干姜黄芩黄连人参汤、《外台》茯苓饮、大半夏汤、橘皮竹茹汤、泽漆汤、《外台》黄芩汤、干姜人参半夏丸、温经汤、乌梅丸。

故而《伤寒杂病论》属于少阴病人参类方共13首，分别为《千金》生姜甘草汤、《金匮要略》甘草泻心汤、木防己汤、炙甘草汤、理中丸、人参汤、桂枝人参汤、大建中汤、茯苓四逆汤、附子汤、四逆加人参汤、九痛丸、新加汤。

1.大建中汤（《金匮要略》方）

【主症】舌黯淡，苔薄白，脉微弦紧。呕不能饮食，胸腹痛，腹部常隆起包块或蠕动波。

【副症】咽干口燥。

【方剂】蜀椒二合，去汗；干姜四两；人参二两；胶饴一升。

【煎服法】上三味，以水四升，煮取二升，去滓，内胶饴一升，微火煎取一升半，分温再服。如一炊顷，可饮粥二升，后更服，当一日食糜，温覆之。

【验案】

全腹疼痛不可忍案（黎崇裕）

某女，43岁，腹痛25年。每至凌晨4~6点，全腹疼痛不可忍，经各种检查无异常。刻下：形瘦，肤色黄暗黑，忧郁貌，无口干口苦，饮食正常，胃纳可，腹按之柔软，寐差多梦，大便干结如羊屎状，3~5天一解，小便正常。舌苔正常，脉细沉。

开始用乌梅丸，小效，后用大小建中汤合用：干姜15g，花椒10g，党参30g，桂枝30g，白芍90g，炙甘草30g，生姜5片，大枣12枚，饴糖120g。

13剂后，诸症愈。

心得：此腹痛乃因中焦虚寒所致，无炎症，故而经各种检查无异常，前用乌梅丸是考虑到发病时间，乃厥阴病时发作，且患者有忧郁貌。怎奈温肝阳不及直接温脾阳，故而小效。后重新辨证，抓住患者人瘦、脉沉细、痛不可忍之症，辨证为脾阳衰微、中焦寒盛、寒气攻冲腹部所致，故而疼痛激烈不可忍，故采用大小建中汤缓急止痛、温脾散寒。(《一个青年中医之路——从经方庙堂到民间江湖》)

2.理中丸作汤(《金匮要略》作人参汤)

【主症】舌淡苔白，脉沉细。气短神疲，口淡不渴，没有食欲，大便不成形。

【副症】霍乱；胸痹。

【方剂】人参、干姜、甘草(炙)、白术各三两。若脐上筑者，肾气动也，去术加桂四两；吐多者，去术，加生姜三两；下多者，还用术；悸者，加茯苓二两；渴欲得水者，加术，足前成四两半；腹中痛者，加人参，足前成四两半；寒者，加干姜，足前成四两半；腹满者，去术，加附子一枚。

【煎服法】上四味，捣筛，蜜和为丸，如鸡子黄许大。以沸汤数合，和一丸，研碎，温服之，日三四、夜二服；腹中未热，益至三四丸。然不及汤。汤法，以四物，依两数切，用水八升，煮取三升，去滓，温服一升，日三服。服汤后如食顷，饮热粥一升许，微自温，勿发揭衣被。

【验案】

（1）经间期出血案（黎崇裕）

某女，25岁。经间期出血，淋漓不尽，带下黄稠，下腹坠胀，口渴，多温饮，舌胖大，有齿痕，苔白滑，脉弦细滑，左关弦细韧、左尺涩，右关顶指。

处方：党参20g，苍术15g，炮姜15g，茯苓15g，炙甘草15g，黄芪30g，当归15g，乌贼骨30g，茜草10g，酒大黄10g，仙鹤草20g。

3剂血止，再2剂诸症失。

心得：此案虽带下黄稠、口渴，但口渴而多温饮，且舌胖大有齿痕，苔白滑，从而考虑是中焦脾阳不足、气虚不能摄血，故导致经间期出血、淋漓不尽。带下黄稠、口渴乃因夹杂有湿热。故此病是阳气虚为本，湿热为标，选用理中汤合当归补血汤、四乌鲗骨一藘茹丸；再加酒大黄、仙鹤草，以温中健脾、补气养血、清热燥湿。药证合拍，故取效迅捷。乌贼骨与茜草的配伍应用，最早见于《素问·腹中论》，"帝曰：有病胸胁支满者，妨于食，病至则先闻腥臊臭，出清液，先唾血，四肢清，目眩，时时前后血，病名为何？何以得之？岐伯曰：病名血枯。此得之年少时，有所大脱血，若醉入房，中气竭，肝伤，故月事衰少不来也。帝曰：治之奈何？复以何术？岐伯曰：以四乌鲗骨一藘茹，二物并合之，丸以雀卵，大如小豆，以五丸为后饭，饮以鲍鱼汁，利肠中及伤肝也"。乌鲗骨，即乌贼骨，又名海螵蛸，李时珍谓，"乌贼黑皮白肉，炸熟以姜、醋食之，脆美。背骨名海螵蛸，厥阴血分药也，其味咸而走血也，微温，无毒，故诸血病皆治之。主治血枯、唾血、下血、出血。乌鲗所主者，肝伤血闭不足之病"。藘茹，即茜草，气味甘寒，能止血治崩，又能和血通经。(《一个青年中医之路——从经方庙堂到民间江湖》)

（2）类风湿案（康守义）

刘某，男，15岁，学生，2004年4月11日初诊。

患者患类风湿已1年余。现身体较消瘦，面色晦暗，恶寒，双手指关节稍肿大，疼痛严重，不能写字，脉弦，腹动亢进，饮食不佳，大便稀，腹诊有水泛波。

主症：腹动亢进，水泛波，恶寒，指关节肿痛。

辨证：慢性表寒证合里寒证。

治疗：葛根汤合理中汤。

葛根15g，麻黄10g，桂枝15g，白芍15g，知母15g，干姜10g，苍术15g，白术15g，党参15g，薏苡仁15g，防风15g，黄芪15g，制附子6g，羌活8g，当归10g，牡蛎10g。

前后药量和药味稍有变动，共服70剂愈。(《三部六病翼——试习伤寒论》)

3.理中丸（理中）(《伤寒论》方)

【主症】舌淡苔白，脉沉细。腹痛，胸痛，下利，呕吐。

【副症】霍乱。

【方剂】人参、白术、甘草(炙)、干姜各三两。

【煎服法】上四味，捣筛，蜜和为丸，如鸡子黄许大。以沸汤数合，和一丸，研碎，温服之，日三服。

【验案】

（1）腹痛案（闫云科）

余在高城医院供职时，邻居张某，男，35岁，素有脾家虚寒之疾，饮食多进或饭菜稍凉，便脘腹胀痛、肠鸣便溏。某医院诊为慢性胃肠炎，常服胃舒平、小苏打、颠茄等抗酸解痉药。1970年农历六月，夏收忙碌之际，他拂晓下田，冒露感寒，归来腹痛如绞，剧烈难忍，该村合作医疗所注射阿托品，不得缓解。就诊时难以安坐，两手捧腹，蹲于地上。望其面色苍白，鼻头微青，舌淡红润，苔白滑润。切得脉象沉紧。诊其腹，满腹拒压，手不可近。

此寒邪直中太阴、脾家虚寒证也。《素问·举痛论》云"寒气客于肠胃之间，膜原之下，血不得散，小络急引故痛"，正此证之病因病机也。因剧痛难忍，煎药已待不及，遂以开水化解理中丸一粒服之，杯犹在手，疼痛已止，张笑逐颜开，惊呼神药。其后，阖家有病，皆就诊于余。(《经方躬行录》)

（2）胸痛案（黎崇裕）

笔者在2021年3月22日门诊期间，突发自觉胸部闷痛。当日气温较前几日有较大降低，最低气温为15℃，晨早出门后，始觉穿衣太单薄，上门诊披上白大褂后仍略有畏寒感，门诊至上午10时左右，突感胸部闷痛感，不能用力，一用力则胸部牵扯感、无力感，无法集中精神思考，上午曾大便2次、大便稀溏，小便正常，无恶心呕吐，无腹痛，舌淡，苔水滑，脉弦缓。思之煲药已经来不及了，发现诊桌抽屉里刚好有北京同仁堂出产的附子理中丸（大蜜丸），立马先嚼服1颗，温水送下；5分钟后，胸痛略减，再嚼服1颗，直至中午，胸痛明显减轻，午休前再嚼服1颗，下午门诊时胸痛已失。此时才恍然大悟，大蜜丸虽然不大方便服用，且因口感问题，大部分厂家生产的中成药都是小蜜丸或浓缩丸为主，但是当时笔者嚼服附子理中丸大蜜丸时，干姜、附子的辛辣味可瞬间从喉咽部散开，作为应急之用，比浓缩丸起效要快很多，看来大蜜丸亦不可废。

4.桂枝人参汤（《伤寒论》方）

【主症】舌淡苔白，脉弱。下利不止，心下痞硬，上冲急迫，神疲乏力，发热恶寒。

【副症】脘腹痛，食欲不振，汗出。

【方剂】桂枝四两，别切；甘草四两，炙；白术三两；人参三两；干姜三两。

【煎服法】上五味，以水九升，先煮四味，取五升，内桂，更煮取三升，去滓，温服一升，日再，夜一服。

【验案】

腹泻案（武德卿）

程某，女，59岁，2017年2月14日初诊。患者于半年前开始出现大便稀溏，一日3~4次；伴见腹中雷鸣，偶有腹痛，泛吐清水，饮食减少。舌质淡，苔水滑，脉沉细无力。

腹诊：腹部平坦，腹动亢进，有压痛。

主症：腹痛，腹泻，食少，脉沉细无力，腹动亢进。

诊断：里阴病。

治则：温里散寒。

主方：桂枝人参汤。

桂枝15g，党参15g，干姜15g，苍术15g，甘草10g。5剂，一日1剂，水煎服。

2月20日二诊，服药后大便一日1次，腹中雷鸣及泛吐清水消失，上腹部有轻度不适，精神好转，饮食增加，睡眠差。原方加龙骨、牡蛎各20g，7剂而愈。(《三部六病临证发微》)

5.《金匮要略》甘草泻心汤(《金匮要略》方)

【主症】舌红苔腻，脉虚数或沉细。心下痞硬，肠鸣腹泻，呕吐，心烦不得安。

【副症】狐惑；声嗄。消化道、生殖道、眼睛等黏膜充血、糜烂、溃疡。

【方剂】甘草四两，黄芩三两，人参三两，干姜三两，黄连一两，大枣十二枚，半夏半斤。

【煎服法】上七味，水一斗，煮取六升，去滓，再煎，温服一升，日三服。

【验案】

白塞综合征（马文辉）

王某，男，59岁，农民，祁县。2011年6月9日初诊。

主诉：龟头脱皮、发红、溃烂1年。

患者1年前，无明显诱因出现龟头脱皮、发红、溃烂，于太原某医院诊断为"尿路感染"，行药物治疗及理疗效果不明显，遂于今日就诊于我科。现症见患者龟头脱皮、发红、溃烂，肛周痒，纳可，大便干，1~2次/天，小便调，睡眠可。舌红苔腻，脉弦。既往有复发性口腔溃疡史10余年。

西医诊断：白塞综合征。

中医诊断：狐惑病(湿热下注证)。

患者体内湿热壅滞日久，湿热下注二阴则龟头脱皮、发红、溃烂，肛周痒；湿热上蒸口咽则反复发生口腔溃烂；湿热蕴于肠道，肠道升降失司，故大便二日一行。舌脉亦是湿热内蕴的征象，治以清利湿热。

处方：炙甘草9g，生甘草9g，姜半夏9g，党参30g，黄芩10g，黄连9g，干姜3g，大枣10g，苦参12g，土茯苓20g，苍耳子18g，浮萍20g，白鲜皮10g，川大黄6g，牡丹皮10g，败酱草15g，薏米30g，冬瓜仁10g。15剂，颗粒剂，水冲服，每日1剂，早午晚饭前服。

2011年6月24日二诊：患者服药后龟头及口腔溃疡均愈合，近来腹泻6~7次/天。上方改大黄为熟大黄，15剂。

按：患者以二阴症状为主诉就诊，起初对其病情并不得要领，当追问病史得知其同时患有复发性口腔溃疡时，情况豁然开朗，其二阴症状正是白塞病的典型表现，故选用刘绍武先生创制的三部六病除风利湿汤合甘草泻心汤合大黄牡丹皮汤合薏苡附子败酱散共奏清利湿热，协调寒热之功。

6.木防己汤（《金匮要略》方）

【主症】脉沉紧。心下痞硬，浮肿，小便不利，面色黧。

【副症】支饮。喘满，烦渴，短气。

【方剂】木防己三两；石膏十二枚，鸡子大；桂枝二两；人参四两。

【煎服法】上四味，以水六升，煮取二升，分温再服。

【验案】

产后痹痛案（胡连玺）

马某，女，33岁。

产后10日，因洗浴受风，至腰腿疼痛。或遇冷则更甚，步履不便。满月后来诊，脉弦细而涩，舌如常。此亦风寒湿痹，以产后新虚，正气不足，更易感寒，与理痹汤。

汉防己10g，生石膏60g，桂枝10g，党参30g，柴胡15g，黄芩15g，苏子30g，葛根60g，独活10g，生白芍30g，川椒10g，甘草10g，大枣10枚(擘)，五味子15g，丹参30g，桑寄生30g。

方用小柴胡汤协调整体，补虚于内，祛邪于外，合葛根汤祛风散寒。汉防己除湿止痛。以其产后脉涩，加丹参行血补血。谚云：一味丹参饮，功兼四物汤。药90帖痛止，脉涩除。(《伤寒一得》)

7.生姜甘草汤(《千金》生姜甘草汤)(《金匮要略》方)

【主症】咳唾涎沫不止，咽燥而渴，心下痞硬。

【副症】肺痿。小便白，腹挛急。

【方剂】生姜五两，人参三两，甘草四两，大枣十五枚。

【煎服法】上四味，以水七升，煮取三升，分温三服。

【验案】

感冒发热案（康守义）

张某，男，35岁，农民，2005年3月12日初诊。

患者5年前患病毒性心肌炎。现感冒发热已3天，体温在38℃左右，腹满，恶心，不欲食。舌苔稍厚腻，脉浮虚数，脉率每分钟100次。

主症：脉浮虚数，腹满。

辨证：枢阴病兼里寒证。

处方：生姜25g，人参8g，甘草8g，制附子8g，半夏12g，川厚朴20g。

服3剂愈，脉率转为每分钟80次。(《三部六病翼——试习

伤寒论》）

8.桂枝加芍药生姜各一两人参三两新加汤（《伤寒论》方）

【主症】舌淡苔白，脉沉迟无力。身疼痛，畏寒，自汗，神疲乏力。

【副症】心下膨满，按之有凝结物状而无痛感，头晕，食欲不振，恶心呕吐。

【方剂】桂枝三两，去皮；芍药四两；甘草二两，炙；人参三两；大枣十二枚，擘；生姜四两。

【煎服法】上六味，以水一斗二升，煮取三升，去滓，温服一升。

【验案】

（1）慢性胃炎案（武德卿）

刘某，女，82岁，2017年11月15日初诊。该患者患慢性胃炎数十年，现进食很少，仅能少喝一点小米稀饭，稍多则胃胀难耐，经常感冒，骨瘦如柴，腰弓。脉弦细、涩、迟，脉搏58次/分，恶寒，腹动亢进。

主症：脉弦细、涩、迟，腹动亢进。

诊断：枢阴病合里阴病。

治则：温补枢、里两部虚寒。

处方：桂枝新加汤。

桂枝20g，白芍25g，生姜25g，红参15g，甘草6g，制附子6g，葛根30g，防风18g。

服6剂稍有好转，随着继续服药，饮食渐增；之后患者2剂药服3天。服2个月后脉搏增至72次/分，饮食进一步好转，体重增加，且很少感冒。

按语：桂枝新加汤可治脉沉迟，再加附子效果好。患者素有颈椎、腰椎病，经常背困、头晕，故加葛根、防风，其症状也随之好转。(《三部六病临证发微》)

黎崇裕按：刘绍武先生曾以桂枝汤为例，桂枝汤将芍药用量加倍，则成桂枝加芍药汤，由治表转为治里，《伤寒论》第279条云，"本太阳病，医反下之，因尔腹满时痛者，属太阴也，桂枝加芍药汤主之"。桂枝汤三阴皆治，关键在于芍药用量，大量作用于里部，中量作用于半表半里部，小量作用于表部。故而新加汤当属于少阴病方，桂枝加芍药汤当属于太阴病方，桂枝加大黄汤治大实痛当属于阳明病方。桂枝加大黄汤若不加大黄，则大实痛不能解决，故而当属阳明病方无疑，桂枝汤、新加汤、桂枝加芍药汤、桂枝加大黄汤皆属于桂枝汤类方，然而却分别属于厥阴病、少阴病、太阴病、阳明病四大类方，经方方剂难于进行归类，由此可窥见一二。由此亦可见桂枝汤进行加减通治六病不无道理，因此桂枝汤被称之为群方之祖不是没有缘由的。

（2）头晕案（黎崇裕）

刘某，女，4岁。2014年11月22日初诊。

其母代诉：晨起头晕1年，脚麻3月。

1年前，患儿出现不明原因性头晕，曾做各项检查未见异常。现面色黄暗，晨起头晕，坐车晕甚，近3个月脚麻，按摩后可缓解，纳呆，晚睡，大小便正常，汗多，脾气稍急躁，平时容易感冒、鼻塞，指纹浮红，舌淡苔白稍腻，脉缓细。

中医诊断：头晕。

证候诊断：气血不足。

中医处方：新加汤。

桂枝10g，白芍15g，红参片5g，红枣40g，炙甘草6g，生姜3片。5剂。

2014年12月3日复诊：前药后未述头晕，食欲略有改善，咳嗽稍有好转，大便黏马桶，汗多，指纹浮红，舌淡苔白稍腻，脉缓细。守方加吴茱萸击鼓再进，以求全功：桂枝10g，白芍15g，红参片5g，红枣40g，炙甘草6g，生姜3片，吴茱萸2g。10剂。

半年后回访，服前药后诸症痊愈，头晕、脚麻未再复发。

按：《灵枢·口问》曰有"上气不足，脑为之不满，耳为之苦鸣，头为之苦倾，目为之眩"。因此，临床治疗头晕多用补法，因头晕虚多实少。此患儿汗多，平时易感冒鼻塞，舌淡苔白，脉缓细，可见素体营卫不和，基本方当以桂枝汤类方为主。患儿还有坐车晕甚，加之脚麻，舌苔腻之症，因此在桂枝汤的基础上加白芍养血荣筋，红参补气，生姜温散水饮，故而选用新加汤，而非黄芪建中汤或当归建中汤。新加汤来源于《伤寒论》第62条，"发汗后，身疼痛，脉沉迟者，桂枝加芍药生姜各一两人参三两新加汤主之"。原方本用于治疗产后气血两虚所致身痛者，此案用新加汤移治头晕、脚麻，虽然症状不一，但是气血不足之本则一。

9.炙甘草汤（复脉汤）（《金匮要略》作炙甘草汤、《千金翼》炙甘草汤、《外台》炙甘草汤、复脉汤）

【主症】舌淡红苔少或白，脉结代。心悸，神疲乏力，羸瘦肤枯。

【副症】虚劳。气短胸闷，咳嗽声嘶，失眠，足肿。

【方剂】甘草四两，炙；生姜三两，切；人参二两；生地黄一斤；桂枝三两，去皮；阿胶二两；麦门冬半升，去心；麻仁半升；大枣三十枚，擘。

【煎服法】上九味，以清酒七升，水八升，先煮八味，取三升，去滓，内胶烊消尽，温服一升，日三服。

【验案】

（1）房性早搏案（黎崇裕）

陈某，女，49岁，2020年7月17日初诊。

主诉：早搏1年，加重3天。

现病史：1年前不明原因性出现早搏，未进行系统治疗，3天前突发症状加重，自觉心跳快，影响睡眠，大便干结难解如栗状，腹部胀痛，腰酸痛，喜重口味，偶有胸闷。舌淡红，苔薄白，脉沉。

既往史：无高血压、糖尿病、溃疡史，无肝肾功能不良史。无药物及食物过敏史。

辅助检查：2020年6月29日珠海市人民医院动态心电图示窦性心律，频发房性早搏。

主症：心悸（自觉心跳快），羸瘦肤枯（大便干结难解，如栗状），气短胸闷（偶有胸闷），失眠（早搏影响睡眠）。

诊断：少阴病。

治则：益气止悸，补血养阴。

处方：炙甘草汤化裁。

炙甘草15g，生姜5g，党参10g，生地黄20g，桂枝10g，阿胶5g，麦冬15g，火麻仁30g，大枣15g，炒酸枣仁15g，茯苓10g，醋五味子10g。6剂，一天1剂，一日2次，颗粒剂，开水冲服。

2020年7月24日二诊：诸症略减。处方：炙甘草15g，生姜5g，党参10g，生地黄50g，桂枝10g，阿胶5g，麦冬20g，火麻仁30g，大枣15g，炒酸枣仁15g，茯苓10g，醋五味子10g。6剂，一天1剂，一日2次，颗粒剂，开水冲服。

（2）失眠案（黎崇裕）

陆某，女，55岁，2021年5月29日初诊。

主诉：睡眠差2年余。

现病史：睡眠差2年余，疲劳后睡眠更差，难入睡，容易紧张，易醒，纳可，腹胀，口淡，恶寒汗多，潮热，手凉，无口干口苦，大便时干时稀，小便量少。形体中等，面色萎黄，舌淡红，苔薄白，脉沉。既往有甲状腺结节、肝囊肿病史，否认药物过敏史。

西医诊断：非器质性睡眠障碍。

中医诊断：不寐(少阴证类)。

治则治法：温补少阴，重镇安神。

中药处方：桂枝去芍药加蜀漆牡蛎龙骨救逆汤。

桂枝10g，炙甘草6g，大枣15g，生姜3g，煅牡蛎30g，煅龙骨30g，茯苓10g，颗粒剂。7剂，一天1剂，一日2次，开水冲服。

另外，开中医护理门诊耳穴压豆3次。

2021年6月3日复诊：服药后大便正常，余症如前，详细辨证，发现是少阴证类无疑，为何无效呢？问是否有心慌、气短、胸闷之症，患者答有，改用炙甘草汤加味温补少阴、养血安神：炙甘草10g，生姜3g，党参10g，桂枝6g，生地黄30g，麦冬10g，阿胶10g，酸枣仁10g，大枣60g，珍珠母30g。颗粒剂，5剂，一天1剂，一日2次，开水冲服。

6月4日患者在微信告知，服药1剂，效果挺好，中午及晚上都容易入睡。

按：刘绍武先生曾说"非此证不能用此方，非此方不能治此证"。桂枝去芍药加蜀漆牡蛎龙骨救逆汤与炙甘草汤同为少阴病类方，然桂枝去芍药加蜀漆牡蛎龙骨救逆汤重在镇静安神，而炙甘草汤重在养血安神。

10.四逆加人参汤（《伤寒论》方）

【主症】舌淡苔白滑，脉沉微。手足厥冷，面色苍白，冷汗淋漓，心悸。

【副症】恶寒，腹泻，口渴，小便色白。

【方剂】甘草二两，炙；附子一枚，生，去皮，破八片；干姜一两半；人参一两。

【煎服法】上四味，以水三升，煮取一升二合，去滓，分温再服。

【验案】

（1）失血亡阳案（闫云科）

余在市二院供职时，某日傍晚，同乡阎某，匆匆而至，言妻病甚，希急与治。遂戴月飞（自行）车，10里路程，过刻即至。

病妇面色㿠白，唇舌淡白，汗出如洗，头发尽湿。头晕目黑，语声低微，四肢逆冷，脉沉微细数，一派亡阳证象显露无遗。问素体甚健，何以一病如此？其母答曰："怀孕3月，不欲人流，而自行挤压。今早见红，初喜甚，以为堕胎成功。不料血大下，一刻凶似一刻，已盈盆矣，犹仍不止。"余已明了，此不全流产也。然胚胎不下，血永无宁时。用中药清宫，已非适应。遂一面请医院妇科出诊处治，一面从乡卫生所购取附子10g（捣碎），人参10g，干姜6g，炙甘草6g，山萸30g，用开水急煎。服后约10分钟，血渐减少，四肢逆冷亦不似先前。又约10分钟，妇科赵大夫至，立即施行刮宫手术；术毕，其血即止，四肢转温。拟归脾汤，嘱服1个月。

吁，无知愚行，可不畏乎！（《经方躬行录》）

（2）腹痛案（闫云科）

李某，女，52岁，高城村人。褐衣疏食，家境不裕，体弱劳多，故常病焉。近又腹痛、呕吐5日，经用西药治疗不效，当日午后邀余出诊。患者裸卧于炕，被半遮，言热甚，5日未曾更衣。初疑阳明病、胃家实，欲拟承气汤下之。细察之，非也。今将四诊所见，以明其非。患者面色萎黄无华，形容憔悴少神，舌淡润滑无苔，而非面赤唇焦，舌燥苔黄；闻其声音低微，气息细弱，而非声高息粗；询知满腹疼痛，走窜不定，而非固定于脐周；痛剧时头汗淋漓，手足冷至肘膝，而非手足濈然汗出，热深厥深；脉象沉迟而弱，而非沉迟而滑；呕吐狼藉，口不苦、亦不渴。按迹循踪，皆非阳明之状。

《灵枢·五邪》云："阳气不足，阴气有余，则寒中肠鸣腹痛。"患者本非松柏坚固之姿，显无抗寒傲霜之力，寒邪直中，故而呕吐腹痛；阴乘阳位，格阳于外，故见假热之象。急宜温中回阳，降逆散寒，使春回阳谷，冰消冻解。若从阳治，投以寒凉，势必雪上加霜，形成变证、坏证。

拟四逆加人参汤加味：附子10g，干姜10g，炙甘草6g，党参15g，半夏10g。

1剂进毕，便痛止厥回。改用理中丸以善后。(《经方躬行录》)

11.茯苓四逆汤（《伤寒论》方）

【**主症**】舌淡或淡胖，脉沉微或细数。四肢冰凉，心下痞硬，心下悸动，小便不利，烦躁，筋惕肉瞤。

【副症】面色㿠白，发热畏寒，头痛，腹泻，气短。

【方剂】茯苓四两；甘草二两，炙；干姜一两半；附子一枚，生用，去皮，破八片；人参二两。

【煎服法】上五味，以水五升，煮取三升，去滓，温服七合，日二服。

【验案】

泄泻案（刘绍武）

齐某，男，49岁。1988年10月26日就诊。3个月前，因天气炎热而服生冷，致泄泻、腹痛，曾用中药治疗后痊愈。后又食生冷，再度出现泄泻。经用中西药治疗，无明显疗效，病程迁延至今。症见泻下清水，每日4~6次，脐周疼痛，喜温喜按，畏冷，气短，口干，唇舌色淡，苔薄白，六脉沉弱。证属肾阳虚弱，兼气液不足。治宜温补肾中元阳，兼养气液。

处方：茯苓12g，条参、制附片（先煎）各15g，炮姜6g，炙甘草10g，水煎服。

服5剂泻止，继服10剂而愈。（《中国汤液方证——张仲景方证学》）

12.附子汤（《伤寒论》方）

【主症】舌淡苔白，脉微细。身体痛或腹痛，骨节痛，恶寒背冷，手足寒。

【**副症**】面色苍白，小便不利，心下痞硬，心悸。

【**方剂**】附子二枚，炮，去皮，破八片；白术三两；茯苓三两；芍药三两；人参二两。

【**煎服法**】上五味，以水八升，煮取三升，去滓。温服一升，日三服。

【**验案**】

（1）疫病案（刘绍武）

常某，男，32岁，农民。1932年春，上党地区疫气流行，染者甚众，常某所住之村共300户即有70余户染疫。常某染病30余日，经汗下后，高热虽退，正气亦衰，心悸气怯，神识恍惚，精神萎顿，全身瘦削，身重蜷卧，无力转侧，背冷恶寒，面色苍而滞，舌瘘瘦淡红，微有薄苔，脉弱无力。此大病虽差，然气阳大损，证属少阴。投附子汤。方用：附子9g，人参9g，苍术15g，白芍9g，茯苓12g。1剂而神清，3剂而寒除，脉转有力，可自转侧。然足弱气怯，仍不能步履，嘱糜粥调养，3月始康复。

按：时行之邪，感人最甚，亢热之下，必伤津耗气，汗下之法，亦耗气伤津。然焚靡之下，治必以祛邪为急，所谓"治病留人"者也。此证大邪解后，虽正气虚衰，治不为逆。再依法图治，即可获痊，所谓"留人治病"者也，此案依仲师法，背恶

寒一症为识别附子汤证之最大眼目。(《三部六病医案集》)

（2）高血压性心脏病案（刘绍武）

王某，男，65岁，中学教员。患者素有高血压，常眩晕，且少寐。1966年后，因情志怫郁，致心悸短气，继而下肢浮肿，经某医院诊为高血压性心脏病。至1969年12月就诊时，患者呼吸促迫，卧则尤甚，被迫端坐，心悸不宁，下肢肿甚，按之没指，小便短涩，脉弦无力，口唇青紫，舌质胖嫩，苔白稍腻。观其脉弱无力，舌淡胖嫩，为一派虚寒之象。缘于气虚不运致水湿停留、阳虚不化，使水邪泛滥、气阳俱虚。证属少阴，以助气温阳化水利湿为治。方用附子汤：附子9g，人参9g，苍术15g，白芍9g，茯苓12g。煎服2帖，小便转利，喘悸大减。继进4剂，喘悸均止，已可平卧。唯下床活动仍觉心慌。续进5剂，已可散步。遂停药，嘱令妥为调养。

按：证属阳虚水泛，识别甚易，然不用真武而用附子汤者何也？二方均有温阳化水之功是其所同，而附子汤温散寒湿又兼补气，真武汤则温阳化湿，重在散水，又为其所异。此证不独阳虚，气亦衰微，要在选方必须精当。(《三部六病医案集》)

13.九痛丸(《金匮要略》方)

【主症】腹胀痛，口不能言，心胸痛，冷肿上气。

【**副症**】卒中恶；连年积冷；落马坠车；血疾。

【**方剂**】附子三两，炮；生狼牙一两，炙香；巴豆一两，去皮心，熬，研如脂；人参、干姜、吴茱萸各一两。

【**煎服法**】上六味，末之，炼蜜丸，如桐子大。酒下，强人初服三丸，日三服，弱者二丸。

（二）半表半里虚证杂方（7首）

刘老在《刘绍武三部六病传讲录》半表半里虚证的类药中提到党参、太子参、黄精、玉竹，《伤寒论》《金匮要略》未见这些药物的记载。刘绍武先生在《刘绍武讲评〈伤寒杂病论〉》中提到干姜附子汤、桂枝加芍药生姜各一两人参三两新加汤、真武汤、桂枝甘草龙骨牡蛎汤、炙甘草汤等温补少阴的方剂，可见桂枝甘草龙骨牡蛎汤证属于温补少阴的方剂，故而将桂枝甘草龙骨牡蛎汤、桂枝加龙骨牡蛎汤、二加龙骨汤、桂枝去芍药加蜀漆牡蛎龙骨救逆汤这些桂枝甘草龙骨牡蛎汤类方皆放在半表半里虚证杂方中。另需说明的是，风引汤虽然也属于桂枝甘草龙骨牡蛎汤类方，但此方因"除虚热"，故属于少阳方。

烧裈散证似表似里虚证，故而把此方归属于半表半里虚证杂方。此外，茯苓甘草汤、茯苓桂枝甘草大枣汤亦属于半表半里虚证杂方。

1.桂枝甘草龙骨牡蛎汤（《伤寒论》方）

【主症】舌淡胖苔薄白，脉结代，或右脉浮虚且散。腹动悸而烦躁，心悸不得安，失眠。

【副症】火逆。多汗，气短乏力。

【方剂】桂枝一两，去皮；甘草二两，炙；牡蛎二两，熬；龙骨二两。

【煎服法】上四味，以水五升，煮取二升半，去滓。温服八合，日三服。

【验案】

（1）失眠案（武德卿、苏庆民）

王某，女，70岁，2008年5月主因失眠就诊。伴见头晕脑鸣，饮食、二便如常，体型消瘦，腹主动脉搏动亢进，舌质淡，苔薄白，脉浮大上鱼际。给予桂枝调神汤：桂枝15g，炙甘草10g，龙齿30g，牡蛎30g，白芍15g，川椒10g，党参30g，花粉20g，茯神20g，大黄5g，大枣2枚。水煎服，4剂。睡眠明显改善，继服10余剂而愈。诊治要点：上鱼际脉+腹动亢进。(《伤寒论》腹诊与协调疗法的临床运用)

（2）失眠案（黎崇裕）

伍某，女，42岁，2021年7月14日初诊。

主诉：睡眠差1年。

现病史：1年来睡眠时好时坏，入睡困难，夜尿1~2次，腰酸痛，大便正常。既往无高血压、冠心病、糖尿病、溃疡史，无肝肾功能不良史，否认药物过敏史。咽部不红，舌尖红，苔薄白，脉沉细滑。

主症：舌尖红，苔薄白，脉沉细滑。失眠（入睡困难），腰酸痛，小便频数或不禁或减少（夜尿1~2次）。

诊断：少阴病。

治则：温阳重镇安神。

主方：金匮肾气丸合桂甘龙牡汤化裁。

熟地黄15g，生地黄15g，山萸肉15g，山药15g，茯苓10g，泽泻10g，牡丹皮10g，肉桂3g，黄连5g，淡附片3g，龙骨20g，牡蛎20g。7剂，颗粒剂，一天1剂，一日2次，开水冲服。

2021年7月26日二诊：服药后睡眠可，腰痛已除，但胃脘疼痛不适，自觉药味苦。舌淡红，苔白稍腻，脉沉细滑，去黄连加苍术6g，再进7剂。

2021年8月11日三诊：睡眠可，要求开方巩固治疗。舌淡红，苔薄白，脉沉细滑。二诊方去苍术，加延胡索10g，再进7剂。

2.桂枝加龙骨牡蛎汤(桂枝龙骨牡蛎汤)(《金匮要略》方)

【主症】脉芤动微紧。胸腹动悸，易惊，失眠多梦，自汗盗汗。

【副症】失精家。下利清谷，阴头寒，少腹急，目眩，发落，亡血。

【方剂】桂枝、芍药、生姜各三两；甘草二两；大枣十二枚；龙骨、牡蛎各三两。

【煎服法】上七味，以水七升，煮取三升，分温三服。

【验案】

失眠案（黎崇裕）

同学女友，23岁，2010年4月20日初诊。

诉睡眠不佳2月有余，刚开始晚上不睡觉白天照常上班，后白天亦精神萎靡，尤其是经期前后加重，近几天彻夜未眠，躺下即有恐惧感及心烦，导致不敢睡觉，胃纳可，喜热饮，饮多小便多，大便正常，舌苔白，舌边有齿痕。

辨证：心肾不交，心神失养。

治法：燮理阴阳，交通心肾。

选方：桂枝加龙骨牡蛎汤加味。

桂枝10g，杭芍药15g，炙甘草6g，大枣12枚，生姜9片，龙骨20g，牡蛎30g，酸枣仁20g。3剂。

后回访，已能在晚上12点睡觉到天亮，恐惧感略减，同学在药店共抓了7剂药，嘱其继续服用以观后效。后再次回访，诸症愈。

心得：《金匮要略·血痹虚劳病脉证并治》云"夫失精家，少腹弦急，阴头寒，目眩，发落，脉极虚芤迟，为清谷，亡血，失精。脉得诸芤动微紧，男子失精，女子梦交，桂枝龙骨牡蛎汤主之"。女子梦交，其实应该包含恐惧、心烦等心神症状，况且龙骨、牡蛎本身亦可镇静安神、清热除烦。(《一个青年中医之路——从经方庙堂到民间江湖》)

3.二加龙骨汤(《金匮要略》方)

【主症】脉动微紧。遗精，虚热，汗多，背微恶寒。

【副症】虚劳。

【方剂】芍药、生姜各三两；甘草二两；大枣十二枚；龙骨、牡蛎各三两；白薇、附子各三分。

【煎服法】上八味，以水七升，煮取三升，分温三服。

4.桂枝去芍药加蜀漆牡蛎龙骨救逆汤(《金匮要略》作桂枝去芍药加蜀漆牡蛎龙骨救逆汤、桂枝救逆汤)

【主症】舌淡或暗，苔白，脉浮促，或脉细弱。胸腹动悸，胸闷多痰，卧起不安。

【副症】火邪。惊狂，烦躁，发热汗出，发作有时。

【方剂】桂枝三两，去皮；甘草二两，炙；生姜三两，切；大枣十二枚，擘；牡蛎五两，熬；蜀漆三两，洗去腥；龙骨四两。

【煎服法】上七味，以水一斗二升，先煮蜀漆，减二升，内诸药，煮取三升，去滓，温服一升。

【验案】

心中怵惕案（刘绍武）

1963年春，余从刘绍武师临证，有路姓中年患者求诊：每日午后先微恶寒，旋即热作，并汗自出，历2小时许，热、汗渐止，心中怵惕，惴惴不安，多方求治，未曾一效。脉之，则三五动辄一止，与柴胡加龙骨牡蛎救逆汤。患者持方即走，师忽悟曰："此桂枝去芍药加蜀漆牡蛎龙骨救逆汤证也，数载难逢之良机，岂可失之。"遂追返，改投此方曰："此方虽与汝证相合，然非常用者，效与不效，必来复诊。"越二日，路欣然而至，曰："药1帖，次日即发热汗出俱止，惊悸亦大减。"脉之，仅稍

涩。继服2帖，后未再作。3年之疾，一旦霍然，药中肯綮，效若桴鼓，由是更知经方之妙，不可胜言。(《伤寒一得》)

5.茯苓甘草汤(《伤寒论》方)

【主症】舌淡苔白，脉弦。四肢厥逆而心下悸，小便不利，上冲而呕。

【副症】汗出不渴，头晕，咳嗽。

【方剂】茯苓二两；桂枝二两，去皮；甘草一两，炙；生姜三两，切。

【煎服法】上四味，以水四升，煮取二升，去滓，分温三服。

黎崇裕按：刘老在《刘绍武讲评〈伤寒杂病论〉》中说，"治有先后，先治水而后治其厥。茯苓甘草汤为少阴病方证。水液自胃进入组织间后，还要重返入胃中进行再循环"。

6.茯苓桂枝甘草大枣汤(《伤寒杂病论》方)

【主症】舌淡。脐下悸，小便不利，气上冲胸，腹痛。

【副症】奔豚。心悸亢进，头眩，头汗出。

【方剂】茯苓半斤；桂枝三两，去皮；甘草二两，炙；大枣十五枚，擘。

【煎服法】上四味，以甘烂水一斗，先煮茯苓，减二升；内诸药，煮取三升，去滓。温服一升，日三服。作甘烂水法：取水二斗，置大盆内，以杓扬之，水上有珠子五六千颗相逐，取用之。

【验案】

（1）奔豚案（刘绍武）

杨某，女，40岁，农民。近2年来常作奔豚，或三五日一作，或十余日一作，作时自觉气从少腹上冲于心，遂即昏不知人。旋即苏醒，稍事休息即一如常人。病不作时，亦无他苦。脉之弦甚。与苓桂甘枣汤。晚上服药后，一夜安卧，黎明前腹痛甚，移时大便，下寸余长小蛔虫数十条，腹痛即止，后奔豚再未发。

按：此师40年前之治案。奔豚病为常所习见，用桂枝加桂汤或苓桂甘枣汤多良效，而奔豚由蛔虫而发，用苓桂甘枣又驱下蛔虫，师临证50余年仅得此1例，笔之以广见闻。（《伤寒临床三部六病精义》）

黎崇裕按：刘老在《刘绍武讲评〈伤寒杂病论〉》中说，"本方为桂枝甘草汤和茯苓甘草汤之合方。参356条'伤寒，厥而心下悸，宜先治水，当服茯苓甘草汤，却治其厥。不尔，水渍入胃必作利也。'脐下悸为阳虚水不化气、水停脐下的病证，桂枝甘草汤温阳，茯苓甘草汤行水，则脐下悸得除，此证为少阴病水停脐下证"。

（2）抑郁症案（宋玉山）

赵某，男，26岁，患抑郁症2年多，身体消瘦，时发头痛，发作时双手抱头，痛不欲生，肚脐稍下处感觉有气即将上攻，恐惧异常。微恶风，食纳可，二便调，腹动亢进，水泛声，脉涩。

主症：腹动亢进，水泛声。

辨证：里阴病合表寒证。

处方：苓桂草枣汤合桂枝加葛根汤。服药3剂症状大为减轻。(《三部六病薪传录：经方的继承与创新》)

7.烧裈散(《伤寒论》方)

【主症】少腹疼痛牵引外阴拘挛，头重不欲举，神倦乏力，少气懒言。

【副症】阴阳易。身重，膝胫拘急，热上冲胸，小便不利。

【方剂】妇人中裈，近隐处，取烧作灰。

【煎服法】上一味，水服方寸匕，日三服，小便即利，阴头微肿，此为愈矣。妇人病，取男子裈烧服。

【验案】

（1）倦怠少气案（闫云科）

刘某，男，41岁，省中医学校毕业，未业医而从政。称倦怠少气，手无缚鸡之力，业已三日。头重不欲举，视物昏花，身畏寒，饮水即发热汗出，阴囊时有抽缩入腹之感，周身常存难以言状之苦，夜间辗转反侧不得眠，烦恐莫耐。视其面色苍黯，舌淡红，苔薄白。诊得脉象沉缓。询知饮食尚可，二便无异，腰脊不楚，膝胫不酸。更询："病前外感乎？"曰："否，唯使内耳。"

房劳伤肾，肾阴虚也。阴虚则阳亢，阴虚则津亏，今腰不痛、胫不酸，亦无头晕、耳鸣等阳亢津亏之症，阴虚之诊断难以成立；头重不欲举，少气乏力，与《素问·生气通天论》"因于湿，首如裹"及《金匮要略》"腰重如带五千钱"相近，为湿浊所致，然纳化如昔，二便正常，亦无苔腻、脉滑，湿邪羁伏，显然亦非；恶寒，汗出似桂枝汤证，心烦不寐若栀子豉汤证，然亦似是而实非。聆视诸症，无主无宾，若雾里观花，颇感茫然。殚思再三，忽悟此烧裈散证也。虽其未外感，妻亦康健无恙。遵有是证用是方之治，不可落房劳补肾之巢。嘱制烧裈散，分3次服之。彼面有难色，曰："无药可治，何以服此？"余示之《伤寒论》，方遵服之。

药后当晚睡寐安甜，翌日头重大减，阴缩不再，仍微有寒热。3次药毕，诸症尽失。（《经方躬行录》）

（2）烧裈散案（刘绍武）

笔者初学《伤寒论》，遇392条所叙之证，曾用烧裈散无效。后观此证"热上冲胸"之状，与栀子豉汤的"心中烦热，懊恼，反覆颠倒"之症相似；又观与本条紧相连的393条，有枳实栀子汤豉的汤方，却无具体症状，在病家一再求治、本人一时想不出其他妙法的情况下，始与枳实栀子豉汤试服，不料1剂即效。只不过是一时偶中，仅供读者参考。(《刘绍武讲评〈伤寒杂病论〉》)

七、少阴病副主药——附子

(一)附子类方(15首)

《伤寒论》中含有附子类的方剂共23首，分别为桂枝加附子汤、桂枝去芍药加附子汤、四逆汤、干姜附子汤、芍药甘草附子汤、茯苓四逆汤、真武汤、附子泻心汤、桂枝附子汤、去桂加白术汤、甘草附子汤、麻黄细辛附子汤、麻黄附子甘草汤、附子汤、白通汤、白通加猪胆汤、通脉四逆汤、乌梅丸、四逆加人参汤、通脉四逆加猪胆汤、小青龙汤加减方、四逆散加减方、人参汤加减方。

《金匮要略》中含有附子类的方剂共26首，分别为桂枝附子汤、白术附子汤(去桂加白术汤)、甘草附子汤、头风摩散、桂枝

芍药知母汤、《近效方》术附汤、肾气丸、二加龙骨汤、薏苡附
子散、乌头赤石脂丸、九痛丸、附子粳米汤、大黄附子汤、栝
楼瞿麦丸、麻黄附子汤、桂姜草枣黄辛附子汤、黄土汤、四逆
汤、通脉四逆汤、薏苡附子败酱散、乌梅丸、竹叶汤、紫石寒
食散、《千金》三黄汤加减方、《千金》越婢加术汤加减方、越
婢汤加减方。其中与《伤寒论》重出者有7首，分别为白术附子
汤（《伤寒论》作去桂加白术汤）、桂枝附子汤、甘草附子汤、四
逆汤、通脉四逆汤、乌梅丸、麻黄附子汤（《伤寒论》作麻黄附
子甘草汤）。另需说明的是，《伤寒论》去桂加白术汤（附子三枚，
炮，去皮，破；白术四两；生姜三两，切；甘草二两，炙；大枣
十二枚，擘）与《金匮要略》白术附子汤（白术二两；附子一枚
半，炮，去皮；甘草一两，炙；生姜一两半，切；大枣六枚）的
用药完全一样，剂量差别虽然较大，然条文内容一样，而且白
术附子汤所有药物刚好是去桂加白术汤剂量的一半，煎服用水
等也是一半，故而列为同一处方。《伤寒论》麻黄附子甘草汤（麻
黄二两，去节；甘草二两，炙；附子一枚，炮，去皮，破八片）
与《金匮要略》麻黄附子汤（麻黄三两；甘草二两；附子一枚，
炮）的用药完全相同，虽麻黄剂量不同，但亦列为同一处方。故
《金匮要略》实际含有附子类方共19首。

　　故而《伤寒杂病论》中含有附子类的方剂共42首，分别为

桂枝加附子汤、桂枝去芍药加附子汤、四逆汤、干姜附子汤、芍药甘草附子汤、茯苓四逆汤、真武汤、附子泻心汤、桂枝附子汤、去桂加白术汤（白术附子汤）、甘草附子汤、麻黄细辛附子汤、麻黄附子甘草汤（麻黄附子汤）、附子汤、白通汤、白通加猪胆汤、通脉四逆汤、乌梅丸、四逆加人参汤、通脉四逆加猪胆汤、头风摩散、桂枝芍药知母汤、《近效方》术附汤、肾气丸、二加龙骨汤、薏苡附子散、乌头赤石脂丸、《千金》九痛丸、附子粳米汤、大黄附子汤、栝楼瞿麦丸、桂姜草枣黄辛附子汤、黄土汤、薏苡附子败酱散、竹叶汤、紫石寒食散、小青龙汤加减方、四逆散加减方、人参汤加减方、《千金》三黄汤加减方、《千金》越婢加术汤加减方、越婢汤加减方。其中加减方有6首，分别为小青龙汤加减方、四逆散加减方、人参汤加减方、《千金》三黄汤加减方、《千金》越婢加术汤加减方、越婢汤加减方；属于太阳病方有1首，为桂姜草枣黄辛附子汤；属于厥阴病方有4首，分别为桂枝去芍药加附子汤、桂枝加附子汤、桂枝附子汤、桂枝芍药知母汤；属于少阳病方有3首，分别为附子泻心汤、黄土汤、竹叶汤。属于太阴病方有5首，分别为乌梅丸、附子粳米汤、紫石寒食散、去桂加白术汤、《近效方》术附汤；属于少阴病人参方有5首，分别为大黄附子汤、茯苓四逆汤、附子汤、四逆加人参汤、《千金》九痛丸；属于少阴病半表半里虚证方1首，为二加龙骨汤；属于少阴病半表半里寒证方2首，分别为麻黄细辛附子汤、麻黄附子甘草汤（麻黄附子汤）。

　　故而《伤寒杂病论》属于少阴病附子类方有15首，分别为四逆汤、干姜附子汤、芍药甘草附子汤、真武汤、甘草附子汤、白通汤、白通加猪胆汤、通脉四逆汤、通脉四逆加猪胆汤、头风摩散、崔氏八味丸（肾气丸）、薏苡附子散、乌头赤石脂丸、栝楼瞿麦丸、薏苡附子败酱散。

1.头风摩散（《金匮要略》方）

【主症】脉沉微。偏头痛，痛症。

【副症】无。

【方剂】大附子一枚（炮）、盐等分。

【煎服法】上二味为散，沐了，以方寸匕，已摩疾上，令药力行。

2.薏苡附子散（《金匮要略》方）

【主症】脉沉迟。背恶寒，喘息，短气，小便不利。

【副症】胸痹。

【方剂】薏苡仁十五两；大附子十枚，炮。

【煎服法】上二味，杵为散，服方寸匕，日三服。

3.薏苡附子败酱散(《金匮要略》方)

【主症】脉数无力，或脉弱。腹痛，脓肿，自汗恶寒，肌肤甲错。

【副症】肠痈；便脓血。

【方剂】薏苡仁十分，附子二分，败酱五分。

【煎服法】上三味，杵为末，取方寸匕，以水二升，煎减半，顿服。

【验案】

（1）局限性脓肿案（刘惠生）

有1次，离城三里的垴头村来人叫出诊，我问是什么病，他说是肚子痛。我背起出诊的药箱，跟着他就去了。到了一看，是个70多岁的老人躺在土炕上，已经病了10多天，人十分消瘦，不断地呻吟着。我走近一看患者的腹部，吓了一跳。患者的腹部凹陷，右下腹皮肤有鸡蛋大一块变黑，全腹压痛，尤其是右下腹特别明显，脉弦数，舌苔褐黄燥。我考虑是急性阑尾炎穿孔形成局限性脓肿。患者是一个孤寡老人，来叫出诊的是其邻居，怎么办呢? 我当时也是"初生牛犊不怕虎"，开了个大黄牡丹汤合薏苡附子败酱散的药方，3剂。3天以后，那个邻居来说，患者吃了药，每天大便四五次，情况好些了，可以吃饭了，扶着也能下地了。我内心高兴，同时也感到惊奇。我遵照父亲的三定原则，即"定证、定方、定疗程"，告诉来人，继续用原来的药方10剂，患者情况继续好转；服药30余剂，患者完全恢复了健康。这是我用中药治愈的第1例危重患者。(《医学创新路》)

(2)腹腔脓肿案（闫云科）

张某，男，28岁，高城村人。腹痛3月之久，中西药迭进，迁延不愈，某医院B超诊断：腹腔脓肿，约13cm×12cm，并断言非手术不愈。彼闻剖腹开膛，心惊肉跳，只商于余，以其父与余有旧也。张面白体瘦，右少腹隆起，脓肿若拳，濡软微痛，腹肌不紧张，腹皮甲错，身无寒热，口苦，舌淡红，苔白腻，脉弦细缓。检阅用过之方，有清热解毒之仙方活命饮，有活血攻下之大黄牡丹汤加味。询知自攻下后，胃纳不馨，大便稀溏。此瘀毒内结，阳气虚弱证也。仙方活命饮、大黄牡丹汤清热解毒，化瘀通腑，虽痛肿红赤发热、舌红苔黄、脉象滑数者宜，但阳气不足者则非所宜也，且有损阳败胃之弊。本案所示为薏苡附子败酱散证，许其试治1周，若不效，手术未迟。

处方：薏苡仁30g，附子10g，败酱草30g。7剂。

二诊：用药7天，脓肿已摸不到，B超提示约4cm×3cm之大，继服1周，霍然病已。(《经方躬行录》)

4.干姜附子汤(《伤寒论》方)

【**主症**】舌淡,脉沉微。微热,夜间烦躁,中午不得眠,四肢厥逆。

【**副症**】下利,不呕,不渴。

【**方剂**】干姜一两半;附子一枚,生用,去皮,破八片。

【**煎服法**】上二味,以水三升,煮取一升,去滓,顿服。

5.四逆汤(《伤寒杂病论》方)

【**主症**】舌淡嫩,苔薄白润或滑;脉沉,或脉浮而迟,或脉弦迟,或脉弱,或脉微欲绝。下利清谷,腹部拘急或胀满,身体疼痛,手足厥冷或四肢拘急。

【**副症**】发热恶寒,吐利汗出,烦躁,神疲。

【**方剂**】甘草二两,炙;干姜一两半;附子一枚,生用,去皮,破八片。强人可大附子一枚,干姜三两。

【**煎服法**】上三味,以水三升,煮取一升二合,去滓,分温再服。

【**验案**】

(1)小儿腹泻案(李国栋)

患儿,男,张姓,年龄6月半。2010年9月23日初诊。

患儿母亲诉：患儿于昨日下午腹泻，傍晚发热，一日腹泻七八次，水泻，便中夹有奶瓣。测腋下体温38.7℃，无汗，手温热，小有哭闹，哭闹时鼻流清涕，面苍，不好好喝水，腹软有鼓音，舌润苔白，脉微沉数。

辨证：表热里寒（少阴虚寒）。

治法：温阳止泻（先温里）。

处方：四逆汤。

方药：附子1g，干姜1g，炙甘草1g。

煎服法：上三味，以水400mL，煮取40mL，去渣，分4次温服，日服2次。

2010年9月25日上午复诊（患儿家长诉）：初诊当晚喂药后，是夜无腹泻，热退，昨日晨便稀水2次量少、夹少许奶瓣；喂药第2次，白天稀便1次量少，傍晚溏便1次量多；喂服第3次药，今晨溏便仍夹有少许奶瓣，鼻有少许清涕。药已分4次服完。查舌淡白，脉微浮。

处方：理中汤加附子。

方药：党参1g，干姜1g，白术1g，炙甘草1g，附子1g。

煎服法：上五味，以水400mL，煮取40mL，分4次温服，日服2次。

2010年9月27日三诊：患儿家属反馈病情，复诊服药2日后，大便已无奶瓣，一昼夜溏便二三次，色金黄，偶有清涕，上嘴唇起2个小水疱，精神很好，能吃能玩。嘱其将上药去附子再取1剂，服2日。

按：幼儿发热，临床所见四逆汤证者，时有遇到。其原因有二：一是过用清热药物；二是禀赋脾胃虚寒。临床所见，多为过用寒药。此病案，患儿水泻，大便中夹有奶瓣，奶瓣是没有消化的食物，属于"下利清谷"，是四逆汤证的主要证据之一。四逆汤证还有一个症状，是"下利腹胀满"。太阴证下利，通常情况是下利后腹满得减。少阴证"下利腹胀满"，是中阳虚衰，阳不化水，水停胃肠，阻遏气机，故下利腹胀满。此病案见"下利清谷"和"下利腹胀满"两个症状，故可确诊为四逆汤证。四逆汤证，通常为手足厥冷。此病案患儿手温热，鼻流清涕，当为表有邪气，宜用桂枝汤；但因有里虚腹泻，不得用桂枝汤攻表，所以应先与四逆汤救里。《伤寒论》也有告诫："下利清谷，不可攻表，汗出必胀满。"

以四逆汤温里，一般情况下身热会退，腹泻会止。因为四逆汤证发热，多为里虚阳浮，附子回阳，故用四逆汤后，一般情况下，身热会退。也有用四逆汤后利止而身热不退的情况，那么若利止大便自调而仍发热者，可与桂枝汤解表。

四逆汤证的脉象是沉细、沉弦。此案患儿脉象是微沉数。

脉稍微沉，主病势偏于里；脉数主热，主阳气来复。阳气来复者，其利当自止。故小与四逆汤，稍微扶助一下正气即可。可不可以与四逆汤，当以明鉴寒热而定。下利若是里热证：一不当有奶瓣；二不当有"不好好喝水"。奶瓣是未消化的食物；不好好喝水是口不渴。里有热者，热腐水谷，必当口渴欲饮和大便热臭，不应有奶瓣。里热证若与四逆汤，必发惊痫、瘛疭，或下利脓血，或咽喉肿痛。

（2）神志不清案（刘绍武）

冯某之母，女，83岁。

平素体尚健，1977年5月8日因饮食不当（食肉较多）出现腹痛泄泻，为水样便，未呕吐；翌日即出现神志不清，喃喃自语，大小便失禁，四肢发冷。家人识为病危，其子冯某也为中医，至家告我：言脉沉微，舌淡白。告之予四逆汤：附子4.5g，干姜4.5g，甘草3g。服1剂后约2小时，神志清楚，能认识人，自语消失，大小便失禁未再出现。3天后又能下地活动。（《三部六病医案集》）

6.通脉四逆汤（《伤寒杂病论》方）

【主症】舌淡苔白，脉微欲绝。下利清谷，汗出而厥，身热不恶寒，面色赤。

【副症】腹部拘急或胀痛，身体疼痛，咽痛，干呕，烦躁，口干不欲饮。

【方剂】甘草二两，炙；附子一枚，生用，去皮，破八片；干姜三两。面色赤者，加葱九茎；腹中痛者，去葱，加芍药二两；呕者，加生姜二两；咽痛者，去芍药，加桔梗一两；利止脉不出者，去桔梗，加人参二两。

【煎服法】上三味，以水三升，煮取一升二合，去滓，分温再服。

【验案】

假太阳病案（刘绍武）

40年前，吾曾经在坊煤矿就遇到一少年患者，表现头项强痛、发热恶寒，一派太阳病证，似觉辨证容易，随用辛凉解表药。3剂后，热象增重，体温不减，引起我的思索。观其证是太阳病，为何用治太阳病的方剂无效呢？再详细观察时，始见患者两眼瞳孔散大至角膜边缘，这是真阳外现的假太阳病。瞳孔散大指出判断路线，随即用四逆汤加山萸肉二两，方用：附子10g，干姜15g，甘草10g，山萸肉6g。1剂而脉静身凉，后服3剂而愈。此病例提示我们，三阳皆热、三阴皆寒是一般规律，亦有三阴之热的特殊现象，必须认真分辨。三阳皆热是邪热，三阴证之热是真阳外越的现象。(《三部六病医案集》)

黎崇裕按：虽然原文称之为四逆汤，但看剂量当为通脉四逆汤，故本案放在通脉四逆汤条下。

7.通脉四逆加猪胆汤（《伤寒论》方）

【主症】脉微欲绝。汗出而厥，四肢拘急，烦躁不安。

【副症】心下痞塞，干呕，呃逆。

【方剂】甘草二两，炙；干姜三两，强人可四两；附子大者一枚，生，去皮，破八片；猪胆汁半合。无猪胆，以羊胆代之。

【煎服法】上四味，以水三升，煮取一升二合，去滓，内猪胆汁，分温再服。

8.白通汤（《伤寒论》方）

【主症】舌淡苔白，脉沉微。下利，发热神昏，烦躁，腹痛，四肢厥逆。

【副症】无。

【方剂】葱白四茎；干姜一两半；附子一枚，生用，去皮，破八片。

【煎服法】上三味，以水三升，煮取一升，去滓，分温再服。

9.白通加猪胆汁汤（白通加猪胆汤）（《伤寒论》方）

【主症】舌红苔白，无脉，或脉细。利不止，四肢厥逆，干呕烦。

【副症】发热面赤。

【方剂】葱白四茎；干姜一两；附子一枚，生，去皮，破八片；人尿五合；猪胆汁一合。若无胆，亦可用。

【煎服法】上五味，以水三升，煮取一升，去滓，内胆汁、人尿，和令相得，分温再服。

10.赤石脂丸（乌头赤石脂丸）（《金匮要略》方）

【主症】脉寸微尺弦。心痛彻背，背痛彻心。

【副症】心痛；腹中痛。

【方剂】蜀椒一两，一法二分；乌头一分，炮；附子半两，炮，一法一分；干姜一两，一法一分；赤石脂一两，一法二分。

【煎服法】上五味，末之，蜜丸如桐子大。先食服一丸，日三服，不知，稍加服。

11.真武汤（《伤寒论》方）

【主症】舌淡白润或滑，脉微细。心下悸，头晕，身动摇欲仆地，腹痛，畏寒肢冷，小便不利。

【副症】浮肿，自利，四肢沉重疼痛，精神萎靡。

【方剂】白术三两；茯苓三两；芍药三两；生姜三两，切；附子一枚，炮，去皮，破八片。若咳者，加五味子半升，细辛一两，干姜一两；若小便利者，去茯苓；若下利者，去芍药，加干姜二两；若呕者，去附子，加生姜，足前为半斤。

【煎服法】上五味，以水八升，煮取三升，去滓。温服七合，日三服。

【验案】

（1）内伤发热案（武德卿）

赵某，男，78岁，2018年2月24日初诊。自认为"上火"了，不思饮食，食少纳呆，神疲乏力，肛门疼痛又有灼热感，大便2~3天1次，头硬排出困难需用开塞露；晚上11点以后出现燥热汗出，口干不欲饮食或饮少量热水。舌淡嫩，苔薄白，脉浮大。腹诊：腹动亢进，腹肌痉挛明显如板状硬，下腹部可触及水泛波。

主症：少阴病时发热，食少纳呆，水泛波，腹动亢进。

诊断：里阴病合枢寒证。

治则：温里散寒。

主方：真武汤。

附子12g，茯苓20g，白术40g，生姜15g，白芍30g。3剂，配方颗粒，一日1剂，开水冲服。

2月27日二诊：服药后，食少纳呆改善，饮食增加，夜间燥热汗出消失，肛门灼热感消失但仍有疼痛；大便一日1次，但仍排出困难。继以原方加减：党参10g，附子12g，茯苓20g，白术60g，生姜15g，白芍30g。5剂，开水冲服。并处以苦参12g，黄柏18g，黄连6g，大黄6g。3剂，配方颗粒，开水冲化，外用熏洗肛门。

3月1日药未服完，患者来告知饮食、精神已正常，唯大便还稍有不利，嘱其将药服完，并自制"蜜蜂栓"，每日用1个，可以改善大便情况。(《三部六病临证发微》)

（2）慢性腹泻案（黎崇裕）

刘某，男，27岁，2020年8月20日初诊。

主诉：大便稀溏反复发作几年。

现病史：几年来大便稀溏反复发作，一日大便五六次，黄糜状，无黏液，无脓血；吹空调后，手脚冰凉，畏寒，汗出一般。咽部不红，舌淡，苔白腻，脉滑。

主症：舌淡，苔白腻，自利（大便稀溏反复发作，一日大便五六次），畏寒肢冷（吹空调后手脚冰凉，畏寒）。

诊断：少阴病。

治则：温阳利水止泻。

主方：真武汤。

黑顺片10g，茯苓10g，炒白术10g，白芍10g，生姜3g。5剂，水煎服，每日1剂，分2次饭后温服。

2020年9月3日二诊：大便次数减少，一天3次，舌脉如前。

处方：黑顺片10g，茯苓10g，炒白术10g，生姜3g，干姜5g。5剂，水煎服，每日1剂，分2次饭后温服。

2021年4月5日因疲乏来诊，诉服药后大便已正常，而且体重也增加了不少。

12.甘草附子汤（《伤寒杂病论》方）

【主症】舌淡苔白，脉沉细。关节疼重（牵掣性疼痛），四肢屈伸不利，汗出短气，小便不利，恶风。

【副症】风湿；身微肿。

【方剂】甘草二两，炙；附子二枚，炮，去皮，破；白术二两；桂枝四两，去皮。

【煎服法】上四味，以水六升，煮取三升，去滓，温服一升，日三服。初服得微汗则解。能食，汗止复烦者，将服五合。恐一升多者，宜服六七合为妙。

13.芍药甘草附子汤（《伤寒论》方）

【主症】舌淡，脉沉细。腹痛或骨痛，背恶寒甚，手脚挛急。

【副症】心烦，小便数，自汗。

【方剂】芍药三两；甘草三两，炙；附子一枚，炮，去皮，破八片。

【煎服法】上三味，以水五升，煮取一升五合，去滓，分温三服。

【验案】

（1）自汗（闫云科）

许某，女，65岁，住城内周家巷。暑天大热，饮冷过多，病头痛发热（体温39℃）。自服复方乙酰水杨酸片4片，致大汗淋漓，热虽解，而汗出不止，神疲乏力。因循20余日始予就诊。

患者面色萎黄，倦怠头晕，汗出如泉，拭之复涌。身不热，体不痛，畏寒唇冷，手足不温。胃纳呆钝，口渴欲饮，二便如常。舌淡红润，脉沉细略数。

综观全症，既非太阳中风证，亦非太阳少阴两感证，有似太阳病遂漏不止之桂枝加附子汤证，其实亦非。乃汗多伤阴、阴损及阳之芍药甘草附子汤证也。

拟：白芍10g，附子10g，炙甘草10g。

1剂减，2剂愈。

按：发热、汗出、恶风、脉象浮缓，为太阳病中风、营卫不和也；太阳少阴两感证，以脉微细、但欲寐、无汗、恶寒为主症，绝无汗出不止，口渴思饮；桂枝加附子汤证，为太阳病过汗后，遂漏不止，表邪未解而阳气已伤。三证异于本证者，皆有表邪也。本案为过汗后表邪已解，阳气不固，津液大伤之阴阳两虚证。故遵"发汗，病不解，反恶寒者，虚故也，芍药甘草附子汤主之"之旨，用之果验。（《经方躬行录》）

（2）口苦案（李国栋）

朱某，女，66岁，2020年3月24日初诊。

现病史：口苦，每天早上口苦甚，动辄出汗，右胁下微疼，胸闷，光想深吸气，不欲喝水，半夜总醒，醒来睡不着，心不烦，有时舌尖疼，舌质微红，苔白，脉缓弦、左寸上鱼际、尺沉。前两日在医院血常规检验报告示白细胞、中性粒细胞、淋巴细胞都低于正常值下限，心电图示房性早搏。

方用芍药甘草附子汤加味：白芍9g，炙甘草9g，附子3g，茯苓9g，白术9g，党参9g，柴胡9g，黄芩9g，陈皮9g，大黄1g，生姜9g，大枣24g。3剂，一日1剂，水煎服。

3月26日复诊：诸症皆好转，这两天半夜没有醒，口苦好多了，出汗也少了。

按：口苦、胸闷、右胁下微疼、舌微红、寸脉上鱼际，此为肝气郁热；动辄出汗、不欲喝水、心不烦，此为脾胃气虚；半夜总醒、醒来睡不着，为阴气不足；白细胞、中性粒细胞、淋巴细胞都低于正常值下限，为免疫力低。经方推理为芍药甘草附子汤证。但是舌质微红、寸脉上鱼际，此为上焦热，用附子会不会加重上焦热？从而口更苦，睡眠更差？不过，白细胞低为免疫力低，芍药甘草附子汤能提高免疫力，这一点也不错。总得试个明白，于是加附子，结果效果满意。此外，房性早搏，多为水气凌心之心悸；室性早搏，多为阴血亏虚之脉结代。房性早搏和室性早搏都会有完全代偿间歇。但是房性早搏完全代偿间歇比较少见，室性早搏完全代偿间歇比较多见。完全代偿间歇就是结代脉。房性早搏，可有胸闷、乏力。胸闷，是胸中有水气；乏力，是肌肉中有水气。

14.栝楼瞿麦丸（《金匮要略》方）

【主症】脉沉滑。小便不利，口渴，腹中冷。

【副症】无。

【方剂】栝楼根二两；茯苓三两；薯蓣三两；附子一枚，炮；

瞿麦一两。

【煎服法】上五味，末之，炼蜜丸梧子大。饮服三丸，日三服；不知，增至七八丸，以小便利、腹中温为知。

15.肾气丸（八味丸、崔氏八味丸、八味肾气丸）（《金匮要略》方）

【主症】舌质淡胖，苔薄白润；脉濡弱，或浮数，或浮虚，或数大无根。腰酸痛，少腹不仁或拘急，小便频数或不禁或减少。

【副症】虚劳；脚气；消渴；转胞。消瘦乏力，下肢麻痹，烦热不得卧。

【方剂】干地黄八两；山茱萸、薯蓣各四两；泽泻、茯苓、牡丹皮各三两；桂枝、附子(炮)各一两。

【煎服法】上八味末之，炼蜜和丸梧子大，酒下十五丸，加至二十五丸，日再服。

【验案】

足后跟疼痛案（黎崇裕）

洪某，女，29岁，2018年6月4日初诊。

主诉：足后跟疼痛1周。

现症：足后跟疼痛，腰痛，小便频量少，舌淡红，苔薄黄，咽部不红，脉浮弦。

既往史：无高血压、冠心病、糖尿病、溃疡史，无肝肾功能不良史，否认药物及食物过敏史。

主症：腰痛，小便不利(小便频量少)。

诊断：少阴病。

治则：温补肾阳，化气行水。

主方：金匮肾气丸加味。

熟地黄25g，生地黄25g，山茱萸25g，山药25g，茯苓18g，丹皮18g，熟附子6g，肉桂3g，芡实15g，金樱子肉15g，炒酸枣仁30g。3剂，水煎温服，一天1剂，一日2次。

2018年7月20日复诊：服前药后，诸症明显减轻。近来操劳，症状反复，发作较之前为轻，托人前来要求抓前方，给予初诊方加枸杞子15g，再进7剂。

（二）半表半里寒证杂方（12首）

刘老在《刘绍武三部六病传讲录》半表半里寒证的类药中提到乌头、天雄，《伤寒论》中未见乌头、天雄，《金匮要略》中含有天雄的方剂有天雄散，属于半表半里寒证方。《金匮要略》含有乌头的方剂有5首，分别为乌头赤石脂丸、赤丸、乌头煎(大乌头煎)、乌头桂枝汤(抵当乌头桂枝汤、《外台》乌头汤)、乌头汤。其中乌头煎条文记录为大乌头煎,方剂记录为乌头煎,为同一方剂;乌头桂枝汤条文记录为抵当乌头桂枝汤,方剂记录为乌头桂枝汤,附方记录为《外台》乌头汤,一方而三名。而乌头桂枝汤属于厥阴病方,乌头汤属于太阳病方,乌头赤石脂丸已归属于少阴病附子类方,故而剩下的赤丸、乌头煎(大乌头煎)属于半表半里寒证的乌头类方。另外,麻黄细辛附子汤、麻黄附子甘草汤、大黄附子汤、三物备急丸、小青龙汤、小青龙加石膏汤属于实而寒之剂,归属于半表半里寒杂方。还有桂枝甘草汤、甘草干姜汤亦属于半表半里寒杂方。

白散见于《伤寒论》第141条:"寒实结胸,无热证者,与三物小陷胸汤。白散亦可服……病在膈上必吐,在膈下必利。"说明白散可治膈上亦可治膈下,乃属半表半里部,结合主治"寒实结胸"的描述,寒而实属少阴,故而此方归属于半表半里寒证杂方。

1.桂枝甘草汤(《伤寒论》方)

【主症】舌淡,苔薄白,脉促。过汗,虚里跳动,心悸欲得按,胸闷。

【副症】无。

【方剂】桂枝四两，去皮；甘草二两，炙。

【煎服法】上二味，以水三升，煮取一升，去滓，顿服。

【验案】

心悸案（闫云科）

李某，女，54岁。本有肝咳夙疾，近复事不遂心，肝气郁结，肝木犯胃，呕吐四日不止，且频繁而剧烈。每呕吐发作，汗水淋漓，头发尽湿，胃液、胆汁尽皆吐净，仍干呕不已。肢体倦软如泥，精神疲惫不支。某医院谓神经性呕吐、中度脱水。补液、镇吐三日，呕吐始止。自知神疲少气非一日可复，惟心之动悸难以得忍，下床稍动即筑筑不宁，故双手捂按心下以求轻快，不敢稍懈也。观其舌象，淡白润滑。诊得脉来弦细无力，皆一派阳气不足之症。

汗为心液，由阳气蒸化津液而成。呕吐剧烈、汗出过多，使心阳受损，故悸动不宁、喜手捂按。桂枝甘草汤为振奋离宫、汗多心阳虚损之治方，遂拟：桂枝10g，炙甘草5g。1剂。

患者疑方药轻简，不能中病。余谓方证相吻，定有奇效，力催速服，已而果然。善后方拟炙甘草汤。（《经方躬行录》）

黎崇裕按：刘绍武先生在论及组方及其分类时说，"桂枝甘草汤温阳平冲，主治少阴寒证发汗过多，其人叉手自冒心，心下悸，欲得按者"。故而桂枝甘草汤属于半表半里寒证杂方。

2.甘草干姜汤（《伤寒杂病论》方）

【主症】舌淡，苔薄白润，脉沉迟或细。手足厥冷，烦躁（自己感到不安），吐逆或多涎唾（如口水多、小便多、小便控制不住、耳朵里流水等）。

【副症】肺痿。咽中干，目眩，脘腹冷痛。

【方剂】甘草四两，炙；干姜三两。

【煎服法】上二味，以水三升，煮取一升五合，去滓，分温再服。

【验案】

咽痛案（闫云科）

甥女婆母，68岁。体素健，举家饭厨皆其料理。近感冒，发热（39℃），咽痛，医院点滴头孢曲松钠七日，症不减。复输进口消炎药五日，热退而咽痛不止，口服消炎药引致胃痛恶心。甥女电话求援，询知咽痛子夜益甚，心烦不寐，口干思饮，唯欲热水，且随饮随溲。背畏寒，手足不温，喜厚衣被。胃纳不佳，大便不干，舌脉不得知也。

再三思之，非阳证也。若为阳热，当口渴思冷，手足烦热，大便干秘。分析其因，过用抗生素致中阳虚损故也。因舌脉未知，不敢贸然投用桂、附。试以甘草干姜汤补益脾肺。若中气足，肺寒散，则疼痛当失。纵不效，亦不致大碍之生。

嘱购：炙甘草20g，干姜10g。1剂。

翌日来电云，咽痛减轻，口渴、尿频、畏寒皆减。嘱守方续服，痛止后服理中丸10日。(《经方躬行录》)

黎崇裕按：刘绍武先生在论及组方及其分类时说，"甘草干姜汤回阳救逆，主治少阴寒滞，四肢厥逆"。故而甘草干姜汤属于半表半里寒证杂方。

3.小青龙汤(《伤寒杂病论》方)

【**主症**】舌淡或淡胖，苔白水滑，脉紧或浮弦。发热不渴，咳甚干呕，痰、唾、涕等分泌物量多清稀。

【**副症**】肺痈；溢饮。身体疼重或浮肿，胸闷腹满，喘鸣迫塞，小便不利。

【**方剂**】麻黄去节；芍药、细辛、干姜、甘草(炙)、桂枝(去皮)各三两；五味子半升；半夏半升，洗。若渴，去半夏，加栝楼根三两；若微利，去麻黄，加荛花，如一鸡子，熬令赤色；若噎者，去麻黄，加附子一枚，炮；若小便不利、少腹满者，去麻黄，加茯苓四两；若喘，去麻黄，加杏仁半升，去皮尖。

【**煎服法**】上八味，以水一斗，先煮麻黄，减二升，去上沫，内诸药，煮取三升，去滓，温服一升。

【验案】

（1）婴儿发热案（李国栋）

女婴，张某，2018年1月28日下午初诊。

病儿4个月（体重6kg），发热6天，晚上和早晨体温都在39℃左右，服小儿氨酚黄那敏颗粒能降低1℃，半日许复升至39℃，已输液5天。第5天白天没有发热，晚上又发热至39℃，今早体温39.1℃，又服小儿氨酚黄那敏颗粒1次，中午体温38℃。从昨天至今天口服小儿柴桂退热颗粒6次，服后开始腹泻，昨天下午至今天下午腹泻八九次，第1次呈水样色黑，今日腹泻色黄。刻诊：患儿安静，面色白，白睛清亮，咳嗽，鼻塞，流白黏鼻涕，腹软，手热（患儿穿连衣连脚厚棉裤，没有摸脚的温度），无汗，脉沉数，不欲饮食（平时喝奶1次100mL，这两日喝奶1次不到20mL）。

辨证：肺胃寒湿（太阴与少阴合病）。

治法：温肺胃，祛寒湿。

处方：小青龙汤去桂枝、麻黄、半夏，加附子、茯苓、白术、砂仁（真武汤法）。

方药：附子1g，干姜1g，细辛1g，五味子2g（捣碎），砂仁2g（捣碎），炙甘草2g，茯苓2g，白术1g，白芍1g。取1剂，用水500mL，煮取100mL，分10次温服，一日服3次。

病家问，还用不用服其他止咳、止泻药物？乃嘱咐病家停用其他一切药物，只服此汤药。

次日（29日）下午5点多，患儿家长打来电话告知，昨日19点10分服汤药后，夜里体温降至37.1℃，今天没有再发热，也没有再拉稀，流涕止，咳嗽减轻，食纳有增，1次喝奶40~50mL。

嘱咐病家继续服上方，一天服3次，不咳即可停药。

第三日（30日）下午电话联系，患儿没有再发热，1次喝奶60mL，还有点咳嗽，今天有点流清涕。嘱病家把药喝完。

按：感冒发烧输液，通常都是输抗生素。抗生素属于清热药，输抗生素后不欲饮食，为清热伤阳，水饮内停，需温扶阳气，人体才有能力较快祛邪。反复发汗后不欲饮食，也是发汗伤阳，水饮内停。水饮内停的表现是小便不利。气上冲者也会有小便不利，但是气上冲者不会有不欲饮食。所以，不欲饮食并小便不利者，法当温阳利水。阳虚不欲饮食和阳郁不欲饮食者不同，阳虚不欲饮食者多安静，阳郁不欲饮食者多烦躁。

感冒发热，临床不乏过用抗生素（输液）和解热药物，导致肺胃寒湿，发热不解。寒湿证发热不解者，常表现为不欲饮食、不急不躁、小便次数少、关尺脉沉，甚或精神萎靡。

（2）咳嗽气喘案（马文辉）

李某，女，78岁。平素有气管炎，肺气肿病史。感冒咳嗽住院治疗，常规治疗无效，咳嗽气喘，白色泡沫痰，痰中带铁锈色，发热。由于呼吸科没有呼吸机，转入CCU病房，要请中医会诊。患者吸氧，发热恶寒，咳嗽气喘，胸闷心慌，下肢浮肿，舌淡苔白，水滑苔，脉浮紧。中医辨证：寒邪束表，心下有水气。方用小青龙汤，3剂热退咳嗽止。后用三部六病的调心肺汤7剂，病愈出院。

按语：小青龙汤证是一个表寒、半表半里虚的方证。临床上慢性支气管炎、肺气肿的患者，心脏功能都差。一旦感受寒邪，常常出现心下有水气、寒邪束表的小青龙汤证。（马文辉对发热病的辨证论治经验）

黎崇裕按：笔者认为小青龙汤证是表里同病，乃表实里寒证。据之前的论述，实而寒属少阴，故而小青龙汤归为半表半里寒杂方，"呕而发热者，小柴胡汤主之""伤寒表不解，心下有水气，干呕，发热而咳，小青龙汤主之"。刘老认为，小柴胡汤证和小青龙汤证皆属于半表半里证，故而症状极其相似，临床不可不细辨！

4.小青龙加石膏汤(《金匮要略》方)

【主症】脉浮数,或脉沉紧。胸满胀,咳而上气,烦躁而喘。

【副症】肺胀。身体疼重或浮肿,胁下痛引缺盆,恶寒发热,小便不利。

【方剂】麻黄、芍药、桂枝、细辛、甘草、干姜各三两;五味子、半夏各半升;石膏二两。

【煎服法】上九味,以水一斗,先煮麻黄,去沫,内诸药,煮取三升。强人服一升,羸者减之,日三服,小儿服四合。

【验案】

(1)腰椎间盘突出伴坐骨神经痛案(黎崇裕)

涂某,男,65岁。2021年4月28日初诊。

主诉:腰骶部疼痛伴左下肢放射痛10天。

现病史:10天前搬家后出现腰骶部疼痛伴左下肢放射痛,痛有定处,有刺痛感,左小腿麻木,腰椎活动受限,头晕,烦躁疲乏,咽干口苦,怕冷畏寒,汗出较多,不喜生冷,夜尿二到三次,大便偏稀。舌偏红,苔薄黄干,脉沉。

既往史:有椎间盘突出、单纯收缩期高血压病史,否认药物过敏史。

体格检查:脊柱侧弯,下腰椎椎旁有压痛,并向下肢放射,腰活动受限。左小腿皮肤感觉迟钝。直腿抬高或加强试验阳性，加强试验可疑阳性。

主症：烦躁而喘（烦躁疲乏），身体疼重或浮肿（腰骶部疼痛伴左下肢放射痛），恶寒发热（畏寒），小便不利（夜尿二到三次），心胸烦热（烦躁、咽干口苦），大便烂（大便偏稀）。

诊断：少阳少阴并病。

治则：化饮散寒，清热止痛。

主方：小青龙加石膏汤合栀子干姜汤化裁。

桂枝10g，白芍10g，干姜5g，细辛5g，醋五味子10g，法半夏10g，炙甘草6g，石膏30g，炒栀子10g，玉竹10g。颗粒剂，7剂，一天1剂，一日2次，开水冲服。

2021年5月5日复诊：服药后疼痛减去七八，喉中有白色痰难于咳出，舌脉如前。原方加陈皮10g，煅牡蛎15g，桔梗10g，颗粒剂，再进7剂。

（2）急性支气管炎案（黎崇裕）

梁某，女，32岁，2021年2月13日初诊，主诉：咳嗽3天。

现病史：3天前开始咳嗽，咽痒欲咳，有痰色白带绿，夜间加重，甚则呕吐或目泪出，稍有口干，喜温饮，大便二到三天1次，小便正常，无发热。

既往史：无高血压，冠心病，糖尿病，溃疡史，无肝肾功能不良史。否认药物过敏史。咽部不红，舌淡红，苔薄白，脉沉稍紧。

主症：舌淡红，苔薄白，脉沉稍紧，咳而上气（咽痒欲咳，甚则呕吐或目泪出）。

诊断：实而寒证。

治则：化饮散寒，宣肺止咳。

主方：小青龙加石膏汤。

蜜麻黄6g，桂枝10g，白芍10g，炙甘草6g，干姜5g，细辛3g，醋五味子10g，法半夏10g，石膏20g。颗粒剂，5剂，一日1剂，早晚开水冲服。

2021年5月10日因咳嗽再次来诊，诉服前药后，诸症痊愈。

5.天雄散（《金匮要略》方）

【主症】脉芤动微紧，或脉沉小迟。腹满痛，汗出，急行喘悸，手足厥寒。

【副症】失精家。面色白，溏泻，食不化，遗精。

【方剂】天雄三两，炮；白术八两；桂枝六两；龙骨三两。

【煎服法】上四味，杵为散，酒服半钱匕，日三服，不知，稍增之。

6.乌头煎（大乌头煎）（《金匮要略》方）

【主症】脉沉弦紧。绕脐大腹痛，出冷汗，恶寒，手足厥逆。

【副症】寒疝；缩阳；不欲食。

【方剂】乌头大者五枚，熬，去皮，不咬咀。

【煎服法】上以水三升，煮取一升，去滓；内蜜二升，煎令水气尽，取二升。强人服七合，弱人服五合。不差，明日更服，不可一日再服。

7.赤丸（《金匮要略》方）

【主症】脉微弦紧。腹中满痛，心下悸，恶寒，手足厥逆。

【副症】小便不利，呕吐，食不化。

【方剂】茯苓四两；半夏四两，洗，一方用桂；乌头二两，炮；细辛一两，《千金》作人参。

【煎服法】上四味末之，内真朱为色，炼蜜丸如麻子大。先食酒饮下三丸，日再夜一服。不知，稍增之，以知为度。

8.大黄附子汤（《金匮要略》方）

【主症】舌质黯，苔白厚或水滑，脉紧弦或脉沉紧。胁下偏痛，腹中拒按，恶寒发热，大便不利。

【**副症**】形体壮实而精神萎靡。

【**方剂**】大黄三两；附子三枚，炮；细辛二两。

【**煎服法**】上三味，以水五升，煮取二升，分温三服。若强人煮取二升半，分温三服，服后如人行四五里，进一服。

【**验案**】

附睾炎案（黎崇裕）

陈某，男，65岁，2021年9月4日初诊。

主诉：睾丸疼痛1个月。

现病史：1个月前出现睾丸疼痛，现症见睾丸局部未见水肿，触之疼痛不适。行走碰触后睾丸疼痛甚，手脚稍凉，胃纳可，睡眠可，精神可，大小便正常。舌淡红，苔薄白，脉沉。既往有输尿管癌术后病史，无高血压、冠心病、糖尿病、溃疡史，无肝肾功能不良史，否认药物过敏史。本院B超示右侧附睾炎声像改变，右侧附睾尾囊肿。

主症：胁下偏痛（睾丸疼痛），腹中拒按（睾丸触之疼痛不适），手脚稍凉。

诊断：少阴少阳并病。

治则：清热化瘀，行气止痛。

主方：大黄附子汤合四逆散、活络效灵丹。

大黄3g，淡附片3g，细辛3g，北柴胡10g，麸炒枳壳10g，白芍20g，炙甘草10g，乳香5g，没药5g，当归5g，丹参10g。7剂，颗粒剂，一天1剂，早晚开水冲服。

2021年9月15日：服药后睾丸疼痛已除，无不适，舌脉如前，改用四逆散合桂枝茯苓丸善后。

9.麻黄细辛附子汤（《伤寒论》方）

【主症】舌淡苔不黄干，脉沉微细，或脉弦紧。精神萎靡，头身痛，发热恶寒无汗。

【副症】但欲寐，咳喘，小便白。

【方剂】麻黄二两，去节；细辛二两；附子一枚，炮，去皮，破八片。

【煎服法】上三味，以水一斗，先煮麻黄，减二升，去上沫；内诸药，煮取三升，去滓。温服一升，日三服。

【验案】

眼眶肿块案（黎崇裕）

周某，女，36岁，2020年8月8日初诊。

主诉：左眼眶下发现肿块3天。

现病史：3天前下班后发现左眼眶下出现肿块，怕冷恶寒，无四肢冰凉，无关节疼痛，大小便正常。舌淡，苔白腻，脉沉弦细。既往无高血压、冠心病、糖尿病、溃疡史，无肝肾功能不良史，否认药物及食物过敏史。

主症：舌淡，苔白腻，脉沉弦细，恶寒。

诊断：少阴病。

治则：温阳利饮散结。

主方：麻黄附子细辛汤加味。

麻黄6g，黑顺片10g，细辛5g，苍术10g。3剂，水煎温服，一天1剂，早晚饭后服用。

2020年10月17日因痛经来诊，诉前药后肿块已除。

10.麻黄附子甘草汤（《金匮要略》作附子麻黄汤、麻黄附子汤）

【主症】舌淡，苔不黄干，脉微细或沉。身面浮肿或体痛，发热恶寒无汗。

【副症】水病。面色㿠白，便溏，烦躁，小便白。

【方剂】麻黄二两，去节，一方麻黄三两；甘草二两，炙；附子一枚，炮，去皮，破八片。

【煎服法】上三味，以水七升，先煮麻黄一二沸，去上沫；内诸药，煮取三升，去滓。温服一升，日三服。

【验案】

恶寒案（闫云科）

刘某，女，29岁，忻县预制厂化验员。阑尾手术后，身体恢复较差，精神一直不佳。胃纳不振，经常泄泻。近又外感风寒十余日，虽未至卧床，然神疲无力，恶寒咳嗽始终未止。服抗病毒、抗菌、解热镇痛药均不见好，遂求服中药。

恶寒无汗，鼻塞咳嗽，痰涎清稀不爽，为太阳风寒袭表之象。然脉不浮反沉细，身不热，手足凉，口干不欲饮，皆一派阳虚症状。由是观之，乃太阳少阴两感证也。当温阳解表以治。拟仲圣麻黄附子甘草汤加味：麻黄6g，附子6g，甘草6g，杏仁10g。1剂。

二诊：药后周身汗出，诸症随失，拟归脾丸善后之。（《经方躬行录》）

11.三物备急丸（《金匮要略》方）

【主症】心腹胀满，卒痛如锥刺，气急口噤。

【副症】心腹诸卒暴百病；中恶；客忤；停尸卒死。四肢逆冷，不大便。

【方剂】大黄一两；干姜一两；巴豆一两，去皮心，熬，外研如脂。

【煎服法】上药各须精新，先捣大黄，干姜为末，研巴豆内中，合治一千杵，用为散，蜜和丸亦佳，密器中贮之，莫令歇。

12.白散（《金匮要略》作桔梗白散、《外台》桔梗白散）

【主症】舌红，苔白腻或白厚腻，脉数或浮滑。心下痞痛，咳而胸闷，时出浊唾或痰脓腥臭。

【副症】肺痈。咽干不渴，大便不通。

【方剂】桔梗三分；巴豆一分，去皮，熬，研如脂；贝母三分。

【煎服法】上三味为散，内巴豆，更于臼中杵之。以白饮和服，强人半钱匕，羸者减之。病在膈上必吐，在膈下必利。不利，进热粥一杯；利过不止，进冷粥一杯。

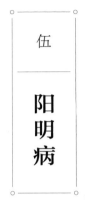

伍

阳明病

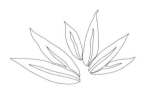

一、阳明病概述

病位：里部。

病性：阳性病。

病势：属热实。

重点诊断：部位是结肠。

治则：泻热除实。

纲领证：胃家实，发潮热，自汗出，大便难。

主方：大黄芒硝汤（大黄15g，芒硝10g，枳实30g，厚朴20g，白芍30g）。

二、阳明病辨证

《伤寒论》180条云："阳明之为病，胃家实是也。"

《伤寒论》208条云："阳明病，脉迟，虽汗出不恶寒者，其身必重，短气，腹满而喘，有潮热者，此外欲解，可攻里也。手足濈然汗出者，此大便已硬也，大承气汤主之。"

《伤寒论》212条云："伤寒，若吐若下后不解，不大便五六日，上至十余日，日晡所发潮热，不恶寒，独语如见鬼状，若剧者，发则不识人，循衣摸床，惕而不安，微喘直视，脉弦者生，涩者死。微者，但发热谵语者，大承气汤主之。"

《伤寒论》215条云："阳明病，谵语，有潮热，反不能食者，胃中必有燥屎五六枚也。若能食者，但硬耳，宜大承气汤下之。"

阳明病纲领证是根据上述条文列出的。

阳明病为里部实热证，在《伤寒论》的条文中，阳明病的条文较多，内容很符合里部实热证。

里部比较好理解，上至食道，下至肛门，由平滑肌组成。从组织结构上看，可以自成一个系统，适应饮食，担负着食物的腐熟、消化、吸收。整体消化系统以胃为主，故在《伤寒论》中称"胃家"，"胃家实"成为其核心证，以说明病位与病势。由于热实盛于内而"发潮热""自汗出"，津液随热外泄，加之内里热炽盛必大便秘结，这是阳明实热的必然见证和本质性的病理反应。因而将"发潮热，汗自出，大便硬"列为纲领证以说明阳明病的病位、病性、病势，便于临床辨证施治。

阳明病的重点诊断部位在"胃家"。"胃家实"作为阳明病的核心证，有两点需要弄明白。首先是张仲景说的"胃"在什么地方?《伤寒论》215条云："阳明病，谵语，有潮热，反不能食者，胃中必有燥屎五六枚也……"胃中怎么会有燥屎呢?《灵枢·本输》云："小肠大肠皆属胃。"燥屎一般都在降结肠。阳明病多为肠伤寒患者，发热病程较长，热盛逐渐加重，则燥屎延及横结肠，到达肚脐部则表现为腹痛。横结肠在解剖位置上和胃相邻近，一前一后，故古人在触及燥屎在横结肠时，触之似在"胃中"。燥屎如结至升结肠时，则腹痛剧烈，痛不欲生。"实"指实有其物，一是讲实证，二是讲充实，内有有形之物，中医讲腹诊，是顺着结肠的升、横、降不同部位而触。大肠如有燥屎，从乙状结肠开始沿着降结肠，横结肠顺序而触，大便燥结的部位越高，腹痛则愈明显。"实"指实有其物，痰、水、血、食积而不去，是"胃家实"的必然结果。

《伤寒论》321条云："少阴病，自利清水，色纯青，心下必痛，口干燥者可下之，宜大承气汤。"由于医疗条件的改善，现在此证难以再见到。在过去，传染病流行，患伤寒病后，持续高热，神志朦胧，不欲食，口中黏腻，如《伤寒论》212条所述病状。实热内结，水饮入胃，流经十二指肠和胆汁混合，此时肠道吸收功能减低，沿干结粪间隙顺流而下，出现热结旁流，便出清水，如洗菠菜水样，故称"色纯青"。这种情况多在瘟疫流行，发热十余日后出现。

另外须将"痞"与"胀"作一区别。单纯胃部充气，气积在胃底贲门处，称"痞"，指局部积气而致；大肠、小肠同时积气

遍及全腹，叫"胀"，指整个腹部而言。阳明病的治疗方剂重点
是选用三承气汤，方证表现多为腹胀、高热。腹部触之柔软者，
用小承气汤；以发热为主者，用调胃承气汤；腹胀、发热、大便
秘结同时存在，则选用大承气汤。大承气汤的功效是小承气汤
和调胃承气汤功效的综合。

　　阳明病的治疗必须针锋相对，一要凉药清热，二要排出蓄
积之物，三要恢复机体的功能。用大承气汤以达荡涤肠胃，推
陈出新，泻热泻食，急下而存阴的治疗目的。

　　阳明病的主方是大黄芒硝汤。方中大黄性寒、味苦，苦寒
可以泻热，具有较强的攻下作用，是为主药。此外，大黄苦寒，
还有较强的抑菌作用，对于因肠道感染而引起的里部实热证用
之更妥。然对于阳明病来说，泻下不仅需要肠道收缩之力，而
且又需要大量的液体稀释蓄积物，故此大黄就嫌不足，必须用
芒硝以助。芒硝含有硫酸镁、硫酸钠、硫酸钙等成分，不易被
肠壁吸收，在肠中形成高渗溶液，使肠道保持大量水分，以软
坚排便，助大黄泻热，故为副主药，芍药、枳实、厚朴增强肠
胃节律性蠕动，平痉挛，健脾胃，消胀排气，共同组成泻实热
之重剂。

三、阳明病的鉴别

在临床治疗上，必须在共性治疗的前提下，着重研究各有形物质致病的特殊性。只有这样，才能有针对性地进行治疗，方可收到良好效果。痰、水、血、食四种实证的泻下，各有其独特的临床症状和治疗方法，从证候表现到选方用药都有其特异性，现分述之。

（一）泻痰

痰证指痰饮在里部积聚。在体内有两个地方有痰，一在肠胃，一在肺部，故有"脾为生痰之源，肺为贮痰之器"之说。水饮积聚，久而化痰，哪里有黏液，哪里就生痰，无黏液则无痰。此外，妇女之白带亦属痰的范畴。在里部黏液的潴留处多在升结肠，有时潴留达10年之久，表现腹中雷鸣、辘辘有声等证候。体内痰饮集聚，在上则表现为舌苔黏腻，在下则表现时下利带黏液，由此可确定胃肠道内有黏液蓄积，在辨证上观察舌苔是关键。如果诊断无误，就可选用大陷胸汤或大陷胸丸治疗。根据痰饮积蓄部位不同，丸和汤的运用有区别。大陷胸汤直接清除脾胃之痰饮，大陷胸丸则含有葶苈子、杏仁宣肺利水，连同肺中痰饮并治，如肺中无痰则用大陷胸汤治疗为宜。

《伤寒论》135条云："伤寒六七日，结胸热实，脉沉而紧，心下痛，按之石硬者，大陷胸汤主之。"张令韶曾说："内因之水，结于胸胁，为大陷胸汤之所主也。"大陷胸汤由大黄、芒硝、甘遂组成。甘遂"泻十二种水疾，能治心腹坚满，下水，去痰水，去皮肌浮肿"（《药性论》）。

《伤寒论》131条云："结胸者，项亦强，如柔痉状，下之则和，宜大陷胸丸。"论述了大陷胸丸的应用，是以方测证。本条文应修订为"阳明病，结胸热实，脉沉而紧，项亦强，如柔痉状，喘鸣迫塞，心下痛，按之石硬者，宜大陷胸丸。"正如余无言在《伤寒论新义》中所说："前条（137条）云'心下至少腹，硬满而痛'；此条云'项亦强，如柔痉状'，此程知先生所谓，一为胸上结硬，势连甚于下者，一为胸上结硬，势连甚于上者。盖邪热内陷，与痰滞相搏于胸中，因之胀痛拒按，甚则颈项仰而不俯，有似柔痉之状，此乃邪盛上越之所致，似柔痉而实非柔痉也。改陷胸汤为丸者，丸之力缓，取其缓导以下行，不似邪之连甚于下者，可以一荡而肃清也。"由此而知，丸、汤方药有异，治法有别。对于大陷胸丸的用法，左季云曾说："水结因于气结，气结因于热结，故用杏仁以开胸中之气，气降则水自降矣。气

结因于热邪，用葶苈以清气分之温热，源清则流自洁矣。水结
必成窠臼，佐甘遂之苦辛以直达之，太阳之气化不利，则阳明
之胃腑亦实，必假硝、黄，小其剂为丸，和白蜜以留恋胸中，过
宿乃下，即解胸中之结滞矣。其捣丸而又纳蜜，盖欲峻药不急下
行，亦欲毒药不伤肠胃也。"

（二）泻水

　　但凡里部蓄水，不但胃肠道内有水，大部分人腹腔亦有。
其表现有二：一是必须有小便不利，二是胸胁满痛。里部腹腔
积水，通过腹部叩诊、触诊均可作出诊断。蓄水证的出现，多
因阳明热实阻碍脾胃的气化运行，气机不畅，气滞则水滞而不
去，不得四布而存于肠胃之间，渗至腹腔之内。其实不去，则
气机不通，故须选用十枣汤以泻阳明胸腹腔之积水，诸症可消。
《伤寒论》152条云："太阳中风，下利呕逆，表解者，乃可攻之。
其人漐漐汗出，发作有时，头痛，心下痞硬满，引胁下痛，干呕
短气，汗出不恶寒者，此表解里未和也，十枣汤主之。"十枣汤
为逐水之峻剂，重点治胸腹腔积水。方中芫花、大戟、甘遂均
为逐水之峻药，三味合用，其力尤强，辅以打造健脾和胃，使
邪去而正不伤。方中云"平旦服"，即早晨空腹服，使药力速行。

"下利后，糜粥自养"，是借谷气以养正气之意。如恐药力之峻，亦可以热粥送服，以减其药力之猛。本方虽效力显著，用之宜慎，脉不数或脉滑数或脉平、无心功能不全者可用，肝硬化腹水亦可用，体质弱不耐泻者不可用。本汤主要适用于阳明实证，水去则停服，不可过剂，以恐损伤正气而使机体由实转虚，病情逆转。

（三）泻血

蓄血指里部有瘀血停留，较少见，大部分见于发烧月余后出现。辨血证时，必须和水证鉴别，其特点有二：一是小便利；二是大便黑，排便容易。体内瘀血者，多选用桃核承气汤治疗。《伤寒论》106条云："太阳病不解，热结膀胱，其人如狂，血自下，下者愈。其外不解者，尚未可攻，当先解其外，外解已，但少腹急结者，乃可攻之，宜桃核承气汤。"本条文以"热结膀胱"指阳明热结在下腹部。方中桃仁活血化瘀为主，辅以桂枝温通血脉，以散瘀积，更合调胃承气汤引热出里，五药相合，共奏泻热祛瘀之功。在临床上治疗腰痛、胃下垂、脱发、脱肛、牙痛、头痛、妇科之月经不调，用之得当，多获奇效。本方多以脉弦细、舌质紫暗为辨证指征。

抵当汤的应用，以舌见紫斑、小便自利、其人喜忘为辨证依据。《伤寒论》125条云："太阳病，身黄，脉沉结，少腹硬，小便不利者，为无血也；小便自利，其人如狂者，血证谛也，抵当汤主之。"《伤寒论》237条云："阳明证，其人喜忘者，必有蓄血。所以然者，本有久瘀血，故令喜忘。屎虽硬，大便反易，其色必黑者，宜抵当汤下之。"抵当汤证瘀血较桃仁承气汤更深更久，须用抵当汤化瘀祛实。吴又可在《瘟疫论》中说："蓄血结甚者，在桃仁力所不及，宜抵当汤。盖非大毒猛厉之剂，不足以抵当，故名之。"方中水蛭咸苦微寒以泻血为主，虻虫味苦微寒以破血为辅，桃仁散血缓急，大黄苦泻、荡血逐热，共建破血逐瘀之功。抵当汤和桃仁承气汤在临床上有所区别，桃仁承气汤主新瘀，治瘀用在血将结之时；抵当汤治久瘀，治瘀用在血已结之后。

（四）泻食

本证多因阳明热实，使饮食、黏液等物混于结肠内，热灼津液而使大便干结于里。在治疗上有大承气汤、小承气汤、调胃承气汤之别。在临床治疗上，调胃承气汤以泻热为主，《伤寒论》70条云："发汗后，恶寒者，虚故也。不恶寒，但热者，实也，当和胃气，与调胃承气汤。"《伤寒论》248条云："太阳病三日，发汗不解，蒸蒸发热者，属胃也，调胃承气汤主之。"小承气汤以除胀满为主，见《伤寒论》208条："若腹大满不通者，可与小承气汤，微和胃气，勿令至大泄下。"大承气汤既能泻热，又能除胀满，《伤寒论》252条云："伤寒六七日，目中不了了，睛不和，无表里证，大便难，身微热者，此为实也，急下之，宜大承气汤。"《伤寒论》320条云："少阴病，得之二三日，口燥咽干者，急下之，宜大承气汤。"

三承气汤均为泻食之方，貌虽相似，实则有异，临床必需详加分辨，方不致误用。吴又可在《瘟疫论》中曾说："三承气汤功用仿佛，热邪传里，但上焦痞满者，宜小承气汤。中有坚结者，加芒硝软坚而润燥，病久失下，虽无结粪，然多黏腻极臭恶物，得芒硝则大黄有荡涤之能。设无痞满，惟存宿结，而有瘀热者，调胃承气汤宜之。三承气效俱在大黄，余皆治标之品也。"陆渊雷亦云："吴氏三承气汤之论，精覈可法。盖调胃承气结实而腹不满，小承气腹满而不结实，大承气结实而且满，此腹诊之大较也。"

在治阳明病时，有三点值得注意：一是在太阳病和少阳病未解时，决不可用下法，以防热邪内陷；二是遇不大便时，不可轻易与大承气汤，可先以小承气汤做试验，不转矢气者，慎不可攻；三是阳明病，脉迟可攻，一旦出现疾脉是险证。若出现微脉，当温之四逆辈；若见微涩脉，不可下之，必须先补后泻，这是必须记住之处。临证如见"脉滑而疾"是最忌讳的脉象，张仲景见此脉亦很慎重，最平和的办法是用小承气汤测证，方为上策。滑脉是阳明病的真脉，疾脉则是阳明病的危脉，一息七八数为疾，提示危候。阳明欲治，最好见迟脉，《伤寒论》208条云："阳明病，脉迟，虽汗出不恶寒者，其身必重，短气，腹满而喘，有潮热者，此外欲解，可攻里也。"此条文明示脉迟可攻里。从西医学的角度看，胃肠道由植物神经支配，其中又以迷走神经作主导。身体健康时，脉缓而迟，表明迷走神经的功能正常；病情逆转，迷走神经功能衰退，使交感神经占优势，失去平衡则表现疾脉，患胃肠道疾病的临终前都现数脉，就是明证。所以阳明病出现疾脉，必须认真观察，用药慎重，方不致误。

四、阳明病主方——大黄芒硝汤

【主症】胃家实，发潮热，自汗出，大便难。

【副症】无。

【方剂】大黄四两，酒洗；芒硝三合；枳实五枚，炙；厚朴半斤，炙，去皮；芍药半斤。

【煎服法】上五味，以水一斗，先煮二物，取五升，去滓；内大黄，更煮取二升，去滓；内芒硝，更上微火一二沸。分温再服，得下，余勿服。

【验案】

持续高热案（刘绍武）

张某，男，45岁，工人。

患者1963年10月5日来诊。外感后十余日不愈，持续高热，下午尤甚，自汗出，七八日不大便，腹胀满，口渴，不欲食，脉滑，舌苔黄褐厚腻。诊为阳明病，处予大黄芒硝汤。

服药后3小时开始泻下，约半小时，排便3次，体温由39.5℃降至37.7℃，至黎明而愈。

按：此例说明，阳明之热必须用下法才能解决。体内有热源物质刺激，不排不足以降温。(《中国现代百名中医临床家丛书·刘绍武》)

五、阳明病主药——大黄

（一）大黄类方（20首）

《伤寒论》中含有大黄类方共15首，分别为调胃承气汤、桃核承气汤、柴胡加龙骨牡蛎汤、抵当汤、抵当丸、大陷胸丸、大陷胸汤、大黄黄连泻心汤、附子泻心汤、大承气汤、小承气汤、茵陈蒿汤、麻子仁丸、桂枝加大黄汤、枳实栀子豉汤加减方。

《金匮要略》中含有大黄类方共25首，分别为大承气汤、鳖甲煎丸、风引汤、《千金》三黄汤加减方、大黄䗪虫丸、厚朴七物汤、厚朴三物汤、《金匮要略》大柴胡汤、大黄附子汤、厚朴大黄汤、己椒苈黄丸、茯甘姜味辛夏仁黄汤、茵陈汤、栀子大黄汤、大黄硝石汤、泻心汤、大黄甘草汤、小承气汤、大黄牡丹汤、下瘀血汤、抵当汤、大黄甘遂汤、三物备急丸、治马坠及一切筋骨损方、治食鲙不化成癥病方。其中有4方与《伤寒论》重出，分别为大承气汤、茵陈汤（《伤寒论》作茵陈蒿汤）、小承气汤、抵当汤。故《金匮要略》实际含有大黄类方21首。

因此，《伤寒杂病论》含有大黄类方共36首，分别为调胃承气汤、桃核承气汤、柴胡加龙骨牡蛎汤、抵当汤、抵当丸、大陷胸丸、大陷胸汤、大黄黄连泻心汤、附子泻心汤、大承气汤、小承气汤、茵陈蒿汤、麻子仁丸、桂枝加大黄汤、鳖甲煎丸、风引汤、大黄䗪虫丸、厚朴七物汤、厚朴三物汤、《金匮要略》大柴胡汤、大黄附子汤、厚朴大黄汤、己椒苈黄丸、茯甘姜味辛夏仁黄汤、栀子大黄汤、大黄硝石汤、泻心汤、大黄甘草汤、大黄牡丹汤、下瘀血汤、大黄甘遂汤、三物备急丸、治马坠及一切筋骨损方、治食鲙不化成癥病方、《千金》三黄汤加减方、枳实栀子豉汤加减方。

其中2首为加减方，分别为枳实栀子豉汤加减方、《千金》三黄汤加减方；属于少阳病方有6首，分别为柴胡加龙骨牡蛎汤、附子泻心汤、茵陈蒿汤、鳖甲煎丸、风引汤、栀子大黄汤；属于少阴病方有2首，分别为大黄附子汤、三物备急丸；属于太阴病方有1首，为茯甘姜味辛夏仁黄汤；属于阳明病葶苈子类方有2首，分别为大陷胸丸、己椒苈黄丸；属于阳明病甘遂、芫花类方有2首，分别为大陷胸汤、大黄甘遂汤；属于阳明病芒硝类方有1首，为大黄硝石汤。

故而《伤寒杂病论》阳明病大黄类方有20首。分别为调胃承气汤、桃核承气汤、抵当汤、抵当丸、大承气汤、小承气汤、麻子仁丸、大黄䗪虫丸、厚朴七物汤、厚朴三物汤、厚朴大黄汤、桂枝加大黄汤、大黄甘草汤、大黄牡丹汤、下瘀血汤、治马坠及一切筋骨损方、治食鲙不化成癥病方、大黄黄连泻心汤、泻心汤、《金匮要略》大柴胡汤。

1.大黄甘草汤（《金匮要略》方）

【主症】脉滑。大便秘结而急迫，心下烦热，食已即吐。

【副症】心下按之刺痛。

【方剂】大黄四两，甘草一两。

【煎服法】上二味，以水三升，煮取一升，分温再服。

【验案】

（1）发热案（康守义）

朱某，男，25岁，农民。2003年5月10日初诊。患者已发热二日，现体温38.5℃，恶寒，体痛，无汗，舌苔白而中心黄稍厚，大便二日未行，饮食欠佳。

主症：发热，恶寒，舌中心稍黄厚。

辨证：表阳病兼里实证。

治疗：葛根麻黄汤加大黄。

葛根30g，麻黄15g，杏仁10g，甘草10g，生石膏20g，桂枝10g，陈皮10g，大黄10g。

服1剂，体温稍降；服2剂后，大便二行，汗出而愈。（《三部六病翼——试习伤寒论》）

（2）急性阑尾炎案（黎崇裕）

任某，男，37岁。2019年7月1日初诊。

主诉：右下腹疼痛3天。

现病史：前天开始腹痛，2019年6月30日曾于珠海市中西医结合医院急诊内科就诊。行CT检查显示急性阑尾炎并周围炎，回盲部周围多发小淋巴结；盆腔少许积液，所示双侧骶髂关节面稍欠光整，骶髂关节炎待排，请结合实验室检查综合评价。小便检查示尿酮体阳性（+）；血常规示中性粒细胞比率84.70%，淋巴细胞比率9.80%，中性粒细胞数7.60×10⁹/L，淋巴细胞计数0.88×10⁹/L，血小板分布密度16.6%；生化八项＋AMY示肌酐108.0μmol/L。急诊科医生建议手术治疗，患者不欲行手术，要求中医药治疗，故而来诊。现症见右下腹疼痛，拒按，食欲不振，稍有口干口苦，咽部不红，舌淡红，苔薄白，脉沉。

西医诊断：急性阑尾炎。

中医诊断：肠痈（肠道湿热证）。

拟大黄甘草汤加味：生大黄5g（后下），甘草5g，金银花60g，冬瓜子30g，牡丹皮15g，蒲公英30g，木香10g。4剂，水煎温服，一天1剂，水煎当茶喝。

2019年7月10日回访，服药2剂后腹痛已除，4剂中药用完后已无不适。

2.调胃承气汤（《伤寒论》方）

【**主症**】舌红，苔黄燥或腻，脉滑数或沉弦。发热，腹胀满，便秘，烦躁。

【**副症**】小便短赤，口渴。

【方剂】大黄四两，酒洗；甘草二两，炙；芒硝半升。

【煎服法】上三味，以水三升，煮取一升，去滓；内芒硝，更上火微煮令沸。少少温服之。

【验案】

（1）口唇红肿疼痛案（刘绍武）

张某，女，21岁。太原河西区一女孩张某，于1972年秋，来太原市中医研究所就诊。秋天气闷，她却带着一个大口罩，坐定后，摘下口罩，才露出"庐山真面目"，原来少女的嘴唇肿胀如碗，让人看后哭笑不得，患者也羞愧难言。她告知刘老，口唇红肿疼痛已20余日，应用抗生素，服消炎药，皆不见效，在痛苦不堪之际，才无奈求刘老一诊。

刘老观其脉证，见脉象洪滑，舌苔黄，时自汗出，口臭明显，随开调胃承气汤2剂：川大黄五钱，芒硝三钱，甘草三钱。令其急煎20分钟，分次服用，患者取药如法服用。2日后复诊，少女面容恢复如初，刘老复开2剂调胃汤以协调肠胃余热，患者高兴地携方而去，不复再来。

事后刘老讲，治病如用钥匙开锁，锁钥相符，一打即开，如影随形，很快收效。此女是素常恣食干香脆麻辣烫食品，脾胃积热益甚，唇为脾之余，脾胃有火上冲于唇，故肿胀难消，方选调胃承气汤引热出里。川大黄清里部之热，芒硝泻脾胃之实，甘

草健脾和中，三药为经，使里部之热，急速出里，很快就收到
治疗之功。

临床应用承气汤，小承气汤以治满，调胃承气汤以治热，大
承气汤治实热（腹满、躁、实、坚是大承气汤的主症），桃仁承
气汤泻血以治瘀。四大承气汤各有妙用，运用精当，药到病除。
（《三部六病医案集》）

（2）恶寒案（刘绍武）

太原市上马街内，住着一户人家，姓鲁，其子26岁完婚，
小夫妻很是恩爱。一日，儿子外出，突遇暴雨，被冰冷的雨水
浇得似落汤鸡，嗣后开始寒战、高热，服用退热剂，热仍不退，
服用消炎剂，热亦不退，热势不退，恶寒不禁，持续月余，渐
渐体力不支，面色晦滞，骨瘦如柴，渐至6月天穿棉衣，而仍恶
寒。遍求名医，皆以新婚燕尔，纵欲过度伤精为由，给予滋阴
清热，加以补肾填精之品。结果如火上加油，日甚一日，家财
渐耗尽，无力支付药费。新媳妇眼见久治不愈，病成这般模样，
也回到娘家，一去不返。父亲见儿子病成这样，实在不忍心看
到儿子再受折磨，遂找到刚来上马街开诊所的刘绍武大夫（1958
年，刘老在太原上马街创办刘绍武联合诊所），说出了心里话，
请刘大夫要么治好，要么开帖药治死，不要儿子再受这罪了，活
是救命，死是救人，让刘大夫想想办法。当时的刘老，听完诉

说，笑而不答，见过患者，评脉时，见患者脉弦紧而数，喘息之气烫热，口中出气臭秽，遂点头答应一试。初予大承气汤1剂，方用：川大黄四两（酒洗），厚朴半斤，枳实五个，芒硝三两。令患者急煎后，分3次徐徐服下，以观其效。其父致谢，扶子回家。

次日复诊时，其父畅言。回家后，如法煎制，煎好后，先令其子饮一半药汁，片刻，其子在床上翻滚，大声呼叫："痛死我了！"连喊数声，眼球上翻，一命呜呼（昏迷），其父虽然心痛彻骨，但终给了儿子一个解脱，心中暗自佩服刘大夫的药效，真是治好有效，治死有方。正在悲喜莫测之际，忽闻其子腹中雷鸣，轱辘作响，一会儿拉出如算盘珠样干屎13枚，恶臭无比，熏得人不能近前。此时儿子开始睁开眼睛，要求喝水，这时的父亲见儿子未死反生，不知该喜该忧，想到可能未尽剂，儿子出现回光返照，随即将所剩半剂，一股脑给儿子灌下。一会儿，儿子又喊腹痛，片刻又便7枚硬如棋子样大便。此时，其子反而比以前更加清醒，要求脱去棉袄，这时的父亲一片茫然，渐见儿子要吃要喝，这是几个月从没有的事。这可喜坏了他的父亲，晚上给予小米粥一碗，开始额头及背上出汗，患者自感轻松了许多，挨到天明，一大早就来到刘老的门诊等候，讲述了上述的经过。此时刘老复开调胃承气汤2剂，令其缓缓服用，伴以米粥自养。2剂药花去3角6分，倾家荡产未治之病，在刘绍武手中不足1元而活命，顿时在医界相传，刘老也由此名扬三晋。

刘老在太原市首届西学中班讲述《伤寒论》三承气汤的用法时，讲到了此例。此系原由风寒束表，麻黄汤可解之证，而误用寒凉，使表部寒邪化热内陷；复用甘温补益之品，使内热愈炽，导致大便凝结；热源不除，损耗津液，致病者一病不起。但其脉弦紧而数，道出表寒未解而内热瘀积，本应先以小承气汤以试其可否有矢气，但终因事紧，需急下存阴，脉证确凿，可以免试，故直开大承气汤，以通关攻滞，泄实救阴，救命于当下……临床辨证，首分寒热虚实，判定寒热的真谛，就是看"两口子"：上看口鼻，出气寒热，因气从肺出，肺居胸中，胸腔是人体极热之地，以气判寒热，是其一；再是口渴、口不渴，真热者口渴，假热者口不渴，这是看上口也；三是看大便是否干硬，小便是否黄赤，如假热，小便白也，这是看下口。众学员听罢，皆佩服刘老的治学之道。(《三部六病医案集》)

3.大承气汤（《伤寒杂病论》方）

【**主症**】舌红，苔干黄或焦黑；脉紧数，或沉实，或沉滑而疾，或沉微。发热，腹胀满，腹痛，大便秘结，谵语。

【**副症**】痉病；宿食；恶露不尽。口燥咽干，手足濈濈汗出，自利清水(色纯青)。

【方剂】大黄四两, 酒洗; 厚朴半斤, 炙, 去皮; 枳实五枚, 炙; 芒硝三合。

【煎服法】上四味, 以水一斗, 先煮二物, 取五升, 去滓; 内大黄, 更煮取二升, 去滓; 内芒硝, 更上微火一两沸。分温再服, 得下, 余勿服。

【验案】

（1）疫病案（刘绍武）

王某, 男, 30 岁, 农民。1933 年夏, 上党地区疫气流行, 染者甚众。村人王某因家贫, 染疫 30 余日未尝治疗。初则壮热不休, 谵语躁扰, 终至神识昏愦。唯进以汤水, 犹能下咽, 得以度命。病已如是险恶, 方延余治疗。一进病室则秽气熏人, 视病者展卧榻上, 扬手掷足, 躁扰不宁, 大肉如削, 面垢不堪, 呼吸喘促, 语声喃喃, 目合多眵。掰睑以视, 两目尽赤, 遍体微汗, 身无大热。询得每日黄昏热起, 入夜转甚, 鸡鸣渐出。扪腹, 则脐左有燥屎七八枚, 历历可数。稍稍按之, 患者蹙眉作痛楚状。撬口视舌, 舌焦而裂, 苔黄燥而微黑。脉象沉细。思其病至阳明, 久羁失下, 邪热燔炽, 伤津耗气, 以致形消脉细。虽有阴亏气损之象, 实为邪毒内结使然。当此之际, 若略有育阴益气之品, 必致邪热胶固, 非其所宜。唯遵仲师"自利清水,色纯青，心下必痛，口干燥者，急下之，宜大承气汤"训，荡其积热则正气自复。爰疏大承气汤与服，方用：大黄9g，厚朴9g，枳实6g，芒硝5g。以水一大碗先煎朴、实，次入硝、黄，稍煮即出，分温三服。1小时许，下燥屎2枚，其坚如石。3小时后再服，又下燥屎2枚。三服则燥屎与稀粪同下。再为诊腹，则燥屎已失，是夜遂不复热。躁扰虽宁，仍昏睡不醒。嘱以鲜西瓜汁频频灌服，以滋其阴津，兼清余热。凡三日，病者始苏，略为进食。视其舌已转润，黑黄苔略退，而仍嗜寐。十余日后，始得完全清醒，然仍耳聋失聪，此清气未复也。不必治疗，正气复则聋自除，吃以糜粥调养。越二月始能下榻少步，三月始复如初。

按：神识昏愦，手足躁扰，形消面垢，自利清水，身无大热，脉象沉细，似属于阴证。而病气熏人，日晡潮热，腹中燥屎硬结，且按之痛楚，目赤舌焦，则显为阳明。大承气汤证已俱，此即所谓"大实有羸状"也，邪去则正自复。大承气又以小量与服，亦师仲景法，胆大而心细，恐正气不支也。其病虽瘳，而亦险甚。(《三部六病医案集》)

（2）恶寒案（刘绍武）

赵某，男，57岁，某公司干部。1961年春节期间，忽见绕脐隐隐作痛，腹胀不适，日便二三行，便稀而多杂黏液，然食纳如常。唯稍觉疲困乏力，入夏则痛泻渐愈。自是逢春则发，入夏则愈，无一年不作。每春治疗，均不能止其再发。延至1968年2月27日，始就余诊。诊得脉平，舌苔白而稍腻。思得《金匮要略》所载"下利已差，至其年时复发者，以病不尽故也。当下之，宜大承气汤"与此证尽合，遂问病发之前一年曾作利否? 病者略思而云：曾作热痢，但很快泻止而愈。此病本未除，故应岁时之变而发，以胶黏之物久蓄肠中故也。遂疏大承气与服，方用：大黄12g，芒硝9g，厚朴30g，枳实15g。先煎3味，纳芒硝，分温二服，药后日便三行，先腹痛而后泻，所下黏液极多。连服3帖，腹痛消失，遂停药，十余年来再未发。

按：暴病多实，久病多虚，所言为常。今湿热之邪，胶着于肠，应时而发，7年不除，是为之变。为医必知常识变，治病必务求本源。(《三部六病医案集》)

4.桃核承气汤(《伤寒论》方)

【主症】舌质偏暗或发紫，苔薄白或薄黄，脉沉实或躁疾。少腹急结，或左脐旁按之有坚物而诉痛，或心胸下硬满有痛，烦躁不安，便秘，月经不调。

【副症】癫狂。目青，其人如狂，口燥不欲饮，小便短赤，发热。

【**方剂**】桃仁五十个，去皮尖；大黄四两，酒洗；甘草二两，炙；芒硝二合；桂枝二两，去皮。

【**煎服法**】上五味，以水七升，煮取二升半，去滓；内芒硝，更上火，微沸下火。先食温服五合，日三服，当微利。

【**验案**】

（1）高血压案（刘绍武）

洪某，男，42岁，工人。患者1966年出现头昏头痛，易怒，胸部憋，胃部胀，手足麻木，血压160/110mmHg，服西药降压药物5年余，无明显效果。

1972年6月21日初诊：脉弦，舌紫暗，处以桃仁承气汤：桃仁30g，桂枝15g，甘草9g，芒硝6g，川大黄9g。

8月30日复诊：述服上方6剂后，诸症均消，血压120/80mmHg，遂停服。（《三部六病医案集》）

（2）高血压案（刘绍武）

徐某，男，45岁，工人。患者1972年5月中旬出现头昏、头痛、脚轻、睡眠不好，在某医院检查血压180/120mmHg，给以利血平、维生素C、维生素B$_6$等药物治疗无效，于1972年8月5日初诊。脉弦有力，舌质紫暗，给以小柴胡汤合桃仁承气汤：柴胡15g，黄芩15g，苏子30g，党参30g，甘草9g，川椒5g，大枣10枚，桃仁30g，桂枝5g，川大黄9g，芒硝6g。

服上方6剂，血压为130/90mmHg；服10剂后，血压降至120/80mmHg，恢复工作。(《三部六病医案集》)

5.治马坠及一切筋骨损方(《金匮要略》方)

【主症】身痛楚异常。

【副症】马坠或一切筋骨损伤。

【方剂】大黄一两，切，浸，汤成下；绯帛如手大，烧灰；乱发如鸡子大，烧灰用；久用炊单布一尺，烧灰；败蒲一握三寸；桃仁四十九枚，去皮尖，熬；甘草如中指节，炙，剉。

【煎服法】上七味，以童子小便量多少，煎汤成，内酒一大盏；次下大黄，去滓，分温三服。先剉败蒲席半领，煎汤浴，衣被盖覆，斯须通利数行，痛楚立差，利及浴水赤，勿怪，即瘀血也。

6.大黄黄连泻心汤(《伤寒论》方)

【主症】舌红，苔黄少津，脉关上浮或弦滑有力。心下痞，按之濡，烦热，大便干结。

【副症】无。

【方剂】大黄二两，黄连一两。

【煎服法】上二味，以麻沸汤二升渍之，须臾，绞去滓，分温再服。

7.泻心汤(《金匮要略》方)

【主症】舌质偏红或红，苔薄黄或黄腻，脉数急有力。心中烦悸不定，诸出血症，大便干结。

【副症】霍乱。口苦口臭，小便黄，惊痫，发狂。

【方剂】大黄二两，黄连一两，黄芩一两。

【煎服法】上三味，以水三升，煮取一升，顿服之。

【验案】

（1）上消化道出血案（马文辉）

蔡某，女，27岁。2010年5月7日初诊。

主诉：胸骨后憋痛5天，吐血1天。

患者5天前因生气出现胸骨后憋痛，昨天又吐血2次，未行任何治疗，于今日就诊于我科。现症见患者胸骨后憋痛，吐酸，烧心，昨天吐血2次，每次呕吐一口，呕吐物为血与酸水的混合物，头晕，咳嗽，咽部不适，纳可，大便干、2~3天/次，小便可，睡眠可，舌淡红，苔薄白，脉弦。

西医诊断：上消化道出血。

中医诊断：吐酸(气滞血瘀证)。

患者生气后，周身气机郁滞，不通则痛，故见胸骨后憋痛；

气郁化火，故见烧心；中焦为气机升降之枢纽，气机当降不降，故见吐酸、大便干；气行则血行，气滞则血瘀，瘀血阻滞经络，血不循经，溢于脉外，故见吐血；呕吐物刺激咽喉，故见咳嗽、咽部不适；出血后气随血脱，气血不能濡养头目，故见头晕。舌脉是气机郁滞的征象。急则治其标，缓则治其本，此时当先止其出血，待血止后再辨证求本，故治以凉血止血。

处方：大黄6g，黄连3g，黄芩10g。3剂，颗粒剂，水冲服，每日1剂，早、午、晚饭前服。

2010年5月10日二诊：患者服药后吐血止，大便稀，每日2次，余症仍在。今日行胃镜检查：①食管溃疡；②慢性浅表性胃炎。

处方：柴胡6g，枳壳6g，白芍10g，炙甘草3g，五灵脂10g，川楝子10g，吴茱萸3g，黄连9g，蒲黄10g，延胡索10g，败酱草15g。7剂，颗粒剂，水冲服，每日1剂，早、午、晚饭前服。

2010年5月12日三诊：患者服药后诸症消，上方继服7剂。

按语：患者生气后发生应激反应，导致上消化道溃疡、出血，急则治标，先予止血，故选用泻心汤凉血止血。血止后再治其本，选用四逆散合左金丸、失笑散、三部六病溃疡汤理气活血，清热散瘀。

（2）蜜蜂蜇伤案（黎崇裕）

李某，女，37岁，2013年12月25日就诊。

主诉：被蜜蜂蜇伤10天。

现病史：10天前被蜜蜂蜇伤左手中指，现左手中指红肿热痛，有麻木感，有瘙痒感，从内而发。大便2天未解，舌淡红，苔薄白，脉沉细、右寸浮。

方用：生大黄10g，黄连6g，黄芩10g，栀子10g，生甘草10g，蜈蚣1条，防风10g，荆芥10g。3剂。

此患者很可爱，当天先去人民医院看，排队等了1个多小时还没有等到，有点不耐烦，故而跑到我们中医科这边来。患者说："医生要不给我开1周的药吧，我怕喝药时间太短，好不了。"我说："不用，3剂药足矣，药渣再煎水泡手即可。用药后，如果有大便拉稀的情况为正常，不用紧张。"据患者云，当天泡手之后即减轻很多，3剂药用后痊愈。2014年1月4日来调经促孕。

8.《金匮要略》大柴胡汤（《金匮要略》方）

【主症】舌红，苔黄或黄腻，脉弦数或沉滑。往来寒热，心下满痛，恶心呕吐，便秘。

【副症】胸胁苦闷，腹痛，口苦咽干。

【方剂】柴胡半斤；黄芩三两；芍药三两；半夏半升，洗；枳实四枚，炙；大黄二两；大枣十二枚；生姜五两。

【煎服法】上八味，以水一斗二升，煮取六升，去滓再煎，温服一升，日三服。

【验案】急性胃炎案（马文辉）

温某，女，46岁，农民。2008年11月3日初诊。

主诉：胃脘痛伴往来寒热1周。

患者10月28日因饮食不节导致胃脘胀满疼痛，痛不能食；当晚后夜开始发烧，连续3天往来寒热，曾于村卫生所服用药物（具体药物不详），发汗、泻下后病情未见任何好转迹象，遂于今日来我院就诊。现症见患者胃脘胀满疼痛，心下结硬，往来寒热，无汗，头疼，头晕，腰困，口苦口干，纳呆，大便秘结，精神差。舌红，苔黄厚，脉涩紧。

实验室检查：腹部B超示肝胆胰脾肾未见异常；血尿淀粉酶未见异常；血常规示白细胞$11.1 \times 10^9/L$，中性粒细胞$7.9 \times 10^9/L$。

西医诊断：急性胃炎。

中医诊断：胃痛（少阳阳明并病）。

患者感受外邪，饮食积滞结于胃肠，故见胃脘胀满疼痛、心下结硬、纳呆、大便秘结；同时邪犯少阳，故见往来寒热、口苦口干。患者表现是比较典型的大柴胡汤证，舌脉亦是邪气糟粕积滞在里之征象。治以和解少阳，通下里实。

方用大柴胡汤：柴胡24g，枳壳20g，生姜15g，黄芩10g，白芍10g，半夏10g，大黄10g，大枣5个。3剂，水煎服，每日3次。

2008年11月4日二诊：服1剂，昨夜未烧，大便通，胃痛消，现仍头痛，纳呆。上方加葛根20g，鸡内金10g，神曲10g，再进2剂。

按语：患者表现是典型的大柴胡汤证，故选用大柴胡汤进行治疗。患者有无汗、头疼、头晕、腰困的症状，说明表部亦已有病变，但此病变并非主要矛盾，药后已部分缓解，仍有不能缓解的部分则选用太阳病主药葛根予以治疗。

9.小承气汤（承气汤）（《金匮要略》作小承气汤、《千金翼》小承气汤）

【主症】苔黄，脉（沉）滑疾有力。高热，腹胀，腹部触之柔软，口燥咽干。

【副症】谵语，潮热，手足濈然汗出，大便硬，腹痛。

【方剂】大黄四两；厚朴二两，炙，去皮；枳实三枚，大者，炙。

【煎服法】上三味，以水四升，煮取一升二合，去滓，分温二服。初服汤，当更衣。不尔者，尽饮之；若更衣者，勿服之。

【验案】

（1）食物中毒案（闫云科）

高某，男，69岁。腹痛泄泻二日，解放军某医院检验大便中有红细胞、白细胞。家中同时有4人腹泻，诊断为急性食物中毒。经补充糖盐水、抗菌、消炎，痛泻不止，求诊于余。患者脐腹胀痛，时痛时缓，痛即泄泻，呈水样便，昼夜达十余次，泻后胀痛可暂减，微后重，不嗳腐。口干苦，无胃口。视其舌，质淡红，苔黄白厚腻。诊其脉，沉滑略数。触其腹，心下、脐周硬满而痛。

脉证分析，食物中毒者，类霍乱、宿食也。舒驰远云："所言宿食者，即胃家实之互词，乃正阳阳明之根因也。"本案脉症俱实，当攻下以治，以其燥热不著，故拟小承气汤：大黄10g，枳实10g，厚朴10g。1剂。

次日来电，云痛泻已止，需服药否？余谓食养可也。（《经方躬行录》）

（2）产后缺乳案（康守义）

王某，女，25岁，干部，1986年4月20日初诊。患者产后

20余日。近日乳少，纳差，舌苔黄厚腻，脉稍沉，腹按痛，大便干，体温下午稍高，无恶寒。

主症：舌苔黄厚腻，大便干，腹按痛。

辨证：里阳病。

处方：小承气汤。

大黄10g，枳实15g，川厚朴15g，党参20g，当归20g，生地10g，甘草8g。

服2剂，苔退，乳增，饮食正常。(《三部六病翼——试习伤寒论》)

10.厚朴大黄汤(《金匮要略》方)

【主症】脉沉滑，或脉滑数。胸闷咳嗽，心下时痛，便秘。

【副症】支饮。口干咽燥。

【方剂】厚朴一尺，大黄六两，枳实四枚。

【煎服法】上三味，以水五升，煮取二升，分温再服。

【验案】

大便不通案(武德卿、闫春兰)

某男，35岁，2004年5月10日初诊。主诉1年来，大便不通，5~6天1次，但无明显不适，近1个月加重；并伴有腹胀、胸满，下午较重，食欲尚可。体格检查：形体肥胖，腹诊全腹膨满，上腹部明显，压痛拒按，压之无凹陷且患者自觉肋骨内胀痛难忍，舌质紫暗苔厚腻，脉弦有力，关部偏大。辨证为少阳阳明合病，符合大柴胡汤辨证要点，以大柴胡汤加减治疗：柴胡25g，黄芩15g，半夏10g，枳实20g，白芍20g，大黄20g，川椒10g，厚朴30g，桃仁20g。3剂，水煎服。服药2剂，虽未大便，但矢气较多，腹部也感舒适，腹胀减轻。3剂药尽，大便1次，量多色黑。效不更方，继以原方加减治疗，服药10余剂，大便基本正常，每日1次，腹诊腹部平坦，按之松软无压痛，疾病痊愈，半年后随访未复发。（大柴胡汤临床运用体会）

黎崇裕按：此案虽然以大柴胡汤加减治疗，但其实是合用了厚朴大黄汤。虽然厚朴大黄汤、厚朴三物汤、小承气汤三方皆由大黄、枳实、厚朴组成，但以厚朴量最大者属厚朴大黄汤。

11.厚朴三物汤（《金匮要略》方）

【主症】脉沉滑。腹大满痛，胃中停水，便秘。

【副症】无。

【方剂】厚朴八两，大黄四两，枳实五枚。

【煎服法】上三味，以水一斗二升，先煮二味，取五升；内大黄，煮取三升。温服一升，以利为度。

12.厚朴七物汤（《金匮要略》方）

【主症】脉浮数。腹满发热，呕逆，便秘。

【副症】肢节疼痛。

【方剂】厚朴半斤；甘草、大黄各三两；大枣十枚；枳实五枚；桂枝二两；生姜五两。呕者加半夏五合，下利去大黄，寒多者加生姜至半斤。

【煎服法】上七味，以水一斗，煮取四升。温服八合，日三服。

13.桂枝加大黄汤（《伤寒论》方）

【主症】脉浮缓，或脉沉实有力。发热汗出恶寒，腹痛便结，脸红，咽痛。

【副症】肢节烦疼，头项强痛。

【方剂】桂枝三两，去皮；芍药六两；甘草二两，炙；生姜三两，切；大枣十二枚，擘；大黄二两，酒洗。

【煎服法】上六味，以水七升，煮取三升，去滓，温服一升，日三服

【验案】

（1）脘腹疼痛案（闫云科）

杜某，女，34岁，奇村人。脘腹疼痛4年有余，短则二日、长则月余痛作1次，多由触冷感寒而起。服理中丸，有效时多，无效时少，家中虽常备此药，然疼痛终未远离。发作时剧烈难忍，上逆呕吐，持续一二时，当出现肠鸣、矢气；或大便后，疼痛减缓，乃至消失。疼痛休止后，饮食起居一如常往。今晨起早着凉，疼痛又作，服理中丸3粒，痛不见缓。时余在奇村分院坐诊，视其面色白中带青，舌淡红润，苔薄白腻。切其脉，沉缓有力。诊其腹，腹肌紧张，脐上动悸，脐左拒压。

观其脉症，此寒积腹痛也。理中丸为虚寒而设，寒积则非其所治。服之痛减者，寒邪暂去也；久服不愈者，积滞未下也。故当温下并行，刚柔相济。温下之方，余喜用桂枝加大黄汤、大黄附子汤。今患者呈挛急样痛，且腹中上逆，显系桂枝加大黄汤为妥。是方桂、姜辛温以去其寒，大黄刚猛以荡其滞，芍、草之柔以缓其急，面面顾及，正相宜也。

拟：桂枝10g，白芍20g，炙甘草6g，川大黄10g，生姜10片，红枣5枚。2剂。

二诊：药后泻黏秽甚多，腹痛不再，脐左压痛消失。遂改用桂枝加芍药汤善后。半年后，杜陪友就诊，知疾未萌。（《经方

躬行录》)

（2）感冒案（黎崇裕）

张某，男，52岁，2021年4月13日初诊。患者既往有慢性鼻炎病史，诉近来感冒，鼻塞流黄白鼻涕，咽痒欲咳，头晕，小腿抽筋；无口干口苦，无胸闷胸痛，无恶寒发热，大便两天1次，痔疮疼痛。腹部松软，眼睑偏白，咽部鲜红。舌淡红，苔薄白，脉浮缓。

处方：桂枝10g，白芍10g，炙甘草6g，大枣15g，生姜1g，大黄6g，川芎5g，辛夷15g，炒苍耳子6g，黄芩10g，升麻6g，苦杏仁10g，厚朴10g。7剂，颗粒剂，热水冲开，待温服用。

2021年4月21日复诊：诸症痊愈。

14.大黄牡丹汤（《金匮要略》方）

【**主症**】舌质偏红，苔白或黄而干燥，脉迟紧有力，或脉洪数。腹中肿痞，热痛（按之痛如淋），发热汗出恶寒。

【**副症**】肠痈；呕吐。

【**方剂**】大黄四两，牡丹一两，桃仁五十个，瓜子半升，芒硝三合。

【**煎服法**】上五味，以水六升，煮取一升，去滓；内芒硝，再煎沸。顿服之，有脓当下；如无脓，当下血。

【验案】

牙痛案（闫云科）

张某，女，34岁，忻籍陇人。大凡农民娶外地女子者，其家境多不丰裕。张虽蓬茅无怨，藜藿而甘，然宵衣旰食，终日劳役，致疾病彼伏此起，如疽附骨。以钱来不易，故小病不治，候其自愈。焉知养病如养虎，虎大则伤人。一日来诊，谓牙痛月余，去痛片初时有效，后日服十余片亦无济于事。望其面色菜黯，左颊隆肿，唇干生裂，齿不浮摇，左下龈焮肿，压舌板轻探，脓血渗溢。舌质红，苔黄腻，口气甚浓。询知龈肿痛甚，脓溃痛减，日轻夜剧，反反复复，终未消也。饮食不甘，口苦口干，大便干秘，二三日始一行。月经先期，量少色暗，经期腹痛，带下黄稠，阴部蚀痛。切其脉，沉细略数。触其腹，腹壁瘦弱，脐周不痛，左少腹急结。

饮食劳倦，脾胃损伤，升降失调，致胃家之热不得下行，循经上逆，踞伏于颊车，腐肉蕴脓，为害一方。其治有缓急之策，虽虚怯不可先予补益，须通腑泻热，一如食果去皮，腑热尽后，始可议补。清泻阳明，剪诛凶顽，首推三承气汤。本案血瘀热结，则宜桃仁承气汤。然方中桂枝辛温大热，与本案实不相宜，不若大黄牡丹汤为佳。拟：大黄10g，丹皮10g，冬瓜仁15g，桃仁10g，芒硝10g。1剂。

二诊：大黄牡丹汤果能揭龙之鳞，拔虎之须，药后泄泻脓性黑便甚多，当晚牙龈肿痛大减，可酣睡至晨。知饥思食，口干苦，舌红苔黄，脉沉细。腹诊左少腹，急结不再。

脉证分析：虽阳明余热未尽，观其体弱脉细，继续攻下则非所宜。当变剿为和，以息干戈。小柴胡汤为和法祖方，可和少阳、和表里、和寒热、和胃气，更加石膏，兼清胃热：柴胡12g，黄芩10g，半夏12g，党参10g，甘草6g，石膏30g，红枣6枚。2剂。

嘱肿消后将予滋补，彼首肯之，然未至也。(《经方躬行录》)

15.麻子仁丸(《伤寒杂病论》方)

【主症】舌淡红或偏红，苔黄燥，脉弦细数。小便频数，大便难，脘腹胀满。

【副症】脾约。

【方剂】麻子仁二升；芍药半斤；枳实半斤，炙；大黄一斤，去皮；厚朴一尺，炙，去皮；杏仁一升，去皮尖，熬，别作脂。

【煎服法】上六味，蜜和丸如梧桐子大。饮服十丸，日三服，渐加，以知为度。

【验案】

（1）尿频案（黎崇裕）

黄某，女，10岁，2021年2月10日初诊。

主诉：尿频4个月。

现病史：家属代诉患儿从2020年10月开始尿频，无尿急尿痛，无血尿。曾住院检查，未发现异常，大便稍干结，睡眠可，胃纳佳，无四肢冰凉。咽部不红，舌淡红，苔薄白，脉浮。否认药物过敏史。

主症：大便难（大便稍干结），小便频数（尿频）。

诊断：阳明病。

治则：润肠泻热，行气通便。

主方：麻子仁丸。

火麻仁10g，白芍15g，枳实6g，大黄3g，厚朴10g，苦杏仁10g，炙甘草6g。7剂，颗粒剂，一天1剂，一日2次，开水冲服。

2021年5月29日，患儿因湿疹1个月来诊，家属代诉尿频已愈，近来未作。

（2）失眠案（黎崇裕）

胡某，男，66岁，2016年11月17日初诊。

主诉：睡眠差数年，加重1周。

现病史：现彻夜未眠，心烦，舌麻，尿频，大便干结，2天1次，舌淡红，苔薄黄，咽部暗红，脉细数。

主症：苔薄黄，脉细数，大便难（大便干结，2天1次），小便频数(尿频)。

诊断：阳明病。

治则：泻热安神。

主方：麻子仁丸加味。

白芍10g，火麻仁20g，枳壳6g，姜厚朴5g，燀苦杏仁10g，酒大黄（后下）2g，炒酸枣仁30g。3剂，一天1剂，一日2次，水煎温服。

2016年11月30日复诊：后脑勺部位发麻，夜寐能够睡4个小时，早醒，醒后难于入眠，醒后亦有鼻塞，偶有心烦，舌麻已除，尿频，大便干结，2天1次，舌淡红，苔薄黄，咽部暗红，脉细滑数。

处方：白芍10g，火麻仁20g，枳壳6g，姜厚朴5g，燀苦杏仁10g，酒大黄（后下）2g，炒酸枣仁30g，郁李仁15g。7剂，一天1剂，一日2次，水煎温服。

2017年9月3日三诊：前药后睡眠可，故一直未来复诊。现因失眠反复，再次来诊，10多天前感冒，感冒痊愈后开始失眠，夜寐能够睡2~4个小时，口干口苦，口腔溃疡，大小便正常，舌淡红，苔黄，咽部暗红，脉弦滑数。证已变，故而方亦转，改用栀子豉汤3剂。

16.下瘀血汤（《金匮要略》方）

【主症】舌质青紫或有瘀斑、瘀点，脉弦或涩、脉来有力。小腹疼痛明显，触及结块拒按，大便秘结，口干燥而渴，经水不利。

【副症】产后病；发狂。

【方剂】大黄二两；桃仁二十枚；䗪虫二十枚，熬，去足。

【煎服法】上三味，末之，炼蜜和为四丸，以酒一升，煎一丸。取八合，顿服之，新血下如豚肝。

17.抵当汤（《伤寒杂病论》方）

【主症】舌红有瘀点或舌见紫斑，脉微而沉或数或沉结。发狂，小腹胀痛，其人喜忘，小便自利。

【副症】经水不利下。发热，便秘，烦躁，下腹部包块，口燥不欲饮。

【方剂】水蛭（熬）、虻虫（去翅足，熬）各三十个；桃仁二十个，去皮尖；大黄三两，酒洗。

【煎服法】上四味，以水五升，煮取三升，去滓。温服一升，不下更服。

18.抵当丸（《伤寒论》方）

【**主症**】舌红有瘀点或瘀斑，脉沉结。如狂，身黄，小腹胀痛，小便自利，大便硬，色黑而反易（即柏油样便）。

【**副症**】发热，便秘，烦躁，下腹部包块，口燥不欲饮。

【**方剂**】水蛭二十个，熬；虻虫二十个，去翅足，熬；桃仁二十五个，去皮尖；大黄三两。

【**煎服法**】上四味，捣分四丸。以水一升，煮一丸。取七合服之，晬时当下血，若不下者更服。

19.治食鲙不化成癥病方（《金匮要略》方）

【**主症**】食鲙后在心胸间不化，吐复不出，肠胃间有宿滞结积。

【**副症**】癥病。

【**方剂**】橘皮一两，大黄二两，朴硝二两。

【**煎服法**】上三味，以水一大升，煮至一小升，顿服即消。

【**验案**】

（1）胆结石案（刘绍武）

大同市一胆结石患者来此就诊，服用排石汤。方用：柴胡15g，黄芩15g，苏子30g，党参30g，川椒5g，陈皮30g，白芍

30g，金钱草120g，茵陈30g，海金沙30g，车前子30g，川郁金20g，川大黄15g，芒硝10g，甘草6g，大枣10枚。服用80剂后，症状好转，疼痛消失。但胆囊造影，结石仍在，令其继续服用120剂时，再以造影，结石则全部消失。说明疗程很重要，任何疾病都由其本质决定着病程的始终，非到过程完结之日，病证是不会消失的。所以有许多临床患者吃不足疗程，症状好转，结石仍在，实际并不等于病愈，一旦停药，前功尽弃，故提出"三定（定证、定方、定疗程）"以达到彻底治愈的目的。（《三部六病医案集》）

黎崇裕按：刘绍武先生的排石汤适用于胆系结石和尿路结石，系调肝汤加芒硝10g，金钱草120g，海金沙30g，并倍量川大黄组成。然亦可看作是小柴胡汤合治鲙食不化成癥病方加味而成，因此排石汤中已含有治鲙食不化成癥病方原方，而且治鲙食不化成癥病方本身就是治疗食在心胸间不化而久成癥病之治方，与胆结石的形成何其相似。笔者认为，治鲙食不化成癥病方当为胆囊疾患的专病专方。

（2）胆囊结石案（房林生、王进）

患者杨某，女，51岁，职工。患者于2008年10月患胆囊结石，经B超检查为颗粒型结石，如大米粒、小米粒大小不等数十个。当时医院已定住院手术治疗，患者因胆小怕手术痛，拒不住院，前来服中药。经用排石汤，在服药期间，大便盆内用水冲洗，先后3次发现小石块10余粒。服药45剂，症状完全减退。再做B超，显示无结石存在。

按：笔者用此方治疗胆道结石亦有数百例，疗效甚佳。有些患者因胆囊结石下腹疼痛剧烈，实是难忍，经B超检查属胆囊结石，建议手术治疗。患者因怕手术，改服中药。经用排石汤，疗效甚佳，免了手术之苦。还有些患者属颗粒结石，在服药期间嘱患者于大便盆内用水冲洗，可以看见排出的砂石多少、石块大小、是否已排完，便于掌握病情。而属于泥沙型的胆结石就不必这样诊视了。(《三部六病薪传录：经方的继承与创新》)

20.大黄䗪虫丸(《金匮要略》方)

【主症】舌痿色青，脉涩。发热，肌肤甲错，两目黯黑，羸瘦腹满，不能饮食，口燥心烦。

【副症】食伤；忧伤；饮伤；房室伤；饥伤；劳伤；经络营卫气伤。

【方剂】大黄十分，蒸；黄芩二两；甘草三两；桃仁一升；杏仁一升；芍药四两；干地黄十两；干漆一两；虻虫一升；水蛭百枚；蛴螬一升；䗪虫半升。

【煎服法】上十二味末之，炼蜜和丸小豆大。酒饮服五丸，日三服。

（二）里热证杂方（2首）

刘老在《刘绍武三部六病传讲录》里热证的类药中提到的番泻叶，但未见于《伤寒论》《金匮要略》。

《伤寒论》中蜜煎（蜜煎方）、土瓜根（《伤寒论》缺方之一）、大猪胆汁清泻里热，归属于里热证杂方。

1.蜜煎（蜜煎方）（《伤寒论》方）

【主症】舌红，苔黄燥，脉细弱。大便秘结，腹无满痛，烦躁。

【副症】小便自利。

【方剂】食蜜七合。

【煎服法】上一味，于铜器内，微火煎，当须凝如饴状，搅之勿令焦着，欲可丸，并手捻作挺，令头锐，大如指，长二寸许。当热时急作，冷则硬。以内谷道中，以手急抱，欲大便时乃去之。疑非仲景意，已试甚良。

2.大猪胆汁（《伤寒论》方）

【**主症**】舌红苔黄燥，脉细弱。大便秘结，腹满纳呆，精神萎靡。

【**副症**】小便自利。

【**方剂**】大猪胆一枚。

【**煎服法**】大猪胆一枚，泻汁，和少许法醋，以灌谷道内，如一食顷，当大便出宿食恶物，甚效。

六、阳明病副主药——芒硝

（一）芒硝类方（4首）

芒硝别名较多，有芒硝、芒消、硝石、赤硝。

《伤寒论》含有芒硝类方共6首，分别为调胃承气汤、柴胡加芒硝汤、桃核承气汤、大陷胸丸、大陷胸汤、大承气汤。

《金匮要略》含有芒硝类方共7首，分别为大承气汤、鳖甲煎丸、大黄牡丹汤、大黄硝石汤、木防己去石膏加茯苓芒硝汤、硝石矾石散、己椒苈黄丸加减方。其中1首与《伤寒论》重出，为大承气汤。故《金匮要略》实际含有芒硝类方6首。

因此,《伤寒杂病论》一共含有芒硝类方12首,分别为调胃承气汤、柴胡加芒硝汤、桃核承气汤、大陷胸丸、大陷胸汤、大承气汤、鳖甲煎丸、大黄牡丹汤、大黄硝石汤、木防己去石膏加茯苓芒硝汤、硝石矾石散、己椒苈黄丸加减方。其中1首为加减方,为己椒苈黄丸加减方;属于少阳病类方1首,为鳖甲煎丸;属于阳明病大黄类方4首,分别为调胃承气汤、桃核承气汤、大承气汤、大黄牡丹汤;属于阳明病葶苈子类方1首,为大陷胸丸;属于阳明病甘遂、芫花类方1首,为大陷胸汤。

故而《伤寒杂病论》阳明病芒硝类方有4首,分别为柴胡加芒硝汤、木防己去石膏加茯苓芒硝汤、硝石矾石散、大黄硝石汤。

1.大黄硝石汤(《金匮要略》方)

【主症】脉沉滑。腹满有硬块,小便不利而赤,发热汗出,心烦。

【副症】黄疸;大便坚。

【方剂】大黄、黄柏、硝石各四两;栀子十五枚。

【煎服法】上四味,以水六升,煮取二升,去滓;内硝,更煮取一升。顿服。

2.硝石矾石散（消矾散）（《金匮要略》方）

【**主症**】身黄，腹胀如水状，便黑时溏，小便不利或黄。

【**副症**】女劳疸。

【**方剂**】硝石、矾石，烧，等分。

【**煎服法**】上二味，为散，以大麦粥汁，和服方寸匕，日三服。病随大小便去，小便正黄，大便正黑，是候也。

3.柴胡加芒硝汤（《伤寒论》方）

【**主症**】舌苔白。往来寒热，胸胁苦满，嘿嘿不欲饮食，心烦喜呕，入暮高热及便秘倾向。

【**副症**】咽干口苦。

【**方剂**】柴胡二两十六铢；黄芩一两；人参一两；甘草一两，炙；生姜一两，切；半夏二十铢，本云五枚，洗；大枣四枚，擘；芒硝二两。

【**煎服法**】上八味，以水四升，煮取二升，去滓；内芒硝，更煮微沸。分温再服，不解更作。

4.木防己加茯苓芒硝汤（木防己汤去石膏加茯苓芒硝汤）（《金匮要略》方）

【主症】脉沉弦紧。喘满，心下痞坚甚，小便闭，大便不利。

【副症】支饮。面色黧黑，心悸，短气。

【方剂】木防己、桂枝各二两；人参、茯苓各四两；芒硝三合。

【煎服法】上五味，以水六升，煮取二升，去滓；内芒硝，再微煎。分温再服，微利则愈。

（二）里实证杂方（18首）

刘老在《刘绍武三部六病传讲录》里实证的类药中提到芦荟、麻仁、郁李仁，但《伤寒论》《金匮要略》未见芦荟和郁李仁的记载，麻仁的记载见于《伤寒论》炙甘草汤及《金匮要略》《千金翼》炙甘草汤，它们是同一处方，归属于少阴病方。此外，《伤寒论》还有麻子仁丸已属于阳明病大黄类方。刘老在讲阳明病实证泻痰、泻水、泻血、泻食的方剂中提到大陷胸丸、大陷胸汤、十枣汤、桃核承气汤、抵当汤、大承气汤、小承气汤、调胃承气汤，故而这些方剂中的药物除之前已述的大黄、芒硝、桂枝，以及如葶苈子、甘遂、芫花、大戟、桃仁、水蛭、虻虫、枳实、厚朴等药物组成的方剂，除已归属其他病的方剂外，亦属于里实证杂方；吐法之瓜蒂汤、瓜蒂散亦归属于里实证杂方。

1.瓜蒂类方（2首）

瓜蒂汤（一物瓜蒂汤）（《金匮要略》方）

【主症】苔腻，脉微弱。身热，身体疼重。

【副症】太阳中暍。

【方剂】瓜蒂二十箇。

【煎服法】上剉，以水一升，煮取五合，去滓，顿服。

瓜蒂散（《伤寒杂病论》方）

【主症】苔腻，寸脉微浮，或脉乍紧，或脉滑。胸中有物结窒，烦躁狂妄，饥不能食，手足厥冷。

【副症】宿食；癫狂；腹部坚实。

【方剂】瓜蒂一分，熬黄；赤小豆一分。

【煎服法】上二味，各别捣筛，为散已，合治之，取一钱匕；以香豉一合，用热汤七合煮作稀糜，去滓。取汁和散，温顿服之。不吐者，少少加，得快吐乃止。诸亡血虚家，不可与瓜蒂散。

【验案】

（1）心烦欲发狂案（刘绍武）

耿某，男，32岁，职工。1972年秋，一患者耿某来中医研究所门诊。刘老审其脉证，见脉弦紧，面色潮红，如醉酒状。自述胸中满闷，心烦欲发狂，不欲食，漱而有痰，久治不愈，痛苦不堪，常请病假休息亦不适。单位责其装病偷懒，而患者自觉疾病缠身，感觉冤枉，又苦诉无门，无奈来求刘老一治。刘老见状，时正值8月，甜瓜谢市，瓜秋待挂，令其到瓜农的瓜地，自寻甜瓜蒂20只，赤小豆一把（约一两）。将瓜蒂烘干至焦黄，与赤小豆研细末为散，分10次服下。患者应诺，次日即将二味找到，如法炮制。谁成想，刚服下1份，即感胃脘如翻江倒海一般，恶心欲呕，随即吐出大量黏液，如烙饼大小两片，用棒挑起，痰涎可拉得1尺许不断；再服用1份，又吐出痰涎一茶杯许，渐服渐少。二日后，自觉头清目爽，一改过去那种昏昏欲睡、烦躁欲狂之状，瓜蒂散未服尽，则去见刘老。刘老令其停服，令弟子开二陈汤2剂，按例煎服。愈后，病者满怀感激地告知已痊愈上班，不复请假。

刘老曰：脉象弦紧，亦病者久有恣食寒凉之习，寒则气凝，气凝则营养精微积聚，积而化痰，愈积愈多，痰迷清窍，故患者头昏智迷；寒阻中焦，清阳不得下降，凉越于上则面如醉酒；

迷乱神志则令其癫狂。正如患者临到刘老时所言"如果得不到刘老的妙手救治，我恐怕要疯了"。(《三部六病医案集》)

（2）癫痫案（闫云科）

王某，女，13岁，住利民中街食品厂宿舍。素体健无恙，活泼上进。1985年10月10日晚9时许，正做作业，自觉身体不适，便睡卧床上，片刻不省人事，手足抽搐，角弓反张，掉下床来，口吐白沫，小便失禁，约10分钟始得清醒。翌晨又如是发病1次。地区医院经脑电图检查，提示癫痫。住院旬余未发病，出院2个月又发作1次，遂来求诊。

患者面色黯黄，为痰饮之貌；舌润脉滑，系水湿之象。痰饮水湿，其源本一。脾不健运，肾不鼓舞，从阳化痰，从阴化饮。占据中州则饮食无味，恶心漾漾；痞阻升降则头闷眩晕，痰鸣漉漉；上扰清宫则神舍失守而为痫疯。《丹溪心法·痫》篇云："痰涎壅塞，迷闷孔窍"，以为痫。《医宗金鉴·幼科心法要诀》亦云："痰痫平素自多痰，发时痰壅在喉间，气促昏倒吐痰沫，一捻金与滚痰丸。"今痰饮呈向上之势，一捻金、滚痰丸显然不当，宜因势利导，一涌吐之。拟豆豉15g，煎汤送服瓜蒂散3g。

药后呕吐痰涎甚多，头晕脑胀大减，胃纳亦醒。遵衰其半而止之旨，嘱服脾肾两助丸。若脾为胃行其津液，肾为胃司其开阖，则痰饮定能消于无形。

二诊：痰饮桀骜不驯，并未归川入海，反而再起东山，兴风鼓浪。近日又犯病1次，且体倦嗜睡，头脑胀闷，咳嗽多痰，恶心呕吐，大便数日一行。由此可见，蔓草难图，除恶务尽，前事不忘后事之师。拟：豆豉15g，煎汤送服瓜蒂散4g。

三诊：药后呕吐痰涎较上次尤多，并有团状痰块数枚，吐后精神疲惫不堪，蜷卧少动。虑其窠臼复存，将息三日，又一鼓作气，乘胜而进，投礞石滚痰丸6g，下泻黏秽甚多。谅邪已净，舍补何为？嘱服脾肾两助丸月余。随访多年，知病未犯。(《经方躬行录》)

黎崇裕按：刘老在《刘绍武讲评〈伤寒杂病论〉》讲述条文"病人手足厥冷，脉乍紧者，邪结在胸中，心下满而烦，饥不能食者，病在胸中，当须吐之，宜瓜蒂散"时提到"'病在胸中'改为'病在心下'。本方证为阳明病痰饮结于胃中。"

2.葶苈子类方（5首）

《伤寒论》含有葶苈子的方剂共2首，分别为牡蛎泽泻散、大陷胸丸；《金匮要略》含有葶苈子的方剂共4首，分别为葶苈大枣泻肺汤、己椒苈黄丸、小儿疳虫蚀齿方、鳖甲煎丸，在《果实菜谷禁忌并治第二十五》亦见有"葶苈子傅头疮，药成入脑，杀人"的记载。因此，《伤寒杂病论》含有葶苈子的方剂共6首，分别为牡蛎泽泻散、大陷胸丸、葶苈大枣泻肺汤、己椒苈黄丸、小儿疳虫蚀齿方、鳖甲煎丸。其中鳖甲煎丸属于少阳病方，其他都属于里实证杂方。

小儿疳虫蚀齿方（《金匮要略》方）

【主症】疮，目痛，鼻中息肉。

【副症】牙疳。

【方剂】雄黄，葶苈。

【煎服法】上二味末之，取腊日猪脂镕，以槐枝绵裹头四五枚，点药烙之。

葶苈大枣泻肺汤（《金匮要略》方）

【主症】脉滑。胸满胀，喘鸣迫塞，气上不得息，身面浮肿。

【副症】肺痈；支饮；不得卧。

【方剂】葶苈，熬令黄色，捣丸如弹丸大；大枣十二枚。

【煎服法】上先以水三升，煮枣取二升；去枣，内葶苈，煮取一升。顿服。

【验案】

肺癌案（武德卿）

李某，男，74岁，2014年4月5日初诊。因发热、头晕、咳嗽、疲乏无力由人搀扶就诊，收住我院。住院后确诊为右肺癌伴胸腔积液，经对症处理后发热退，主治大夫建议进行化疗，但家属决定放弃化疗改用中药治疗，4月下旬出院后开始服中药。刻诊：胸闷，胸痛，气短，夜间不能平卧，咳嗽，咳痰，头晕，心悸，腹胀，大便不爽，食少神疲，脉涩且数（脉搏90次/分），双侧聚关脉。腹诊：胸胁苦满。

主症：涩脉，聚关脉，胸胁苦满。

诊断：慢性枢阳，里阳合病。

治则：协调枢部，解郁散结，清理血液。

主方：调心胃攻坚汤（柴胡、黄芩、党参、苏子、川椒、甘草、大枣、陈皮、白芍、川大黄、百合、乌药、丹参、郁金、瓜蒌、五味子、牡蛎、王不留行、苏子、夏枯草）加葶苈子15g，白花蛇舌草30g，半枝莲15g，金银花20g，丝瓜络10g，车前子20g；并用芫花30g加大枣30枚同煮至水干后，去芫花留大枣，每日吃大枣5枚。守方坚持服药70余剂，症状明显缓解，复查胸片见胸腔积液消失。原方去葶苈子、金银花、丝瓜络、车前子，停用芫花煮大枣，仍以原方加减服用至2015年4月底，病情稳定。后患者死于脑梗死，未再出现胸痛，胸水未复发。

按语：对于肿瘤的治疗，以四脉为核心，结合腹诊，选用协调方加用清理血液的药物金银花、白花蛇舌草、半枝莲、白英、

冬凌草等，均可收到很好的疗效。(《三部六病临证发微》)

大陷胸丸（《伤寒论》方）

【主症】脉沉紧。心胸膨胀，便闭，心下痞而硬满。

【副症】项背强急，喘鸣咳嗽，毒聚胸背。

【方剂】大黄半斤；葶苈子半升，熬；芒硝半升；杏仁半升，去皮尖，熬黑。

【煎服法】上四味，捣筛二味，内杏仁、芒硝，合研如脂，和散。取如弹丸一枚，别捣甘遂末一钱匕，白蜜二合，水二升，煮取一升。温顿服之，一宿乃下。如不下，更服，取下为效。禁如药法。

【验案】

精神分裂症（刘绍武）

46年前曾遇一妇人，身受精神刺激后，登高而歌，狂奔而走，毁物谩骂，就诊时处以大陷胸丸：川大黄半斤，葶苈子三两，芒硝半斤，杏仁七十个。泻下大便如棋子，似硬石，2剂而愈。

说明脑皮层虽在上，而与胃肠道有直接关系。胃肠道瘀热在里，热灼津液，津枯血涸，而产生胃肠道刺激因子，刺激大脑皮层，故使喜忘，而蓄血证成。阳化则癫狂，阴化则抑郁。蓄血证非用下法不可，运用下法把胃肠道刺激因子祛除，消灭

致病原因，蓄血证自愈。(《三部六病医案集》)

防己椒目葶苈大黄丸（己椒苈黄丸）（《金匮要略》方）

【主症】腹满，口舌干燥，腹中沥沥有声，心下痞坚，呕吐不止，大便微难，小便不利。

【副症】水气。

【方剂】防己、椒目、葶苈(熬)、大黄各一两。渴者，加芒硝半两。

【煎服法】上四味，末之，蜜丸如梧子大，先食饮服一丸，日三服，稍增，口中有津液。

牡蛎泽泻散（《伤寒论》方）

【主症】舌红苔黄腻，脉沉实。四肢面目浮肿，小便不利。

【副症】水气。发热口渴，胸闷腹胀，腰以下重。

【方剂】牡蛎(熬)、泽泻、蜀漆(暖水洗，去腥)、葶苈子(熬)、商陆根(熬)、海藻(洗，去咸)、栝楼根各等分。

【煎服法】上七味，异捣，下筛为散，更于臼中治之。白饮和服方寸匕，日三服。小便利，止后服。

3.甘遂、芫花类方(4首)

《伤寒论》中含有甘遂的方剂共3首，分别为十枣汤、大陷胸汤、大陷胸丸；《金匮要略》中含有甘遂的方剂共3首，分别为甘遂半夏汤、十枣汤、大黄甘遂汤。其中十枣汤与《伤寒论》重出，故而《伤寒杂病论》含有甘遂类方共5首，分别为十枣汤、大陷胸汤、大陷胸丸、甘遂半夏汤、大黄甘遂汤。其中大陷胸丸属于里热证杂方葶苈子类方，其余4首属于阳明病甘遂类方。此外，《伤寒论》和《金匮要略》中含有芫花的方剂各有1首，皆为十枣汤，前已述，不再累述。《伤寒论》中含有大戟的方剂共1首，为十枣汤，《金匮要略》中含有大戟的方剂共2首，分别为十枣汤和鳖甲煎丸，前皆已述，不再累述。

甘遂半夏汤（《金匮要略》方）

【**主症**】脉沉滑。心下坚满痛，面色黧黑，喘，大便泻后反觉轻松。

【**副症**】留饮。

【**方剂**】甘遂大者，三枚；半夏十二枚，以水一升，煮取半升，去滓；芍药五枚；甘草如指大一枚，炙，一本作无。

【**煎服法**】上四味，以水二升，煮取半升，去滓；以蜜半升，和药汁煎取八合。顿服之。

【**验案**】

腹痛案（闫云科）

郭某，女，36岁。脐左疼痛半年矣，经某医院结肠镜检查，诊断为结肠炎。杂治不愈。望其面色青黄，睑下晦暗，舌苔白腻。询知痛则欲便，便后痛止，无脓血，有完谷。恶心欲吐，胃纳呆钝。诊其脉，沉弦有力。触其腹，脐左拒压。

脉证分析，证属饮邪为患，治宜燥湿化饮、缓急止痛，温药和之。

拟苓桂术甘汤加味：茯苓15g，桂枝10g，苍术15g，炙甘草6g，半夏10g，白芍15g，焦楂15g。3剂。

二诊：痛泻仅止7日，前症复作。痛时腹有头足，肠中辘辘，时则欲便，便后头足失，疼痛止。历数时，腹痛肠鸣又作，头足复起……此留饮不去，病终难除。考《金匮要略·痰饮咳嗽病脉证并治》云："病者脉伏，其人欲自利，利反快，虽利心下续坚满，此为留饮欲去故也，甘遂半夏汤主之。"分析条文，所谓"留饮欲去故也"，实留饮未去故也。"留饮"者，乃害群之驹，乱世之寇，须攻之逐之，非温药和之所能胜任。加之为患日久，定有坚巢固穴，必须短兵相接，强攻猛逐。甘遂峻猛辛审，用其冲锋击锐，足以胜任，于已成巢穴者，仅可挫其锋而不能荡其巢；若与甘草同用，则峻猛之品，复增顽强之性，相反则相激以成。遂拟仲圣甘遂半夏汤原方进之：甘遂粉1.5g（冲），半夏10g，白芍15g，甘草6g，白蜜1匙。1剂。

药后片刻，痛益剧，上下攻窜，若撕肠裂胃。后暴泻水样便数次，疼痛遂止。"留饮"已去，复拟苓桂术甘汤，崇土填

臼。并嘱禁生冷、少肥甘，饮食调理，以防饮邪复聚。(《经方躬行录》)

大黄甘遂汤（《金匮要略》方）

【主症】脉沉滑。少腹膨满如敦状，按之坚痛，大小便不利。

【副症】身烦热，不渴。

【方剂】大黄四两，甘遂二两，阿胶二两。

【煎服法】上三味，以水三升，煮取一升，顿服之，其血当下。

大陷胸汤（《伤寒论》方）

【主症】舌红苔黄燥，脉沉紧。自心以下至小腹硬满痛剧不可近，头汗微热或潮渴，烦躁，便秘。

【副症】呕吐，短气，舌上燥。

【方剂】大黄六两，酒洗；芒硝一升；甘遂一两，末。

【煎服法】上三味，以水六升，先煮大黄，取二升，去滓；内芒硝，煮一二沸，内甘遂末。温服一升，得快利，止后服。

【验案】

（1）湿疹案（刘绍武）

王某，患面部湿疹5年，满脸结着厚痂，有清水渗出，奇痒难当，而体格壮实，余无他症。治宜祛湿于表，投除风利湿汤（浮萍、苍耳子、苦参、土茯苓）4剂，面肿转甚，目肿只剩一隙，水由疹痂间涌出，患者持毛巾拭脸早已湿透，思得湿邪如此之盛，非逐湿峻剂不足以刹其势，乃疏大陷胸汤2帖。服后果渗水大减，复用除风利湿汤60帖而愈。

按：此证并无寒热虚实方面的见证，依其病位应列入表证，治疗方法则取决于疾病本身的特殊性而用祛风利湿。凡陈年之疾久治不愈，多有滞邪固着不去，邪不去则正难复，当审其邪之性质、类别、部位而选用适当方法攻之，邪既去则正易复，故吾师常谓"久治不愈当取阳明"。此证湿邪久稽，故治疗中间用逐湿之法，选用大陷胸汤则由结胸证之"但头微汗出"悟出。（《伤寒一得》）

（2）阑尾炎案（闫云科）

闫某，男，32岁。腹痛5日，市某医院诊断为急性阑尾炎，注射青霉素4日，发热虽退，疼痛未已。嘱令手术，彼惧开刀，求服中药。

右少腹硬满疼痛，手不可近，时剧时轻，痛甚时手足厥冷，面惨色变，腹中辘辘水声，清亮可闻。恶心欲吐，三日未得更衣。舌苔黄腻，脉象沉弦有力。

审证察脉，病属结胸，为水热互结而成。痞阻于中，致升降障碍，传导失司，上湿下燥，因之而成。曹颖甫先生善用仲圣陷胸汤，姑仿效之：川大黄10g，芒硝6g，甘遂3g（冲）。

大陷胸汤果然无敌天下，服后片刻，腹痛大作，暴泄数次，

疼痛随之减轻。后投大黄牡丹汤5剂，疼痛尽失。三味廉药，得免金刀之苦，诚幸事也。(《经方躬行录》)

十枣汤(《伤寒杂病论》方)

【主症】舌淡苔白，脉沉弦，或脉滑。心下痞硬满，咳引胸痛，呼吸急促。

【副症】悬饮。咳家。支饮家。干呕短气，汗出不恶寒，浮肿，大小便不利。

【方剂】大枣十枚，擘；芫花(熬)末；甘遂末；大戟末。

【煎服法】以水一升五合，先煮大枣肥者十枚，取九合，去滓，内药末。强人服一钱匕，羸人服半钱，平旦温服之。若下少，病不除者，明日更服，加半钱。得快下利后，糜粥自养。

【验案】

癫狂案(闫云科)

仲兄友刘某之妻，38岁。1965年春，适值产后3日，有邻人修建房舍，于居室顶棚取出柴草毛絮一车许，乡人谓此狐仙窝也。其闻而受惊，杯弓蛇影，疑惧交加，遂病癫狂，迄今已5年余。乡人以为邪祟依附，用桃木作剑，朱符高悬镇之，皆不应。闻有神汉名果成者，能驱鬼狐，享名忻崞两地，遂延以治，彼下罗盘，悬古镜，驱禳备至，技穷而病依旧。方谓："此非鬼狐之祟，乃病也。"由是舍巫求医，中西医多易，未收寸效。时余临证仅二载，如初生牛犊，慨然应邀。

其夫称，初病一二年间，早晚狂言呼号，高歌欲奔，力大无穷，人不能制。白昼则多睡卧，少言语，足不出户。尚能哺乳，呵护幼子。近一二年很少呼喊狂奔，唯仍不理家务，不与邻舍往来。胃口好，体日胖。今春又加病鼠疮，右侧颈项、腋下瘰疬颗颗成串，一大如核桃者液化，予以手术，并注射链霉素，口服抗痨药已4个多月。然切口不愈合，米泔状水液如泉而涌，腥臭难闻。5年中，为妻夜不安枕，心力交瘁。家徒四壁，囊中羞涩。俗语云：有啥不要有病，没啥不要没钱，余则二者得兼。言讫，泪下垂膺，泣不成声。

观其面腴体胖，腹大如釜。神志恍惚，目睛呆滞，如出笼之病鸟。虽语无伦次，尚能应对所问，述其所苦。言称面舌麻木，肢体疼痛，重如灌铅，起坐须人搀扶。背寒如掌大十余年。右肋下有鸡蛋大小一物，摸之应手，时而窜痛，时而复无踪影。舌体胖大少苔，脉来沉滑有力。

脉症相参，此癫狂系痰饮为患。盖惊则气乱，忧思气结，气结气乱，痰饮遂成，蔽障神明，蹂躏脏腑，故见种种怪状。病虽5年，脉症不弱。治当峻剂攻逐，滚汤泼雪。待衰其半，再调脾胃。拟：甘遂、大戟、白芥子各2g，研末，凌晨空腹，红枣10枚，煎汤送服。

　　药后当晚，竟能自行起坐。连服四日，思维反应明显好转，目睛有神，开始料理家务，体痛身重大减，瘰疬渗出已止。唾手得陇，望蜀非贪。改用六君子汤调理，用药1周，症状反不如前。复用原方46日，神志一如常人，诸症杳如黄鹤。半年后，居然又老蚌含珠。对余感激备至，且诺其子婚典时尊余首座也。

　　按：十枣汤减芫花加白芥子，名控涎丹，服后多泄水如注，或腹痛呕吐，本案连用40余日，从未泄泻，亦无其他不适，更无伤正之象，足证"有故无殒"非妄说也。（《经方躬行录》）

4.桃仁、水蛭类方（1首）

　　《伤寒论》中含有桃仁的方剂共3首，分别为桃核承气汤、抵当汤、抵当丸；《金匮要略》含有桃仁的方剂共8首，分别为抵当汤、鳖甲煎丸、大黄䗪虫丸、《千金》苇茎汤、大黄牡丹汤、桂枝茯苓丸、下瘀血汤、治马坠及一切筋骨损方。其中抵当汤与《伤寒论》重出，故《伤寒杂病论》含有桃仁的方剂共10首，分别为桃核承气汤、抵当汤、抵当丸、鳖甲煎丸、大黄䗪虫丸、《千金》苇茎汤、大黄牡丹汤、桂枝茯苓丸、下瘀血汤、治马坠及一切筋骨损方。其中属于太阳病方1首，为《千金》苇茎汤；属于少阳病方1首，为鳖甲煎丸；属于阳明病大黄类方7首，分

别为桃核承气汤、抵当汤、抵当丸、大黄䗪虫丸、治马坠及一
切筋骨损方、下瘀血汤、大黄牡丹汤。剩下的桂枝茯苓丸属于
阳明病桃仁类方。

此外，《伤寒论》中含有水蛭的方剂共2首，分别为抵当汤、
抵当丸；《金匮要略》含有水蛭的方剂共2首，分别为抵当汤、
大黄䗪虫丸。其中抵当汤与《伤寒论》重出，故而《伤寒杂病论》
含有水蛭的方剂共3首，分别为抵当汤、抵当丸、大黄䗪虫丸。
三方皆在阳明病大黄类方中已述，不再累述。《伤寒杂病论》中
含有虻虫的情况与水蛭一模一样，亦不再累述。

桂枝茯苓丸（《金匮要略》方）

【**主症**】舌质暗紫或暗淡，或舌边紫色或舌底静脉怒张，脉
沉或沉弦。气上冲（如悸动、心悸、呕、咳、喘、吐、脸红、头
汗、奔豚、上气、呃逆、反酸、头晕、眼花、心下逆满等都属于
气上冲的临床表现），少腹压痛，肌肤甲错。

【**副症**】癥病。体格健壮，烦躁失眠，腰腿疼痛，膝盖以下
发凉。

【**方剂**】桂枝、茯苓、牡丹（去心）、桃仁（去皮尖，熬）、芍药
各等分。

【**煎服法**】上五味末之，炼蜜和丸，如兔屎大。每日食前服
一丸；不知，加至三丸。

【验案】

宫外孕案（闫云科）

王某，30岁。停经40余日，因持重用力，致腹痛下血、量多色鲜，注射黄体酮，口服保胎药5日，血不止，遂来门诊。经B超检查，左侧附件有70mm×41mm非均质包块，盆腔少量积液，提示输卵管妊娠。刻下面色略显苍白，爪甲色淡，双眉锁愁，两眼凝怨，舌质淡，苔薄白。少腹隐痛，出血不多，色暗无块。腰困眩晕，神疲乏力，胃纳尚可，口干思饮。大便干，每日一行。诊得脉来沉弦，左少腹拒压。

脉症相参，此瘀血内结也。输卵管妊娠破裂，多腹痛剧烈，腹腔蓄血，属危急之证。本案病发五日，腹痛已轻，腹腔无蓄血而溢于外者，应为破裂口不大，部位在子宫近端。以其失血不巨，故许门诊一试。今已成包块，即《金匮要略》之癥也。治当化瘀下癥，先师李映淮治此证，多袭其父李翰卿法，用张锡纯活络效灵丹加减。本案腹痛不剧，以癥积为主，显然不若桂枝茯苓丸为佳，以其兼见气血亏虚之症，故化癥同时伍以扶正之品。

拟：桂枝10g，茯苓15g，桃仁15g，丹皮10g，赤芍15g，大黄6g，党参15g。每日1剂。

连服7日，腹痛、下血均止。遂边上班，边治疗，共服36

剂，包块缩减为3.7mm×2.9mm，按之不痛，无任何不适。其间月经潮汛，亦与前无异，改桂枝茯苓丸，早晚各1粒，以缓消之。(《经方躬行录》)

5.枳实类方(4首)

《伤寒论》含有枳实类方共7首，分别为《伤寒论》大柴胡汤、大承气汤、小承气汤、麻子仁丸、四逆散、枳实栀子豉汤、栀子厚朴汤。

《金匮要略》含有枳实类方共16首，分别为大承气汤、枳实薤白桂枝汤、橘枳姜汤、桂枝生姜枳实汤、厚朴七物汤、厚朴三物汤、《金匮要略》大柴胡汤、麻子仁丸、厚朴大黄汤、《外台》茯苓饮、枳术汤、栀子大黄汤、小承气汤、排脓散、枳实芍药散、《千金》三黄汤加减方。其中大承气汤、麻子仁丸、小承气汤3方与《伤寒论》重出，故《金匮要略》实际含有枳实类方共13首。

因此，《伤寒杂病论》含有枳实类方共20首，分别为《伤寒论》大柴胡汤、大承气汤、小承气汤、麻子仁丸、四逆散、枳实栀子豉汤、栀子厚朴汤、枳实薤白桂枝汤、橘枳姜汤、桂枝生姜枳实汤、厚朴七物汤、厚朴三物汤、《金匮要略》大柴胡汤、厚朴大黄汤、《外台》茯苓饮、枳术汤、栀子大黄汤、排脓散、枳实芍药散、《千金》三黄汤加减方。其中加减方1首，为《千金》三黄汤加减方；厥阴病方有2首，分别为枳实薤白桂枝汤、桂枝生姜枳实汤；少阳病方有4首，分别为四逆散、枳实栀子豉汤、栀子厚朴汤、栀子大黄汤；太阴病方有2首，分别为橘枳姜汤、《外台》茯苓饮；阳明病大黄类方有7首，分别为大承气汤、小承气汤、麻子仁丸、厚朴七物汤、厚朴三物汤、《金匮要略》大柴胡汤、厚朴大黄汤。

故而《伤寒杂病论》阳明病枳实类方有4首，分别为《伤寒论》大柴胡汤、枳术汤、排脓散、枳实芍药散。

枳实芍药散（《金匮要略》方）

【主症】舌苔厚。腹满拘挛，下腹部作痛，烦满不得卧。

【副症】产后病；痈脓。

【方剂】枳实（烧，令黑，勿太过）、芍药等分。

【煎服法】上二味，杵为散，服方寸匕，日三服；并主痈脓，以麦粥下之。

【验案】

呃逆案（刘绍武）

葛某，女，48岁。太原坝陵桥街一葛姓居民，1973年来诊，噫气不除，呃逆连连，自诉走遍许多家医院，求医专家，久治无效。呃逆虽不为大病，但呃逆不断，影响情绪，令人心烦，日久不欲见人，今请中医一试。刘老评脉，脉象典型的聚关脉，如豆状，搏动有力，刘老遂令弟子处以枳实芍药散1剂：枳实一两，白芍一两。患者见求医半晌，刘老只给了2味药，立即流露出不满意的情绪，表示怀疑刘老对她病情不重视。刘老却面带微笑，好言相劝，让其回去煎服，明天再来。

次日一早，患者第一个就来到刘老诊室，笑着赔礼道歉说："刘老真神医也！"1剂喝下，呃逆立刻停止，至今未呃逆1次，要求刘老再开。此时刘老复令弟子处以调胃汤7剂，令其1周内服下，愈后不复再来，如再有呃逆，可免费诊治。病者一去不返。

就此患者，刘老说此例脉象聚关，在客观上有难言之隐，在主观上有聚敛性思维，长期的目标性思维导致了大脑皮层的高度亢奋，通过下丘脑引起支配生命活动的12对脑神经发生兴奋，尤以迷走神经为甚，迷走神经的兴奋引发了胃平滑肌和膈肌的痉挛，故出现呃逆连续不除之状，欲治之法：枳实平肝破气，白芍柔肝散结，升降相随，酸敛兼施，刚柔并济，使呃逆立除；枳实、芍药攻坚散结，有破气之弊。故1剂病消而止，不可复用。后用调胃汤以善其后，使病得除，体得养，身自健。（《三部六病医案集》）

排脓散（《金匮要略》方）

【主症】体表化脓性肿物且有疼痛，气血凝滞，炎性浸润严重，多为坚硬之疾患，即疖、痈、疔、淋巴结炎、蜂窝织炎、扁桃体溃疡、齿槽脓肿、眼睑麦粒肿等浸润甚、排脓困难、全身症状不显著者。

【副症】无。

【方剂】枳实十六枚，芍药六分，桔梗二分。

【煎服法】上三味，杵为散，取鸡子黄一枚，以药散与鸡黄相等。揉和令相得饮，和服之，日一服。

【验案】

重舌案（黎崇裕）

麦某，女，33岁。2017年6月29日初诊。

主诉：发现舌下肿块1周。

患者产后近11个月，休息不足导致舌下肿块，其肿块无疼痛、无出血、无脓头，恶寒，饮食偏凉则易腹泻。舌质淡红，苔黄，脉沉细。患者曾于数家医院就诊，均言需手术治疗，然而患者惧怕手术，后经别人介绍求诊于余。既往无其他重要病史可载，无药物及食物过敏史。

中医诊断：重舌。

证候诊断：气滞血瘀。

治法：通调气血，行气活血。

处方：排脓散及汤。

白芍10g，桔梗10g，枳实6g，甘草6g，红枣15g，生姜（自备）1片。7剂，每日1剂，水煎服，分2次温服。

医嘱：注意休息，多饮水；饮食宜清淡，忌肥腻辛辣醇酒之品；节房室，畅情志。

2017年11月3日，患者因头部恶风来诊。诉前药后重舌已除，并翘起舌头让我检查。免手术之患，用中药7剂而消，喜悦之情溢于言表。

按：思之此乃重舌，多由心脾积热或积火痰涎流注而成。然综合患者情况看，实热则不显，反而呈现一派虚寒，是攻是补，处方时颇为踌躇。后忆及矢数道明先生曾云，排脓散用于体表化脓性肿物且有疼痛，气血凝滞，炎性浸润严重，多为坚硬之疾患，即疖、痈、疔、淋巴结炎、蜂窝织炎、扁桃体溃疡、齿槽脓肿、眼睑麦粒肿等浸润甚、排脓困难、全身症状不甚显著者。故而方用排脓散及汤姑且一试，未想获佳效，实乃意外之获。（《三年难得师承录：跟师经方家刘志龙教授记》）

《伤寒论》大柴胡汤（《伤寒论》方）

【主症】舌红苔黄，脉阴阳俱停，或脉弦数，或脉沉滑。发热汗出不解，心中痞硬，呕吐而下利或呕不止心下急。

【副症】往来寒热，发热汗多或汗出谵语，心下痛，口干燥。

【方剂】柴胡半斤；黄芩三两；半夏半升；生姜五两；芍药三

两；枳实四枚，炙；大枣十二枚，擘。

【煎服法】上七味，以水一斗二升，煮取六升，去滓再煎。温服一升，日三服。

【验案】

突发脑梗案（李国栋）

李先生，65岁，2017年10月17日上午初诊。

患者突发脑梗入住医院5天，左半身偏瘫，说话不利落，面色怫郁，时有汗出，不恶寒，心烦，口渴不欲饮水，能食，小便一日4次，5天不大便（后2天服蓖麻油3次，每次20mL，仍不大便），舌苔白腻、中间黄黑，寸口脉弦迟有力（50次/分），趺阳脉紧。腹部叩诊：心下及右胁下鼓音高亢。血压160/100mmHg。

辨证：少阳与厥阴合证。

选方：大柴胡汤合黄芪桂枝五物汤。

柴胡25g，黄芩10g，清半夏10g，白芍10g，枳实10g，大黄4g，桂枝10g，赤芍10g，黄芪10g，生姜20g，大枣4枚。2剂，水煎服。

患者当日下午服汤药，次日即18日早晨大便1次、量多，同日上午又大便1次。患者由于喝汤药呛水，自己停服汤药。

2017年10月21日下午二诊：患者3天不大便。刻诊：面色怫郁，舌苔白，寸口脉弦缓（60次/分），趺阳脉稍紧，腹部叩诊稍有鼓音。血压140/80mmHg。

予大柴胡汤去大黄合黄芪桂枝五物汤：柴胡25g，黄芩10g，清半夏10g，白芍10g，枳实10g，桂枝10g，赤芍10g，黄芪10g，生姜20g，大枣4枚。2剂，水煎服。

2017年10月24日上午三诊：患者22日上午服汤药，半夜腹泻2次，23日上午9点又腹泻1次。半夜腹泻去卫生间由2人架扶，上午9点腹泻去卫生间由1人搀扶。由于腹泻3次，自己停服汤药。

昨天下午至今没有大便，小便一日4次，舌苔白，脉弦，心率62次/分，血压136/76 mmHg。

按：从病案实例可以看出，柴胡剂通大便，犹如提壶揭盖，即"上焦得通，津液得下，胃气因和"，大便得解。

枳实白术汤（枳术汤）（《金匮要略》方）

【主症】舌苔厚，脉沉滑。心下肿大痞坚，食欲不振，小便不利。

【副症】水饮。

【方剂】枳实七枚，白术二两。

【煎服法】上二味，以水五升，煮取三升。分温三服，腹中软，即当散也。

【验案】

脐周隐痛案（黎崇裕）

陈某，女，49岁，2021年3月13日初诊。

主诉：脐周隐痛3天。

现病史：3天来脐周隐痛，时发时止，头晕，闷热，稍有疲乏，无恶心呕吐，大小便正常，无发热。既往无高血压、冠心病、糖尿病、溃疡史，无肝肾功能不良史，否认药物过敏史。2021年3月13日本院血常规未见异常，随机血糖4.6mmol/L，尿HCG阴性。B超示子宫内膜回声欠均匀，双侧附件区囊性暗区，右侧附件区混合回声团，宫颈纳氏囊肿，盆腔积液。咽部不红，舌淡红，苔白润，脉沉弦。

方用王不留行散合枳术汤：王不留行30g，蜜桑白皮10g，花椒5g，干姜3g，赤芍10g，厚朴10g，黄芩10g，甘草5g，白术15g，麸炒枳壳10g。7剂，颗粒剂，一天1剂，一日2次，开水冲服。

2021年5月13日因头晕来诊，诉服前药后诸症痊愈，且以往有痛经，用前药后痛经亦除。

6.厚朴类方（2首）

《伤寒论》中含有厚朴的方剂共6首，分别为桂枝加厚朴杏子汤、厚朴生姜半夏甘草人参汤、栀子厚朴汤、大承气汤、小承气汤、麻子仁丸。

《金匮要略》中含有厚朴的方剂共12首，分别为大承气汤、鳖甲煎丸、厚朴麻黄汤、枳实薤白桂枝汤、厚朴七物汤、厚朴三物汤、麻子仁丸、厚朴大黄汤、小承气汤、王不留行散、半夏厚朴汤、长服诃黎勒丸。其中有3首与《伤寒论》重出，分别为大承气汤、小承气汤、麻子仁丸，故《金匮要略》实际含有厚朴类方共9首。

故《伤寒杂病论》含有厚朴的方剂共15首，分别为桂枝加厚朴杏子汤、厚朴生姜半夏甘草人参汤、栀子厚朴汤、大承气汤、小承气汤、麻子仁丸、鳖甲煎丸、厚朴麻黄汤、枳实薤白桂枝汤、厚朴七物汤、厚朴三物汤、厚朴大黄汤、王不留行散、半夏厚朴汤、长服诃黎勒丸。其中属于太阳病方有1首，为厚朴麻黄汤；属于厥阴病方有2首，分别为桂枝加厚朴杏子汤、枳实薤白桂枝汤；属于少阳病方有2首，分别为栀子厚朴汤、鳖甲煎丸；属于太阴病方有2首，分别为厚朴生姜半夏甘草人参汤、半夏厚朴汤；属于阳明病大黄类方有6首，分别为大承气汤、小承气汤、麻子仁丸、厚朴七物汤、厚朴三物汤、厚朴大黄汤。

故而《伤寒杂病论》属于阳明病厚朴类方有2首，分别为王不留行散、长服诃黎勒丸。

长服诃黎勒丸（《金匮要略》方）

【主症】咳嗽，喉中有痰。

【副症】无。

【方剂】诃黎勒(煨)、陈皮、厚朴各三两。

【煎服法】上三味末之，炼蜜丸如梧子大。酒饮服二十丸，加至三十丸。

王不留行散（《金匮要略》方）

【主症】无。

【副症】金疮，产后病。

【方剂】王不留行十分，八月八日采；蒴藋细叶十分，七月七日采；桑东南根白皮十分，三月三日采；甘草十八分；川椒三分，除目及闭口者，汗；黄芩二分；干姜二分；芍药、厚朴各二分。

【煎服法】上九味，桑根皮以上三味，烧灰存性，勿令灰过，各别杵筛，合治之为散，服方寸匕。小疮即粉之，大疮但服之，产后亦可服。如风寒，桑东根勿取之。三物皆阴干百日。

【验案】

（1）膝关节病案（黎崇裕）

林某，女，2021年2月27日初诊。

主诉：左膝关节活动受限3天。

现病史：3天前在家不慎摔伤致左下肢疼痛，活动受限。伤后自行用"活络油"外敷。现左膝关节活动受限，跛行，下肢发麻，口气重。舌红苔白，脉沉紧。

体格检查：左膝轻微肿胀，膝关节轻压痛，屈伸活动受限，屈曲受限明显，左胫腓骨下段压痛，踝关节活动可。

辅助检查：2021年2月24日本院X线检查示左膝、踝关节退行性病变，左髌上囊积液可能，左胫骨、腓骨骨质未见明确异常。

西医诊断：膝关节病（左）。

中医诊断：骨痹。

中医证候：瘀血阻络证。

治则治法：活血通络。

中药方剂：王不留行散化裁。

炒王不留行30g，桑白皮10g，甘草5g，花椒5g，黄芩5g，干姜3g，赤芍15g，姜厚朴15g。3剂，水煎温服，一天1剂，一日2次。

外治法：砭石艾灸1次。

2021年3月1日复诊：服药后，诸症略减。守方加怀牛膝15g，酒川牛膝15g，续进7剂。

（2）性交后腹痛案（黎崇裕）

谢某，女，38岁，2021年3月25日初诊。

主诉：性交后左下腹疼痛1个月。

现病史：1个月来性交后左下腹疼痛，白带正常，外阴略有瘙痒。夜寐醒后后背发凉，咽痒咳嗽，鼻塞流清鼻涕，无发热，大小便正常。咽部不红，舌淡红，苔薄白，脉浮。

方用王不留行散合柴胡桂枝汤化裁：炒王不留行10g，蜜桑白皮10g，甘草5g，花椒5g，黄芩10g，干姜5g，白芍10g，姜厚朴10g，桂枝10g，法半夏10g，大枣20g，柴胡15g，党参10g。5剂，水煎温服，一天1剂，一日2次。

2021年4月1日二诊：因阴道出血来诊，诉性交后未见腹痛，改方调理。

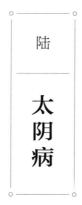

陆

太阴病

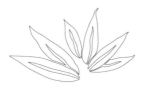

一、太阴病概述

病位：里部。

病性：阴性病。

病势：属虚寒。

重点诊断：部位是小肠。

治则：温胃健脾。

纲领证：腹满，或吐，或利，时腹自痛。

主方：苍术干姜汤（苍术30g，干姜10g，茯苓30g，甘草10g）。

二、太阴病辨证

太阴病纲领证源于《伤寒论》第273条："太阴之为病，腹满而吐，食不下，自利益甚，时腹自痛。若下之，必胸下结硬。"这是太阴病的原有提纲。在里部实则阳明，虚则太阴。阳明的实热主要表现在大肠，太阴的虚证主要表现在小肠。小肠的吸收功能降低，中医称之为"脾虚"，其表现病者自述腹满，而医者按之柔软，病者自觉满闷，是脾胃虚寒的集中表现。太阴本质属寒，其主要病理变化是胃肠吸收功能降低，脾不运化，水饮滞于肠胃，故出现腹满。这是一个病位、病性俱备的代表性证候，所以选作太阴病的核心证。胃肠道水液潴留，称之为"湿"，湿重则困脾，脾失健运，则黏液、水分化之不能，留之不去，就会产生上吐和下泻两大证候。在太阴病中，胃幽门以上出现逆蠕动，排空不利，泛溢于上则呕吐；胃幽门以下，小肠吸收功能降低，则濡滑于下而出现下利。太阴本质虚寒，寒湿阻滞气机，脾胃运化不通，不通则痛，故出现时腹自痛。因此，将原文273条的"吐""利""时腹自痛"列为纲领证。由于吐、利不一定同时并见，故在每字前加一"或"字，以示说明。这样四个证候从不同的角度叙述出太阴病的病位、病性、病势，组成纲领证。太阴证候多在腹部，故有"太阴诊腹"之说。

三、太阴病论治

阳病清泄，阴病温补。里部太阴虚寒，病在脾胃，治疗原则由于病位不同，立法有异，故将温胃健脾列为太阴病的治疗大法。

《伤寒论》叙述太阴病者共8条，除277条"自利不渴者，属太阴，以其脏有寒故也，当温之，宜服四逆辈"之外，没有提出治疗太阴病的方剂。治太阴病主方，是从《金匮要略》中选出。《金匮要略·五脏风寒积聚病脉证并治》云："肾着之病，其人身体重，腰中冷，如坐水中，形如水状，反不渴，小便自利，饮食如故，病属下焦，身劳汗出，衣里冷湿，久久得之，腰以下冷痛，腹重如带五千分，甘姜苓术汤主之。"太阴病的主要病理变化就是小肠吸收功能降低，中医称为"脾虚证"。在2600多味中药中，只有苍术、白术促进小肠吸收，苍术比白术的功效大。在古方中，苍、白二术不分，以"术"为名。苍术生长在安徽黄山居多，白术生长在浙江一带。张仲景居住南阳，据考证，书中之术当是苍术，而非白术，故在太阴病的主方中更为苍术。苍术健脾燥湿，促进小肠吸收，通过"脾气散精，上归于肺"，吸收功能实乃脾上升作用，用苍术解决了吸收功能之后，水进入组织增多，需用茯苓，一吸一排，共同完成燥湿利水之功，故临床多苓、术并用。如果水分在体内只吸收不排泄，就会出现身重或水肿，故应用苍术健脾燥湿，茯苓健脾利水，用干姜、甘草以温补脾胃，提高里部温度，增加吸收能力，四药共用，担负着太阴病的主治。

苍术芳香燥湿，长于健脾温中，亦温亦补，故为太阴病主药；苍术虽温，但由于太阴虚寒且常有吐利，使阳更虚，仅靠苍术之温是不足的，必须配伍干姜加强温热力量，干姜温中之功最强，故用之为副主药。组方后，为突出术、姜的作用，将甘姜苓术汤更名为苍术干姜汤。

四、太阴病类证

太阴病本质虚寒，呈现一系列消化吸收功能减退的现象，但是太阴病在不同的发展阶段及不同的发病部位所表现的证候还是有差别的。所以在肯定它的共性和治疗原则的基础上，临床要根据具体病位、病证辨证治之，以达到具体病变具体治疗的目的，具体分述如下。

（一）旋覆代赭汤证

《伤寒论》161条云："伤寒，发汗，若吐若下，解后，心下痞硬，噫气不除者，旋覆代赭汤主之。"

旋覆代赭汤证的发病部位在食道与膈肌，多由贲门蠕动下排不利，形成逆蠕动，而表现噫气不除。通过旋覆花散结以治痞，代赭石重镇以降逆，党参、甘草健脾补气，生姜、大枣温胃散寒，组成消痞和中、涤饮降逆的有效方剂。

（二）吴茱萸汤证

《伤寒论》243条云："食谷欲呕，属阳明也，吴茱萸汤主之。得汤反剧者，属上焦也。"

《伤寒论》309条云："少阴病，吐利，手足逆冷，烦躁欲死者，吴茱萸汤主之。"

《伤寒论》378条云："干呕，吐涎沫，头痛者，吴茱萸汤主之。"

从上述条文看，吴茱萸汤是温补方剂，主治在胃脘虚寒，若列为阳明病、少阳病则辨证有误。"食谷欲呕"虽有上中之别，但其实为太阴中寒之证；心烦欲呕则病在上焦，"得汤反剧者"是上焦邪热未去，宜施他方。

本汤证病位在胃，由于胃幽门蠕动下排不利，食物通过幽门下排困难，故见"食谷欲呕"。应用吴茱萸汤的功能就是温胃止逆。方中吴茱萸、生姜温中散寒以降上逆之气，党参、大枣健脾补气，四药相合，温补太阴病之虚寒，是一良方。

曾治一老妇，食谷欲呕，心下痛，滴水不能入，处吴茱萸汤，胃幽门痉挛立解。自诉汤到何处，就舒服到何处，直抵肛门，排气而愈。

（三）五苓散证

《伤寒论》71条云："太阳病，发汗后，大汗出，胃中干，烦躁不得眠，欲得饮水者，少少与饮之，令胃气和则愈。若脉浮，小便不利，微热消渴者，五苓散主之。"

《伤寒论》156条云："本以下之，故心下痞。与泻心汤，痞不解，其人渴而口燥烦，小便不利者，五苓散主之。"

五苓散证以方测证，实为太阴病，病位在升结肠。前已述及苍术汤作为主方解决小肠的吸收功能，升结肠的吸收功能降低，水吸收减少，水分得不到吸收，组织间津液缺乏，故出现"微热消渴""渴而口燥烦""小便不利"，水饮不被吸收则时时腹泻，方选用五苓散。其作用是用白术以提高肠道吸收功能，辅以桂枝活血行气。然其中更重要的是把水分排出去，故五苓散中选用了茯苓、猪苓、泽泻三味共同利湿，以加强其吸水功能。我们知道，因太阴虚寒，水湿在里部停聚而不吸收，组织细胞缺水，通过条件反射，表现极度口渴。此时下丘脑支配的利尿中枢高度抑制而不使小便外排，水分在肾小管内99%被重吸收，故具五苓散证者，口渴而不欲饮，必须在提高吸收功能的前提下，用茯苓、猪苓、泽泻三药合力外排，才能达到利小

便的作用。五苓散功在健脾利水，方中猪苓、茯苓、泽泻淡渗
利湿，白术健脾燥湿，桂枝温阳化气，使津液四布，下输膀胱，
五药共奏健脾燥湿、化气行水之功。太阴虚寒，治以温热，有
斯证者均宜用五苓散。

（四）桃花汤证

《伤寒论》306条云："少阴病，下利便脓血者，桃花汤
主之。"

太阴病性虚寒，直肠功能低下，则表现"下利便脓血"。证
在里部，本条"少阴病"当为"太阴病"。因结肠末段，寒湿郁
滞，功能低下，结肠不吸收水分，反见其分泌增加，致使"下
利便脓血"，方选桃花汤，作用在于止下利。方中赤石脂"疗腹
痛肠癖、下利赤白"，制止分泌，是为久利肠道滑脱而设；干
姜温中散寒，治肠癖下利，是为肠道虚寒下利而设；粳米和胃
气，是为肠中雷鸣、疼痛下利而设。三药相合，温补太阴，涩肠
固脱。

太阴病按里部系统不同病位的临床表现进行辨证施治，做
到具体病情具体分析，根据不同的表现，选择不同的方剂，实
现对太阴病的治疗。

五、太阴病主方——苍术干姜汤

【主症】腹满，时腹自痛。

【副症】或吐，或利。

【方剂】术三两，干姜一两，茯苓三两，甘草一两。

【煎服法】上四味，以水五升，煮取三升。分温三服，腰中即温。

【验案】

季夏腹痛腹泻案（刘绍武）

张某，男，36岁，工人。1978年，时当季夏，天气炎热，恣食生冷，袒胸纳凉，半夜腹胀，腹中疼痛；遂起如厕，未及天明，已下三行，初为溏粪，继则如注，上午来诊时，已泻七八次。询得腹中冷痛，身微恶寒，脘满呕恶，小溲清澈，舌苔薄白，脉象为弦，乃寒湿为患，证为太阴。非温不足以祛其寒，非燥不足以除其湿，爰疏苍术汤与服。方用：苍术30g，干姜15g，茯苓30g，甘草10g。水煎分温三服。1剂而便溏除，再剂而泄泻止。

按：寒湿于中，乃太阴病正证，故投太阴病主方，病即瘳。（《三部六病医案集》）

六、太阴病主药——苍术

（一）苍术类方（10首）

《伤寒论》中含有术的方剂共11首，分别为桂枝去桂加茯苓白术汤、茯苓桂枝白术甘草汤、五苓散、真武汤、桂枝人参汤、去桂加白术汤、甘草附子汤、附子汤、麻黄升麻汤、理中丸作汤、理中丸。

《金匮要略》中含有术的方剂共28首，分别为麻黄加术汤、防己黄芪汤（《外台》防己黄芪汤）、白术附子汤（去桂加白术汤）、甘草附子汤、侯氏黑散、桂枝芍药知母汤、《近效方》术附汤、《千金》越婢加术汤（越婢加术汤）、天雄散、薯蓣丸、人参汤、当归生姜羊肉汤加减方、甘草干姜茯苓白术汤（甘姜苓术汤）、苓桂术甘汤、泽泻汤、《外台》茯苓饮、茯苓戎盐汤、越婢汤加减方、枳术汤、黄土汤、猪苓散、茯苓泽泻汤、当归芍药散、当归散、白术散、四时加减柴胡饮子、五苓散、茵陈五苓散。其中有5首与《伤寒论》重出，分别为五苓散、白术附子汤（《伤寒论》作去桂加白术汤）、苓桂术甘汤（《伤寒论》作茯苓桂枝白术甘草汤）、甘草附子汤、人参汤（《伤寒论》作理中丸作汤)。需要说明的是,《伤寒论》茯苓桂枝白术甘草汤(茯苓四两;桂枝三两,去皮;白术、甘草各二两,炙)与《金匮要略》苓桂术甘汤(茯苓四两,桂枝三两,白术三两,甘草二两)两方药物完全相同,仅白术剂量不一,故而归为同一处方,故《金匮要略》中含有术的方剂共23首。

因此,《伤寒杂病论》含有术的方剂共34首,分别为桂枝去桂加茯苓白术汤、茯苓桂枝白术甘草汤(苓桂术甘汤)、五苓散、真武汤、桂枝人参汤、去桂加白术汤(白术附子汤)、甘草附子汤、附子汤、麻黄升麻汤、人参汤(理中丸作汤)、理中丸、麻黄加术汤、防己黄芪汤(《外台》防己黄芪汤)、侯氏黑散、桂枝芍药知母汤、《近效方》术附汤、《千金》越婢加术汤(越婢加术汤)、天雄散、薯蓣丸、甘草干姜茯苓白术汤(甘姜苓术汤)、泽泻汤、茵陈五苓散、《外台》茯苓饮、茯苓戎盐汤、枳术汤、黄土汤、猪苓散、茯苓泽泻汤、当归芍药散、当归散、白术散、四时加减柴胡饮子、当归生姜羊肉汤加减方、越婢汤加减方。其中有2首为加减方,分别为当归生姜羊肉汤加减方、越婢汤加减方;属于太阳病方有3首,分别为麻黄加术汤、侯氏黑散、《千金》越婢加术汤(越婢加术汤);属于厥阴病方有6首,分别为麻黄升麻汤、桂枝芍药知母汤、薯蓣丸、当归芍药散、当归散、防己黄芪汤;属于少阳病方有2首,分别为黄土汤、四时加减柴胡饮子；属于少阴病方有7首，分别为真武汤、桂枝人参汤、甘草附子汤、附子汤、人参汤（理中丸作汤）、理中丸、天雄散。属于阳明病方有1首，为枳术汤；属于太阴病茯苓类方3首，分别为《外台》茯苓饮、茯苓戎盐汤、茯苓泽泻汤。

故《伤寒杂病论》中属于太阴病术类方有10首，分别为桂枝去桂加茯苓白术汤、去桂加白术汤（白术附子汤）、茯苓桂枝白术甘草汤、五苓散、《近效方》术附汤、甘草干姜茯苓白术汤（甘姜苓术汤）、泽泻汤、茵陈五苓散、猪苓散、白术散。

1.泽泻汤（《金匮要略》方）

【主症】左脉沉弦。冒眩，心下筑坚，酒后当风，身热有汗，小便不利。

【副症】支饮。短气，恶水不欲饮，腹满。

【方剂】泽泻五两，白术二两。

【煎服法】上二味，以水二升，煮取一升，分温再服。

2.白术散（《金匮要略》方）

【主症】脉沉弱。带下，心烦心悸，腹满微痛。

【副症】妊娠病；形体肥胖。

【方剂】白术、芎劳各四分；蜀椒三分，汗；牡蛎二分。但苦痛，加芍药；心下毒痛，倍加芎劳；心烦吐痛、不能食饮，加细辛一两，半夏大者二十枚。

【煎服法】上四味，杵为散。酒服一钱匕，日三服，夜一服。服之后，更以醋浆水服之。若呕，以醋浆水服之复不解者，小麦汁服之；已后渴者，大麦粥服之。病虽愈，服之勿置。

3.猪苓散(《金匮要略》方)

【主症】呕吐，渴欲饮水，小便不利，腹满。

【副症】狐惑。

【方剂】猪苓、茯苓、白术各等分。

【煎服法】上三味，作为散。饮服方寸匕，日三服。

4.甘草干姜茯苓白术汤(甘姜苓术汤)(《金匮要略》方)

【主症】舌质偏淡或舌体胖大、边有齿痕，舌苔白腻或白滑或白厚腻，脉沉弱。腰脊冷重而痛，小便不利或不禁。

【副症】肾着。腰脚厥冷，浮肿，分泌物清稀。

【方剂】甘草二两，白术二两，干姜四两，茯苓四两。

【煎服法】上四味，以水五升，煮取三升。分温三服，腰中即温。

5.桂枝去桂加茯苓白术汤（《伤寒论》方）

【主症】舌淡苔白。头项强痛，翕翕发热，无汗，心下满或痛，小便不利。

【副症】无。

【方剂】芍药三两；甘草二两，炙；生姜三两，切；大枣十二枚，擘；白术三两；茯苓三两。

【煎服法】上六味，以水八升，煮取三升，去滓。温服一升，小便利则愈。

【验案】

低热案（李国栋）

患者，女，27岁。2009年7月29日上午初诊。

患者自述：发热10天，体温在37.3~38℃。前3天，口服解热镇痛类药物，病不解；后7天，静脉点滴抗生素类，病仍不解。后7天基本上都是下午5~6点时体温开始升高，至夜间升到38℃，夜间2~3点体温开始下降，早晨降到37.3℃。

现症：从头项至背、脊、腰正中间一条线部位强痛，发热，测腋下体温37.3℃，无汗，能食，饮水多，脘腹满，口干，咽干，不渴，咽红不肿痛，白天小便少，舌胖苔白，脉右寸微缓、关尺沉弦，心率90次/分。患者天亮起床后小便1次，下午小便

1次，基本上都是白天小便2次，夜间小便2次。脉证合参，诊断为桂枝去桂加茯苓白术汤证。因其咽红，恐其发生咽喉疼痛，故去生姜加桔梗。

处方：茯苓10g，白芍10g，白术10g，炙甘草7g，桔梗3g，大枣4枚。3剂，水煎温，日服2次。

2009年8月1日上午复诊：患者述服上药后，当夜至今没有再发热，现后背有点沉，夜间小便多，余无不适。察其舌胖，苔略黄（经询问，是吃李子染苔），脉关尺沉弦，心率84次/分。上方去白芍、桔梗，续3剂。嘱其以后适度喝水，不要过饮。随访，诸症已消。

按：针对本病，李师以为喝水多而小便不多，必有停水。脉沉弦主水，舌胖苔白亦主水，胃中停水无疑。其人还有头、项、背、脊、腰正中间一条线强痛，此证不是水气，若为水气犯表，当有肢体疼重，且其脉当浮。此证在正中间一条线强痛，应为筋脉拘急，营气不足，是芍药甘草汤证。咽红不肿系少阴阴虚，为甘草汤证。患者饮水多不是口渴需要，是遵医嘱多喝水，因而导致胃脘蓄水。综合辨为桂枝去桂加茯苓白术汤证。（李国栋临证发热验案3则）

6.茯苓桂枝白术甘草汤(《金匮要略》作茯苓桂枝白术甘草汤、苓桂术甘汤)

【主症】舌淡红胖有齿痕，苔白，脉沉紧。胸闷气短，气上冲胸，起则头眩，小便不利。

【副症】痰饮。眼睛胀痛，咳嗽，背冷痛，身振振摇。

【方剂】茯苓四两；桂枝三两，去皮；甘草二两，炙；白术二两。

【煎服法】上四味，以水六升，煮取三升，去滓，分温三服。

【验案】

（1）眩晕案（胡连玺）

张某，女，18岁，学生。2005年1月1日初诊。

患眩晕3个月，每日发作十余小时后自行缓解。发作时自感如坐舟中，睁目则更甚，视周围物体皆在晃动。不头痛，不恶心，无呕吐，感冒后反眩晕减。曾做脑超、脑电图均无异常，查血压亦正常。曾前后服中药20余剂，眩晕如故。其为高中三年级学生，学习正在关键阶段，不得已而休学。食纳如常，小便畅，大便日一行。脉弦滑略沉，舌尖稍红。中医有"无痰不作眩"之论，视前医所用皆温胆汤出入而未效，故不蹈其覆辙也。《伤寒论》67条云："起则头眩，脉沉紧，发汗则动经，身为振振摇者，茯苓桂枝白术甘草汤主之。"此证脉稍沉而作眩，当为水邪上逆而犯清空也。观其感冒之后眩晕反轻，乃风邪外束，则气血集于表欲抗邪外出，表盈则里绌，水逆之势减弱，故眩晕反而减轻，此物理之常。又，以其脉弦，肝气逆上更助水邪也。故用小柴胡汤疏肝理气，合苓桂术甘汤以除水邪，更加桃仁之行血以助桂枝降水饮。加葛根、杭菊祛风于外而成两解之势。

处方：柴胡15g，黄芩15g，苏子15g，党参30g，云苓15g，桂枝10g，桃仁10g，葛根30g，杭菊15g，川椒3g，苍术10g，甘草6g，大枣10枚(擘)。

药1帖，次日即晕减，已可睁目。至1月19日，外感风热致咽痛、恶寒，遂减桂枝为5g；加连翘20g，金银花20g，薄荷15g，生白芍15g。1月28日，咽痛、恶寒除，而腰困甚，眩晕已微。遂于原方中加入川续断30g，桑寄生15g以补肾壮腰。嘱连服5帖以作善后。

2007年7月23日，因阴虚手心热、夜尿频来诊。云2005年自服药后晕除，且恢复上学，当年以优异成绩考入外埠大学。现在暑假拟略作调摄。(《伤寒一得》)

（2）梅尼埃综合征案（康守义）

刘某，女，60岁，干部。2005年12月10日初诊。

患者近2年有梅尼埃综合征病史，此次发作特重。头晕已2天不能睁眼，不能抬头，睡倒更甚，稍恶心，未吐，口渴；腹动亢进，有水泛波，纳差，脉沉弦。

主症：腹动亢进，水泛波。

辨证：里阴病。

治疗：苓桂术甘汤。

桂枝18g，白术25g，云苓40g，苍术18g，甘草6g。

服1剂减轻，服8剂痊愈，至今未发。(《三部六病翼——试习伤寒论》)

7.去桂加白术汤(《金匮要略》作去桂加白术汤、白术附子汤)

【主症】脉浮虚而涩，或脉沉涩。身体烦疼而恶寒，四肢难于屈伸，大便硬，小便频数。

【副症】风湿；身眩。

【方剂】附子三枚，炮，去皮，破；白术四两；生姜三两，切；甘草二两，炙；大枣十二枚，擘。

【煎服法】上五味，以水六升，煮取二升，去滓，分温三服。初一服，其人身如痹，半日许复服之；三服都尽，其人如冒状，勿怪。此以附子、术并走皮内，逐水气未得除，故使之耳。法当加桂四两。此本一方二法，以大便硬，小便自利，去桂也；以大便不硬，小便不利，当加桂。附子三枚恐多也，虚弱家及产妇宜减服之。

【验案】

发热案（李国栋）

马某，女，52岁，2015年8月1日上午初诊：患者昨晚发烧，怕冷，头昏乏力，无汗，鼻塞，有少许清鼻涕，嗓子疼，晚上大量喝水，小便多，早上不欲食，不渴不烦，平时大便偏干、二三日一行。叩诊腹部无鼓音，舌淡苔白，舌正中有一纵裂纹，脉弦缓，心率90次/分，察咽喉微红、不肿。测腋下体温38.8℃。与桂枝汤去桂枝加茯苓、白术、附子：茯苓10g，白术10g，白芍10g，附子6g，生姜10g，炙甘草6g，大枣4枚。3剂，水煎服，一日1剂。1剂药用水800mL，煮取300mL，分2次温服。

上药服1剂后，第2天早上病家自测体温37℃；服2剂后，第3天早上自测体温36.5℃。

按：患者先一天晚上大量喝水，次晨不欲食，不渴不烦，此为饮水过多，水停心下，脾胃气不振，故与桂枝去桂加茯苓白术汤利尿解表，加附子振奋胃气。

8.五苓散（《伤寒杂病论》方）

【主症】舌体胖大，舌边有齿痕，舌质淡，苔白腻或润，寸脉浮或浮数。发热汗出头身痛，渴欲饮水，水入则吐，小便不利，烦躁不得眠。

【副症】霍乱；癫眩；黄疸。心下痞，不更衣十日无所苦，纳呆，浮肿。

【方剂】猪苓十八铢，去皮；泽泻一两六铢；白术十八铢；茯苓十八铢；桂枝半两，去皮。

【煎服法】上五味，捣为散。以白饮和服方寸匕，日三服。多饮暖水，汗出愈。如法将息。

【验案】

（1）不安腿综合征案（马文辉）

王某，女，72岁。2011年4月6日初诊。

主诉：双大腿肌肉憋胀半年。

患者半年前无明显诱因出现双大腿肌肉憋胀难忍，入夜尤甚，曾间断就医，均无效而终。发病至今，病情亦无明显变化，经人介绍于今日就诊于我院。现症见患者双大腿肌肉憋胀难忍，入夜尤甚，晚上2点头痛，四肢肩背发凉，心胸燥热，小腹胀，纳谷不化，不喜饮，饮水后胃胀、反胃，大便干、2～3天/次，小便淋沥，睡眠因腿胀而受到影响。舌淡，苔白滑，脉沉。

西医诊断：不安腿综合征。

中医诊断：腿胀（里部虚寒，湿邪壅盛证）。

患者素体里部虚寒，无力运化水湿，导致水湿内生，湿性趋下，下注双腿，故见双腿憋胀；湿邪下注膀胱，故见小便淋沥；湿为阴邪，故入夜尤甚；里虚水谷运化不利，故见纳谷不化、不喜饮，以及饮水后胃胀、反胃；里虚气机升降不利，气机壅滞，故见小腹胀、大便干；气行不通则痛，故见头痛；里部病变日久损及半表半里部，故见四肢肩背发凉。舌脉亦是里部虚寒，湿邪壅盛的表现。

方药：麻黄5g，桂枝6g，白芍20g，炙甘草3g，茯苓10g，猪苓10g，泽泻10g，白术10g，吴茱萸6g，生姜6g，党参20g，鸡内金10g，茵陈15g，莱菔子10g，木瓜10g。7剂，颗粒剂，水冲服，每日1剂，早午晚饭前服。

2011年4月20日二诊：患者服药后诸症大减，但仍大便干、小便不利。上方改莱菔子为2包；加车前子10g，川牛膝10g，7剂。

按：患者因脾阳不足而致湿邪内生，故选用五苓散健脾祛湿，合吴茱萸汤温脾散寒，合麻黄汤辛温发汗，使湿邪由汗而解；同时根据患者伴随症状，配伍消食、行气、利尿、强筋骨之品。

（2）臭汗症（黎崇裕）

李某，男，2018年7月13日初诊。

主诉：汗出较多伴有体臭数年。

现病史：天热时汗多数年，每次汗出后体味较重，小便偏黄，大便正常，晨起口干口苦，咽部不红，舌淡胖，苔白腻，脉沉。

主症：舌淡胖，苔白腻，汗多，小便偏黄，口干口苦。

诊断：少阳太阴合病。

治则：清热利饮止汗。

主方：柴苓汤化裁。

用药：肉桂10g，猪苓15g，茯苓15g，泽泻20g，白术10g，佩兰10g，广藿香10g，柴胡15g，黄芩10g，党参10g，法半夏10g，甘草5g，大枣5g。3剂，水煎温服，一天1剂，一日2次。

2018年7月16日二诊：服前药后诸症减轻，舌脉如前。原方加龙胆草3g，再进5剂。

2018年7月23日三诊：服前药后诸症进一步减轻，舌脉如前。二诊方再加金银花10g，连翘10g，再进5剂。

2018年10月15日四诊：患者诉服前药后，汗出正常，已无臭味，余无不适，故而未来复诊。近来汗出略有反复，故而再次来诊。守三诊方，龙胆草改为5g续进：肉桂10g，猪苓15g，茯苓15g，泽泻20g，白术10g，佩兰10g，广藿香10g，柴胡15g，黄芩10g，党参10g，法半夏10g，甘草5g，大枣5g，龙胆草5g，金银花10g，连翘10g。

2018年10月29日五诊：前方连用10天后，汗出基本正常，已无臭味，脉象由沉转浮弦，守四诊方再进5剂。建议患者不必再来复诊，平素注意少吃煎炸、油腻之品，注意饮食清淡即可。

9.茵陈五苓散（《金匮要略》方）

【主症】舌红，苔水滑，脉浮数。身黄，口渴，呕吐，小便赤。

【副症】黄疸。大便溏，难眠。

【方剂】茵陈蒿末十分，五苓散五分。

【煎服法】上二物和，先食饮方寸匕，日三服。

【验案】

黄疸案（闫云科）

张老师之叔，46岁。发热，不思饮食，自视感冒未予寻医，以待自愈。然"感冒"非但不愈，且渐显身黄、目黄、小便黄，始知非感冒也。张老师邀余出诊，患者蜷卧于炕，神疲懒言，舌质淡，苔白腻、根甚厚。面黄既非橘色，亦非晦黄，其色介于二者之间。询知脘腹胀满，嗌不容粒，恶心欲吐，口干不欲饮，小便黄赤不利，大便三五日一行、不干。下肢水肿，压之成凹。诊得脉象沉缓，触知腹胀甚，无压痛。

黄疸一症，首须分辨阳黄、阴黄，余听鸿先生云："阴黄色淡黄而泛青，脉细肢倦，口淡舌白，小溲虽黄，而色不甚赤；阳黄如橘子色，脉实身热，舌底稍绛，苔腻黄厚，汗黄溲赤。虽诸疸皆从湿热始，久则皆变为寒湿。阴黄亦热去湿存，阳微之意也。"本案腹满不食、呕恶、水肿、脉缓、苔腻即热去湿存，湿浊中阻之症。而茵陈蒿汤、栀子柏皮汤为湿热蕴盛之黄疸方，故非所宜也。治宜温阳化气、利湿退黄。拟：桂枝10g，白术15g，茯苓15g，泽泻15g，猪苓15g，茵陈30g。5剂。

二诊：黄疸轻，胃口开，诸症皆减。守方7剂。

按：舌苔滑腻、呕恶腹胀、小便不利为水湿内停之症。水湿内停源于气化不利，故用五苓散化气行水，加茵陈利湿退黄。

20世纪70年代初，公社卫生院既无超声机，亦不能做肝功能检验，连医生亦不懂两对半检测，症状消失即视为痊愈，能坚持服药10余剂，亦算不易，难谈长期保肝。（《经方躬行录》）

黎崇裕按：刘绍武先生曾在证的多义性中说，"第259、195条为太阴黄疸，治以温阳利水退黄，方用《金匮》茵陈五苓散"。

因此，茵陈五苓散属于太阴病方无疑。

10.术附汤（《近效方》术附汤）（《金匮要略》方）

【主症】脉沉紧。头眩，苦极，不知食味。

【副症】无。

【方剂】白术二两；附子一枚半，炮，去皮；甘草一两，炙。

【煎服法】上三味，剉，每五钱匕；姜五片，枣一枚，水盏半，煎七分。去滓温服。

【验案】

真寒假热案（马云亭）

有一次老马出去看病，他处了一个当归龙荟丸方，回来以后，他将患者病情讲给刘绍武听。刘老一听，告诉他开错了，就陪着老马迅速赶到病家。这时候病家已经准备好后事了，煎好的汤药还没来得及服下。刘绍武就仔细审查病情，此时患者外表一派阳热之象，但是内藏真寒，所以刘老迅速开了1剂术附汤，马上熬好给患者服下，患者遂转危为安。（《三部六病师承讲记》）

黎崇裕按：此案笔者专门请教过马文辉老师，问及刘老当时用的术附汤是哪一个术附汤？马文辉老师告诉笔者是《普济方》术附汤，查《普济方·泄痢门》有《普济方》术附汤治疗湿症泄泻，方为：白术二两，炙甘草一两，炮附子七钱半。上咀为末，三钱，以姜七片，水煎空心温服。另有术附汤（出《直指方》）治洞泻，方为：白术、苍术各二两，芍药三两，茯苓四两，附子、干姜各一两。上为粗末，每服五钱，水二盏煎至一盏，去滓温服。马文辉老师说当时刘老用的是附子、白术、干姜、甘草。《普济方》中的术附汤当为《近效方》术附汤加味而成，故而此案亦放在《近效方》术附汤验案中。

（二）茯苓类方（9首）

刘老在《刘绍武三部六病传讲录》中说："太阴病的主要病理变化就是小肠吸收功能降低，中医称为'脾虚证'。在中药2600味中，只有苍术、白术促进小肠吸收，苍术比白术的功效大三倍。在古方中，苍、白二术不分，以'术'为名。苍术生长在安徽黄山居多，白术生长在浙江一带。张仲景居住南阳，据考证书中之术，当是苍术，而不是白术，故在太阴病的主方中更为苍术。以苍术的健脾燥湿之功，促进小肠吸收，通过'脾气散精，上归于肺'，吸收功能实乃脾上升作用，用苍术解决了吸收功能之后，水进入组织增多，需用茯苓，一吸一排，共同完成燥湿利水之功，故临床多苓、术同用。如果水分在体内只吸收不排泄，就会出现身重、水肿，故太阴病虚寒应用苍术健脾燥湿，茯苓健脾利水，用干姜、甘草以温补脾胃，提高里部温度，增加吸收能力。四药共用，担负着太阴病的主治。"故而茯苓当为太阴药，虽然少阴主方人参附子汤亦有茯苓，但是《刘绍武三部六病传讲录》曰："茯苓健脾利水，消除浮肿，以减轻心脏负担。"刘老在人参附子汤用茯苓亦是用其健脾利水之功，故而茯苓属于太阴病药无疑。因茯苓和苍术相辅相成，故而亦把茯苓列为太阴病主药中。

《伤寒论》中含有茯苓类方共15首，分别为桂枝去桂加茯苓白术汤、小青龙汤加减方、茯苓桂枝甘草大枣汤、茯苓桂枝白术甘草汤、茯苓四逆汤、五苓散、茯苓甘草汤、真武汤、小柴胡汤加减方、柴胡加龙骨牡蛎汤、猪苓汤、附子汤、四逆散加减方、麻黄升麻汤、理中丸作汤加减方。

《金匮要略》中含有茯苓类方共30首，分别为侯氏黑散、崔氏八味丸（肾气丸）、黄芪建中汤加减方、薯蓣丸、酸枣仁汤、茯苓桂枝甘草大枣汤、茯苓杏仁甘草汤、赤丸、甘草干姜茯苓白术汤、苓桂术甘汤、木防己去石膏加茯苓芒硝汤、小半夏加茯苓汤、《外台》茯苓饮、茯苓桂枝五味甘草汤、苓甘五味姜辛汤、茯苓五味甘草去桂加姜辛夏汤、茯苓甘草五味姜辛汤、茯甘姜味辛夏仁黄汤、栝楼瞿麦丸、茯苓戎盐汤、猪苓汤、防己茯苓汤、猪苓散、茯苓泽泻汤、桂枝茯苓丸、当归芍药散、葵子茯苓散、半夏厚朴汤、五苓散、茵陈五苓散。其中与《伤寒论》重出者有4首，分别为五苓散、茯苓桂枝甘草大枣汤、苓桂术甘汤（《伤寒论》作茯苓桂枝白术甘草汤）、猪苓汤，故《金匮要略》实际含有茯苓类方共26首。

　　因此，《伤寒杂病论》茯苓类方一共有41首，分别为桂枝去桂加茯苓白术汤、小青龙汤加减方、茯苓桂枝甘草大枣汤、茯苓桂枝白术甘草汤、茯苓四逆汤、五苓散、茯苓甘草汤、真武汤、小柴胡汤加减方、柴胡加龙骨牡蛎汤、猪苓汤、附子汤、四逆散加减方、麻黄升麻汤、理中丸作汤加减方、侯氏黑散、崔氏八味丸（肾气丸）、薯蓣丸、酸枣仁汤、茯苓杏仁甘草汤、赤丸、甘草干姜茯苓白术汤、木防己去石膏加茯苓芒硝汤、小半夏加茯苓汤、茵陈五苓散、《外台》茯苓饮、桂苓五味甘草汤、苓甘五味姜辛汤、茯苓五味甘草去桂加姜辛夏汤、茯苓甘草五味姜辛汤、茯甘姜味夏仁黄汤、栝楼瞿麦丸、茯苓戎盐汤、防己茯苓汤、猪苓散、茯苓泽泻汤、桂枝茯苓丸、当归芍药散、葵子茯苓散、半夏厚朴汤、黄芪建中汤加减方。其中有5首加减方，分别为小青龙汤加减方、小柴胡汤加减方、四逆散加减方、理中丸作汤加减方、黄芪建中汤加减方；属于太阳病方1首，为侯氏黑散；属于厥阴病方6首，分别为麻黄升麻汤、薯蓣丸、酸枣仁汤、桂苓五味甘草汤、防己茯苓汤、当归芍药散；属于少阳病方2首，分别为柴胡加龙骨牡蛎汤、猪苓汤；属于少阴病方8首，分别为茯苓甘草汤、茯苓桂枝甘草大枣汤、茯苓四逆汤、真武汤、附子汤、崔氏八味丸（肾气丸）、赤丸、栝楼瞿麦丸；属于太阴病苍术类方6首，分别为桂枝去桂加茯苓白术汤、茯苓桂枝白术甘草汤、五苓散、甘草干姜茯苓白术汤、茵陈五苓散、猪苓散；属于太阴病半夏类方2首，分别为小半夏加茯苓汤、半夏厚朴汤；属于阳明病方2首，分别为桂枝茯苓丸、木防己去石膏加茯苓芒硝汤。

故《伤寒杂病论》含有太阴病茯苓类方共9首，分别为茯苓杏仁甘草汤、《外台》茯苓饮、苓甘五味姜辛汤、茯苓五味甘草去桂加姜辛夏汤、茯苓甘草五味姜辛汤、茯甘姜味辛夏仁黄汤、茯苓戎盐汤、茯苓泽泻汤、葵子茯苓散。

1.葵子茯苓散（《金匮要略》方）

【主症】舌体胖大水滑。身肿，小便不利，小便时洒淅恶寒，起即头眩。

【副症】妊娠病；水气。

【方剂】葵子一斤，茯苓三两。

【煎服法】上二味，杵为散，饮服方寸匕。日三服，小便利则愈。

2.茯苓杏仁甘草汤(《金匮要略》方)

【主症】舌体胖大水滑，脉沉微。胸中气塞，短气心悸，小便不利。

【副症】胸痹。

【方剂】茯苓三两，杏仁五十个，甘草一两。

【煎服法】上三味，以水一斗，煮取五升。温服一升，日三服，不瘥更服。

【验案】

咳嗽案（黎崇裕）

李某，女，39岁，2021年5月22日初诊。

主诉：咳嗽5天。

现病史：5天前开始咳嗽，夜间平躺时症状加重，咽痒，浓痰色绿白，汗多，无鼻塞流涕，大便黏滞，小便正常。咽部略红，舌淡红，苔薄白，脉浮。

既往史：无高血压、冠心病、糖尿病、溃疡史，无肝肾功能不良史，否认药物过敏史。

方用茯苓杏仁甘草汤加味：茯苓10g，苦杏仁10g，炙甘草6g，醋五味子10g，细辛3g，法半夏10g，桔梗10g，桑叶10g，芒硝5g。5剂，颗粒剂，一天1剂，一日2次，开水冲服。

2021年5月29日复诊：诸症明显减轻。舌脉如前，去芒硝加射干6g。

3.苓甘五味姜辛汤（《金匮要略》方）

【主症】舌体胖大水滑，脉沉微。咳甚，胸闷，吐涎沫，上气而喘。

【副症】手足痹，小便难。

【方剂】茯苓四两，甘草、干姜、细辛各三两，五味子半升。

【煎服法】上五味，以水八升，煮取三升，去滓。温服半升，日三服。

【验案】

支气管炎案（马文辉）

张某，女，82岁，2015年1月13日初诊。

主诉：咳嗽10余天。

患者于10日前因外感风寒后出现咳嗽，经附近社区门诊输液无效，后求中医治疗。开方选用小青龙汤3剂后好转，但仍咳嗽，故求于我科就诊。

现症：咳嗽痰多、质稀难咳，喘，眠差，头汗出，呕吐，便干、2~3天一行，舌质淡，苔薄黄，脉弦数。

西医诊断：支气管炎。

中医诊断：咳嗽（外感风寒证）。

患者因感受风寒之邪，肺失宣降，气逆于上，导致咳嗽。肺为贮痰之器，脾为生痰之源。痰多、质稀则多责于脾；痰邪壅遏中焦，胃失和降则恶心呕吐；胃不和则卧不安，故眠差；水饮不能下输于下焦，则便干。舌苔脉象均有痰多之征象。

处方：茯苓30g，甘草10g，五味子15g，干姜10g，细辛10g，厚朴20g，旋覆花20g，姜半夏10g，陈皮20g，石膏30g，莱菔子30g，紫菀15g，款冬花15g，浙贝母10g。7剂，颗粒剂，水冲服，每日1剂。

2015年1月21日二诊：咳止，痰不利，大便量少。

处方：麻黄10g，杏仁15g，连翘20g，荆芥10g，天花粉20g，冬瓜仁20g，蝉蜕5g，莱菔子30g，浙贝母10g。4剂，颗粒剂，水冲服，每日1剂。

按：患者因外感风寒，肺的宣发肃降功能消失，故选用苓甘五味姜辛汤合二陈汤加减，共奏宣肺化痰、健脾利湿之功。二诊时，患者咳嗽明显减少，但痰量未见减少，选用山西省著名呼吸病专家王有奎主任医师的经验方——麻杏连衣汤为主方，宣降肺气、化痰止咳。服药后，患者症状消失。

4.茯苓五味甘草去桂加姜辛夏汤（《金匮要略》方）

【主症】舌体胖大水滑，脉沉微。咳甚，胸闷，吐涎沫，上气而喘，呕逆。

【副症】支饮。手足痹，小便难。

【方剂】茯苓四两，甘草、细辛、干姜各二两，五味子、半夏各半升。

【煎服法】上六味，以水八升，煮取三升，去滓，温服半升，日三服。

【验案】

发热咳嗽案（李国栋）

2017年初春某日，女孩杨某，5岁半，病发热，咳嗽，卧则咳甚，口不渴，舌淡红，苔薄白，脉弦数。与小青龙汤：桂枝3g，白芍3g，麻黄3g，细辛1g，干姜3g，半夏3g，五味子3g，炙甘草3g。2剂，不效；更与小青龙汤去桂枝、麻黄、半夏，加附子1g，茯苓3g，白术2g，即茯苓五味甘草去桂加姜辛夏汤加味，3剂。1剂热退、咳嗽减轻，3剂咳止。

5.茯苓甘草五味姜辛汤（《金匮要略》方）

【主症】舌体胖大水滑，脉沉弱。咳甚，胸闷，吐涎沫，上气而喘，呕逆，身肿。

【副症】手足痹，小便难。

【方剂】茯苓四两；甘草三两；五味子半升；干姜三两；细辛三两；半夏半升；杏仁半升，去皮尖。

【煎服法】上七味，以水一斗，煮取三升，去滓。温服半升，日三服。

【验案】

咳嗽案（黎崇裕）

曹某，女，30岁。2021年5月12日初诊。

主诉：咳嗽半个月。

现病史：半个月来咳嗽，现症见夜间咳嗽稍多，吹空调后咳嗽加重，无咽痒，少痰，从小不会吐痰，有痰时恶心欲呕，怕冷，汗出一般，无鼻塞流涕，大便烂，一日2次，平素易上火。咽部不红，舌淡红，苔薄白，脉沉弦细。

主症：脉沉弦细，咳嗽，呕逆(有痰时恶心欲呕)。

诊断：太阴病。

治则：化饮降逆止咳。

处方：茯苓甘草五味姜辛汤加味。

茯苓10g，炙甘草6g，醋五味子6g，干姜3g，姜半夏6g，燀苦杏仁10g，细辛3g。3剂，一天1剂，一日2次，水煎温服。

2021年5月11日二诊：服药后呕出好多痰，咳嗽明显减轻。咽部略红，舌脉如前。前方去细辛，加桔梗10g，再进3剂。

2021年5月16日陪家属来诊时，患者诉服药2剂后咳嗽彻底痊愈，剩下1剂未服。

6.茯甘姜味辛夏仁黄汤（《金匮要略》方）

【主症】舌体胖大水滑，脉沉微。咳甚，胸闷，吐涎沫，上气而喘，呕逆，身肿，面热如醉。

【副症】手足痹，大便难。

【方剂】茯苓四两，甘草三两，五味子半升，干姜三两，细辛三两，半夏半升，杏仁半升，大黄三两。

【煎服法】上八味，以水一斗，煮取三升，去滓。温服半升，日三服。

【验案】

咳嗽案（黎崇裕）

赵某，女，33岁。2015年4月24日初诊。

主诉：咳嗽半个月。

现病史：半个月前受凉后咳嗽，自行用药未缓解。现夜间咳嗽甚，咳时胸痛、头痛、干呕、眼泪俱下，痰色白中带血，右侧白睛充血，口干喜温饮，大便干结，2天1次，小便正常。舌质淡，苔白底浮黄腻；左脉沉弦略细，右脉沉滑，双尺不足。

既往史：无其他重要病史可载，无药物及食物过敏史。

中医诊断：咳嗽。

证候诊断：水饮化热证。

治法：温化降逆，清热止咳。

处方：茯甘姜味辛夏仁黄汤方。

茯苓10g，甘草8g，五味子6g，干姜8g，细辛6g，水半夏6g，杏仁6g，大黄6g（后下）。5剂，每日1剂，水煎服，分2次温服。

2015年8月13日因咯血半个月来诊，询问得知服前药后诸症愈。

按：茯甘姜味辛夏仁黄汤方出自《金匮要略·痰饮咳嗽病脉证并治》第40条，"若面热如醉，此为胃热上冲熏其面，加大黄以利之"。我对此方的理解是水饮化热证，水饮上冲则可出现如本案患者的咳时胸痛、头痛、干呕、眼泪俱下，而日久化热则可以出现痰色白中带血、右侧白睛充血、大便干结等症。不少医生对此寒热错杂之证束手无策，温之则热加重，寒之则水饮不化而见身体不适。（《三年难得师承录：跟师经方家刘志龙教授记》）

7.茯苓戎盐汤(《金匮要略》方)

【主症】舌体胖大水滑。小便不利，便血，腹满，头眩。

【副症】全身或局部水肿。

【方剂】茯苓半斤；白术二两；戎盐弹丸大，一枚。

【煎服法】上三味，先将茯苓、白术煎成，入戎盐，再煎。分温三服。

8.茯苓饮(《外台》茯苓饮)(《金匮要略》方)

【主症】舌黯淡，舌体胖大水滑，脉小弱。腹胀，心下痞，食欲不振，吐水。

【副症】停痰宿水。心烦心悸，噫气不除，小便不利。

【方剂】茯苓、人参、白术各三两，枳实二两，橘皮二两半，生姜四两。

【煎服法】上六味，水六升，煮取一升八合。分温三服，如人行八九里进之。

9.茯苓泽泻汤(《金匮要略》方)

【主症】舌淡，舌体胖大水滑，脉浮或绝。呕吐而渴，心下悸，小便不利。

【副症】胃反；消渴。腹满或痛。

【方剂】茯苓半斤，泽泻四两，甘草二两，桂枝二两，白术三两，生姜四两。

【煎服法】上六味，以水一斗，煮取三升；内泽泻，再煮取二升半。温服八合，日三服。

（三）里虚证杂方（4首）

刘老在《刘绍武三部六病传讲录》里虚证的类药中提到白术，但仲景未分白术还是苍术，而且苍术类方已在太阴病主药里论述，故而里虚证的杂方将围绕刘老阐述的太阴病类方展开。刘老在太阴病类方中提到旋覆代赭汤、吴茱萸汤、五苓散、桃花汤。其中的主药旋覆花、代赭石、赤石脂是治疗里虚证的，含有这些药的方剂如属于治疗里虚证候者则归属于里虚杂方。吴茱萸是治疗里寒的，含有吴茱萸的方剂如属于治疗里寒的则归属于里寒杂方。

1.旋覆花、代赭石类方（2首）

《伤寒论》中含有旋覆花的方剂共1首，为旋覆代赭汤；《金匮要略》含有旋覆花的方剂共1首，为旋覆花汤。故《伤寒杂病论》含有旋覆花的方剂共2首，分别为旋覆代赭汤、旋复花汤。另外，《伤寒论》中含有代赭石的方剂共1首，为旋覆代赭汤；《金匮要略》中含有代赭石的方剂有1首，为滑石代赭汤，此属少阳病方。故《伤寒杂病论》中含有代赭石的方剂共2首。

旋覆花汤（《金匮要略》方）

【主症】脉弦紧。气从左腹上冲胸，头强，心悸，胸满，短气面赤。

【副症】肝着；半产；漏下；腹中阵痛。

【方剂】旋覆花三两，葱十四茎，新绛少许。

【煎服法】上三味，以水三升，煮取一升。顿服之。

【验案】

胸闷案（黎崇裕）

陈某，女，38岁，2020年8月3日初诊。

主诉：胸闷近2个月。

病史：2020年6月12日不明原因出现夜间胸闷，自觉有物压住之感，自行揉按后可减轻，略有口干口苦，疲倦乏力。近1年来自觉衣物紧束感，喜穿宽松衣物。大小便正常，睡眠可。既往有肺结节病史。咽部略红，舌淡红，苔薄白，脉沉细。

诊断：胸闷（气滞血瘀证）。

治法：疏肝行气，活血宽胸。

处方：①旋覆花汤化裁（旋覆花15g，茜草10g，红花10g）5剂，水煎温服，一天1剂，一日2次；②柴胡桂枝干姜汤加味（柴胡25g，桂枝9g，干姜6g，天花粉12g，生牡蛎15g，黄芩9g，炙甘草6g，当归10g，川芎10g，白芍10g，茯苓10g，泽泻10g，白术10g）10剂，水煎温服，一天1剂，一日2次。

医嘱：先用方①，后用方②。

2020年9月7日因腰痛来诊，诉服前药后，诸症痊愈。

旋覆代赭汤（《伤寒论》方）

【**主症**】舌淡，苔白腻，脉弦大无力。心下痞硬，嗳气后不舒服，气上冲胸，恶心呕吐。

【**副症**】心下痛，食欲不振，呃逆，大便虚秘。

【**方剂**】旋覆花三两；人参二两；生姜五两；代赭一两；甘草三两，炙；半夏半升，洗；大枣十二枚，擘。

【**煎服法**】上七味，以水一斗，煮取六升，去滓，再煎取三两。温服一升，日三服。

【**验案**】

（1）食管中段癌案（刘惠生）

食管癌是常见的消化系统肿瘤。1970年，我在城关卫生院工作时，曾经治愈一例患者。患者余某，男，52岁，襄垣县工程队工人。1969年，冬天出现下咽困难，大便四五天1次；1970年春节后做食管造影，发现食管中段狭窄，黏膜破坏，钡剂通过不畅，诊断为食管中段癌。患者苔白腻，脉弦细。处以旋覆代赭汤、调胃汤、攻坚汤，三方相合治疗。服3剂，患者进食下咽改善，大便一日二行；服10剂，进食明显好转。先后共服19剂，进食基本顺利，偶有噎的现象。患者认为病情已经无大碍，就停止了服药。1年以后复查，食管钡剂通过顺利，食管良好，未见异常。5年以后，患者死于肺部感染，后来我用中药又治疗了多例食管癌、肝癌与胃癌患者，病情都有不同程度的改善，其中还有几例晚期患者被治愈了。经过不断摸索，中医疗法成为我临床的主要治疗手段。对于农村的常见病，大部分患者能够用中医中药处理了。(《医学创新路》)

（2）反流性食管炎案（马文辉）

席某，女，22岁，无业。2009年12月24日初诊。

主诉：呃逆1年，加重3天。

患者1年前无明显诱因出现呃逆，因症状不重，故未就医。近3天来，无明显诱因而呃逆频作。现症见患者呃逆频频，右上腹疼痛，心下痛，反酸，恶心，烧心，手抖，胸憋，纳可，二便调，失眠，梦多，月经量少。舌红苔白，脉弦。西医诊断为反流性食管炎。中医诊为呃逆，证属胃气郁阻型。治以清化痰湿，和胃降逆。

药用：旋覆花10g，代赭石15g，姜半夏10g，党参10g，生姜3片，炙甘草6g，大枣5枚，陈皮15g，竹茹10g，鸡内金10g，茵陈10g，莱菔子10g，柴胡10g，枳壳10g，白芍10g。服药7剂后再诊，患者药后诸症均愈。

近来反复右下腹胀痛，上方加川楝子15g，7剂而愈。

按：患者因呃逆而就诊，呃逆与反酸均系胃气上逆的表现，遂选用降逆和胃的旋覆代赭汤合理气解郁的四逆散合理气化痰和胃的温胆汤进行治疗。7剂药后，患者症状痊愈。(《三部六病薪传录：经方的继承与创新》)

2.赤石脂类方（2首）

《伤寒论》中含有赤石脂的方剂共2首，分别为赤石脂禹余粮汤、桃花汤；《金匮要略》中含有赤石脂的方剂共4首，分别为紫石寒食散、风引汤、乌头赤石脂丸、桃花汤，其中桃花汤与《伤寒论》重出，故《金匮要略》实际含有赤石脂类方共3首。

因此，《伤寒杂病论》含有赤石脂的方剂共5首，分别为赤石脂禹余粮汤、桃花汤、紫石寒食散、风引汤、乌头赤石脂丸。其中紫石寒食散属于太阴病干姜类方，风引汤属于少阳病方，乌头赤石脂丸属于少阴病方，剩下的赤石脂禹余粮汤、桃花汤属于太阴病里虚杂方。

赤石脂禹余粮汤（《伤寒论》方）

【主症】舌淡红，苔薄白，脉细或弱。下利滑脱，无脓血，心下痞硬，小便不利。

【副症】形体消瘦，面色苍白。

【方剂】赤石脂一斤，碎；太一禹余粮一斤，碎。

【煎服法】上二味，以水六升，煮取二升，去滓。分温三服。

桃花汤（《伤寒杂病论》方）

【主症】舌淡，苔白润，脉沉微细。下利便脓血，虚滑不禁（无里急后重），腹痛喜按，小便不利。

【副症】神疲乏力，纳呆食少，手足寒。

【方剂】赤石脂一斤，一半全用，一半筛末；干姜一两；粳米一升。

【煎服法】上三味，以水七升，煮米令熟，去滓。温服七合，内赤石脂末方寸匕，日三服。若一服愈，余勿服。

【验案】

（1）下利案（刘绍武）

任某，男，60岁，农民。1965年夏季患湿热痢，痢下脓血，里急后重，服氯霉素五日，腹痛除，下痢止。数日后复下利，粪中杂黏液甚多并有少量血丝，一日四五行，腹不痛而唯后重，医复以为脓血痢，屡用痢药而病无少愈。辗转9年，下痢如前，犹幸食纳尚可。诊得脉象弦细，舌质淡白，苔白略腻，面色少华。此痢后虚寒，大肠滑脱为患，非温不足除其寒，非涩不能止其痢。遂投桃花汤。

方用：赤石脂30g，干姜10g，粳米30g。1剂大愈，2剂利止。2年后随访，未再发。

按：《伤寒论》桃花汤证列入少阴，其为中寒滑脱之利，与四逆证阴寒内盛下利清谷者不同。其以干姜温中、赤石脂涩肠止血，故列入太阴。(《三部六病医案集》)

（2）慢性肠炎案（马文辉）

李某，女，64岁。2009年10月28日初诊。

主诉：腹泻7个月余。

患者7个月之前因烧心、胃脘胀满于当地门诊就医，服中药治疗后烧心、胃脘胀满止，但出现腹泻，再服用中药始终不见效，遂经人介绍于今日就诊于我科。现症见患者腹泻至今，每日清晨泻2~3次、水样便，严重时大便颜色发黑、5~6次/日，肠鸣。纳可，口苦，不喜饮，小便正常，睡眠好。舌红苔薄，脉滑数。既往有高血压病史20年、糖尿病病史5年。

西医诊断：慢性肠炎。

中医诊断：泄泻(湿邪壅盛证)。

患者病位在里部，其热象不明显，又兼大便稀溏、小腹空虚，故辨证为太阴病，舌脉亦是里部虚寒之征象。治以健脾温中止泻。

方药：赤石脂30g，干姜9g，补骨脂10g，吴茱萸3g，五味子6g，白头翁10g，黄连9g，秦皮10g，苍术10g，茯苓20g。5剂，颗粒剂，水冲服，每日1剂，早午晚饭前服。

2009年11月2日二诊：患者服药后诸症消，大便1次/日。上方加党参30g，炙甘草3g，14剂，水冲服。

按：患者因误治而致腹泻，根据其临床表现选用四神丸健脾益肾、桃花汤合白头翁汤涩肠止泻。二诊时，患者症状消失，加用四君子汤巩固疗效。

七、太阴病副主药——干姜

（一）干姜类方（7首）

《伤寒论》中含有干姜类方共26首，分别为甘草干姜汤、四逆汤、小青龙汤、干姜附子汤、茯苓四逆汤、栀子干姜汤、小柴胡汤加减方、柴胡桂枝干姜汤、半夏泻心汤、生姜泻心汤、

《伤寒论》甘草泻心汤、桂枝人参汤、黄连汤、桃花汤、白通汤、白通加猪胆汤、真武汤加减方、通脉四逆汤、四逆散加减方、乌梅丸、麻黄升麻汤、干姜黄芩黄连人参汤、四逆加人参汤、理中丸作汤、通脉四逆加猪胆汤、理中丸。

《金匮要略》中含有干姜类方共33首，分别为《金匮要略》甘草泻心汤、鳖甲煎丸、《外台》柴胡姜桂汤、侯氏黑散、风引汤、《古今录验》续命汤、薯蓣丸、甘草干姜汤、厚朴麻黄汤、小青龙加石膏汤、人参汤、乌头赤石脂丸、九痛丸、大建中汤、甘草干姜茯苓白术汤、小青龙汤、苓甘五味姜辛汤、茯苓五味甘草去桂加姜辛夏汤、茯苓甘草五味姜辛汤、茯甘姜味辛夏仁黄汤、柏叶汤、半夏泻心汤、四逆汤、半夏干姜散、桃花汤、通脉四逆汤、《外台》黄芩汤、王不留行散、乌梅丸、芎归胶艾汤、干姜人参半夏丸、三物备急丸、紫石寒食散。另有9首与《伤寒论》重出，分别为《外台》柴胡姜桂汤、甘草干姜汤、人参汤、小青龙汤、半夏泻心汤、四逆汤、桃花汤、通脉四逆汤、乌梅丸。故《金匮要略》实际含有干姜类方共24首。

因此，《伤寒杂病论》含有干姜类方共50首，分别为甘草干姜汤、四逆汤、小青龙汤、干姜附子汤、茯苓四逆汤、栀子干姜汤、小柴胡汤加减方、柴胡桂枝干姜汤、半夏泻心汤、生姜泻心汤、《伤寒论》甘草泻心汤、桂枝人参汤、黄连汤、桃花汤、白通汤、白通加猪胆汤、真武汤加减方、通脉四逆汤、四逆散加减方、乌梅丸、麻黄升麻汤、干姜黄芩黄连人参汤、四逆加人参汤、理中丸作汤、通脉四逆加猪胆汤、理中丸、《金匮要略》甘草泻心汤、鳖甲煎丸、侯氏黑散、风引汤、《古今录验》续命汤、薯蓣丸、厚朴麻黄汤、小青龙加石膏汤、乌头赤石脂丸、九痛丸、大建中汤、甘草干姜茯苓白术汤、苓甘五味姜辛汤、茯苓五味甘草去桂加姜辛夏汤、茯苓甘草五味姜辛汤、茯甘姜味辛夏仁黄汤、柏叶汤、半夏干姜散、《外台》黄芩汤、王不留行散、芎归胶艾汤、干姜人参半夏丸、三物备急丸、紫石寒食散。

其中芎归胶艾汤原方无干姜，方后注云一方有干姜；有3首为加减方，分别为小柴胡汤加减方、真武汤加减方、四逆散加减方；属于太阳病方3首，分别为侯氏黑散、《古今录验》续命汤、厚朴麻黄汤；属于厥阴病方2首，分别为麻黄升麻汤、薯蓣丸；属于少阳病方5首，分别为栀子干姜汤、柴胡桂枝干姜汤、黄连汤、鳖甲煎丸、风引汤；属于少阴病方19首，分别为小青龙汤、小青龙加石膏汤、甘草干姜汤、四逆汤、白通汤、白通加猪胆汤、通脉四逆汤、通脉四逆加猪胆汤、理中丸作汤、理中丸、干姜附子汤、茯苓四逆汤、四逆加人参汤、桂枝人参汤、《金匮要略》甘草泻心汤、乌头赤石脂丸、九痛丸、大建中汤、三物备急丸；属于阳明病方1首，为王不留行散；属于太阴病苍术、茯苓类方5首，分别为甘草干姜茯苓白术汤、苓甘五味姜辛汤、茯苓五味甘草去桂加姜辛夏汤、茯苓甘草五味姜辛汤、茯甘姜味辛夏仁黄汤；属于太阴病生姜类方1首，为生姜泻心汤；属于太阴病半夏类方2首，分别为半夏泻心汤、半夏干姜散；属于太阴病里虚杂方1首，为桃花汤。

故而《伤寒杂病论》属于太阴病干姜类方共7首，分别为乌梅丸、《伤寒论》甘草泻心汤、干姜黄芩黄连人参汤、柏叶汤、《外台》黄芩汤、干姜人参半夏丸、紫石寒食散。

1.《伤寒论》甘草泻心汤（《伤寒论》方）

【主症】舌红，苔腻，脉滑数或弦细。心下痞满，呕吐，下利，心烦不安。

【副症】腹中雷鸣。

【方剂】甘草四两，炙；黄连三两；黄芩三两；干姜三两；大枣十二枚，擘；半夏半升，洗。

【煎服法】上六味，以水一斗，煮取六升，去滓，再煎取三升。温服一升，日三服。

2.干姜黄芩黄连人参汤（《伤寒论》方）

【主症】舌淡苔黄，脉弦细。干呕，下利，胸热，烦悸。

【副症】胸闷腹胀，纳呆食少。

【方剂】干姜、黄芩、黄连、人参各三两。

【煎服法】上四味，以水六升，煮取二升，去滓。分温再服。

【验案】

干呕案（黎崇裕）

陈某，男，6岁。主诉：干呕反复发作半年。

现病史：家属代诉，患儿半年来干呕反复发作，常晨起或进食后症状加重，胃纳可，口气重，时有尿床，大便正常。无药物及食物过敏。诊察所见，咽部略红，舌淡红，苔黄，脉沉。

主症：舌淡红，苔黄，干呕，下利(时有尿床)。

诊断：太阴病。

治则：调和寒热。

主方：干姜黄芩黄连人参汤。

干姜3g，黄芩6g，黄连2g，党参6g，8剂。颗粒剂，一天1剂，一日2次，开水冲服。

2022年6月18日复诊：服药后干呕、尿床已除。

黎崇裕按：刘老在《刘绍武讲评〈伤寒杂病论〉》中讲述条文"伤寒，本自寒下，医复吐下之，寒格，更逆吐下，若食入口即吐，干姜黄芩黄连人参汤主之"时说"本证为里部寒热错杂证，偏于太阴"。

3.乌梅丸(《伤寒杂病论》方)

【主症】舌质偏红或红，苔白腻或黄腻或厚，脉沉弦或微而厥或浮大。消渴，气上冲心，心中疼热，饥不欲食，时静时烦。

【副症】蛔厥；久利。恶心呕吐，腹痛便溏，四肢不温。

【方剂】乌梅三百枚；细辛六两；干姜十两；黄连十六两；当归四两；附子六两，炮，去皮；蜀椒四两，出汗；桂枝六两，去皮；人参六两；黄柏六两。

【煎服法】上十味，异捣筛，合治之。以苦酒渍乌梅一宿，去核，蒸之五斗米下，饭熟捣成泥，和药令相得；内臼中，与蜜杵二千下，丸如梧桐子大。先食饮服十丸，日三服，稍加至二十丸。禁生冷、滑物、臭食等。

【验案】

痛经案（黎崇裕）

李某，女，21岁。2018年11月10日初诊。

主诉：痛经反复发作4年。

现病史：末次月经11月5日，量可，有血块；经前1周乳房胀痛，经期小腹冷痛伴有腰痛。平素熬夜较多，冬天手脚冰凉，胸闷，舌尖红，苔白，咽部暗红，脉浮弦。全身无皮疹。浅表淋巴结未触及肿大。咽充血(+)，扁桃体无肿大及脓性分泌物。

　　既往史：无高血压、冠心病、糖尿病、溃疡史，无肝肾功能不良史，否认药物及食物过敏史。

　　主症：舌尖红，苔白，脉弦，腹痛（经期小腹冷痛伴有腰痛），四肢不温（冬天手脚冰凉）。

　　诊断：太阴病。

　　治则：温中止痛。

　　主方：乌梅丸加减。

　　乌梅15g，细辛3g，干姜5g，黄连5g，当归10g，熟附片9g（另包，先煎），花椒5g，肉桂6g，黄柏10g，人参10g，牛膝15g。7剂。

　　2018年12月8日二诊：本月12月5日来经，已无乳房胀痛，经期小腹冷痛伴有腰痛已除。现经行不畅，时行时止，心情抑郁，舌尖红，苔薄白，咽部不红，脉浮。改用柴胡桂枝汤治疗。

4.《外台》黄芩汤（《金匮要略》方）

【**主症**】舌少苔，脉弱或微数。心下痞硬，下利，干呕。

【**副症**】身热，腹中痛，短气，心烦。

【**方剂**】黄芩三两，人参、干姜各三两，桂枝一两，大枣十二枚，半夏半升。

【**煎服法**】上六味，以水七升，煮取三升，温分三服。

5.紫石寒食散(《金匮要略》方)

【主症】无。

【副症】伤寒。

【方剂】紫石英、白石英、赤石脂、钟乳(碓炼)、栝楼根、防风、桔梗、文蛤、鬼臼各十分；太一余粮十分，烧；干姜、附子(炮，去皮)、桂枝(去皮)各四分。

【煎服法】上十三味，杵为散，酒服方寸匕。

6.干姜人参半夏丸(《金匮要略》方)

【主症】脉微或细。呕不止而心下痞硬，肢冷。

【副症】妊娠病。

【方剂】干姜、人参各一两，半夏二两。

【煎服法】上三味末之，以生姜汁糊为丸，如梧子大。饮服十丸，日三服。

【验案】

恶阻案(闫云科)

王某，25岁，金山铺人。妊子2个月。恶心呕吐，水谷不入，强食少许，须臾吐出。日重一日，已十余日矣。致身软如泥，体倦不支，起坐皆需人搀扶。望其面色萎黄，精神疲惫。

憔悴甚，仿佛弱不胜衣。舌质淡红，苔薄白滑。口不苦，不思冷，大便七日未行。脉象滑数无力。

《妇人良方·恶阻》篇云："妊娠恶阻……由胃气怯弱，中脘停痰。"观其脉症，本案属中土虚、冲脉盛。中虚则升降失调，冲盛则胃逆不降。盖冲脉隶于阳明，妊娠之后，月水闭止，血海充盛而上逆，水饮随之而动，故呕恶不止。治当补中调气，降冲和胃。仿《金匮》干姜人参半夏丸之意，拟：半夏10g，人参6g，陈皮10g，赭石30g，生姜3片。

二诊：1剂呕恶减，2剂呕吐止。拟理中丸合寿胎丸，改汤服之：党参10g，白术15g，茯苓10g，杜仲15g，桑寄生15g，续断15g，菟丝子15g，红枣6枚。3剂。

按：《傅青主女科》治恶阻立顺肝益气汤，方中苏子一两，为降胃气而设，与本案用赭石同一意义。赭石一药，虽在妊娠禁药之列，然临床屡用未见其不良反应。(《经方躬行录》)

7.柏叶汤（《金匮要略》方）

【**主症**】脉沉弦，或脉微濡。出血不止，小便白，口中和。

【**副症**】吐血。

【**方剂**】柏叶、干姜各三两；艾三把。

【**煎服法**】上三味，以水五升，取马通汁一升，合煮取一升，分温再服。

（二）生姜类方（10首）

《伤寒论》中含有生姜类方共40首，分别为桂枝汤、桂枝加葛根汤、桂枝加附子汤、桂枝去芍药汤、桂枝去芍药加附子汤、桂枝麻黄各半汤、桂枝二麻黄一汤、桂枝二越婢一汤、桂枝去桂加茯苓白术汤、葛根汤、葛根加半夏汤、小柴胡汤、大青龙汤、桂枝加厚朴杏子汤、桂枝加芍药生姜各一两人参三两新加汤、厚朴生姜半夏甘草人参汤、茯苓甘草汤、栀子生姜豉汤、真武汤、小建中汤、《伤寒论》大柴胡汤、柴胡加芒硝汤、柴胡加龙骨牡蛎汤、桂枝去芍药加蜀漆牡蛎龙骨救逆汤、桂枝加桂汤、柴胡桂枝汤、生姜泻心汤、旋覆代赭汤、黄芩加半夏生姜汤、桂枝附子汤、去桂加白术汤、炙甘草汤、吴茱萸汤、麻黄连轺赤小豆汤、桂枝加芍药汤、桂枝加大黄汤、通脉四逆汤加减方、当归四逆加吴茱萸生姜汤、理中丸作汤加减方、伤寒差后小柴胡汤。

《金匮要略》中含有生姜类方共52首，分别为：栝楼桂枝汤、葛根汤、防己黄芪汤（《外台》防己黄芪汤）、桂枝附子汤、白术附子汤、《外台》柴胡去半夏加栝楼汤、桂枝芍药知母汤、

《千金》越婢加术汤、黄芪桂枝五物汤、桂枝加龙骨牡蛎汤、二加龙骨汤、小建中汤、黄芪建中汤、酸枣仁汤、《千金翼》炙甘草汤、射干麻黄汤、泽漆汤、越婢加半夏汤、《千金》生姜甘草汤、《千金》桂枝去芍药加皂荚汤、奔豚汤、桂枝加桂汤、橘枳姜汤、桂枝生姜枳实汤、厚朴七物汤、《金匮要略》大柴胡汤、当归生姜羊肉汤、乌头桂枝汤、《外台》柴胡桂枝汤、大青龙汤、小半夏汤、小半夏加茯苓汤、《外台》茯苓饮、越婢汤、桂枝加黄芪汤、桂姜草枣黄辛附子汤、桂枝去芍药加蜀漆牡蛎龙骨救逆汤、茱萸汤、黄芩加半夏生姜汤、小柴胡汤、茯苓泽泻汤、文蛤汤、生姜半夏汤、橘皮汤、橘皮竹茹汤、排脓汤、干姜人参半夏丸、竹叶汤、《千金》内补当归建中汤、半夏厚朴汤、温经汤、四时加减柴胡饮子。其中有12首与《伤寒论》重出，分别为葛根汤、桂枝附子汤、白术附子汤、小建中汤、《千金翼》炙甘草汤、桂枝加桂汤、《外台》柴胡桂枝汤、大青龙汤、桂枝去芍药加蜀漆牡蛎龙骨救逆汤、茱萸汤、黄芩加半夏生姜汤、小柴胡汤。故《金匮要略》实际含有生姜类方40首。

因此，《伤寒杂病论》含有生姜类方共80首，分别为桂枝汤、桂枝加葛根汤、桂枝加附子汤、桂枝去芍药汤、桂枝去芍药加附子汤、桂枝麻黄各半汤、桂枝二麻黄一汤、桂枝二越婢一汤、桂枝去桂加茯苓白术汤、葛根汤、葛根加半夏汤、小柴胡汤、大青龙汤、桂枝加厚朴杏子汤、桂枝加芍药生姜各一两人参三两新加汤、厚朴生姜半夏甘草人参汤、茯苓甘草汤、栀子生姜豉汤、真武汤、小建中汤、《伤寒论》大柴胡汤、柴胡加芒硝汤、柴胡加龙骨牡蛎汤、桂枝去芍药加蜀漆牡蛎龙骨救逆汤、桂枝加桂汤、柴胡桂枝汤、生姜泻心汤、旋覆代赭汤、黄芩加半夏生姜汤、桂枝附子汤、去桂加白术汤、炙甘草汤、吴茱萸汤、麻黄连轺赤小豆汤、桂枝加芍药汤、桂枝加大黄汤、通脉四逆汤加减方、当归四逆加吴茱萸生姜汤、理中丸作汤加减方、伤寒差后小柴胡汤、栝楼桂枝汤、防己黄芪汤（《外台》防己黄芪汤）、《外台》柴胡去半夏加栝楼汤、桂枝芍药知母汤、《千金》越婢加术汤、黄芪桂枝五物汤、桂枝加龙骨牡蛎汤、二加龙骨汤、黄芪建中汤、酸枣汤、射干麻黄汤、泽漆汤、越婢加半夏汤、《千金》生姜甘草汤、《千金》桂枝去芍药加皂荚汤、奔豚汤、橘枳姜汤、桂枝生姜枳实汤、厚朴七物汤、《金匮要略》大柴胡汤、当归生姜羊肉汤、乌头桂枝汤、小半夏、小半夏加茯苓汤、《外台》茯苓饮、越婢汤、桂枝加黄芪汤、桂姜草枣黄辛附子汤、茯苓泽泻汤、文蛤汤、生姜半夏汤、橘皮汤、橘皮竹茹汤、排脓汤、干姜人参半夏丸、竹叶汤、《千金》内补当归建中汤、半夏厚朴汤、温经汤、四时加减柴胡饮子。

其中酸枣仁汤方后注云，一方有生姜；有2首加减方，分别为通脉四逆汤加减方、理中丸作汤加减方；属于太阳病方14首，分别为桂枝加葛根汤、葛根汤、葛根加半夏汤、桂枝麻黄各半汤、桂枝二麻黄一汤、大青龙汤、桂枝二越婢一汤、麻黄连轺赤小豆汤、《千金》越婢加术汤、射干麻黄汤、越婢加半夏汤、越婢汤、桂姜草枣黄辛附子汤、文蛤汤；属于厥阴病方19首，分别为桂枝汤、桂枝加桂汤、桂枝加附子汤、桂枝去芍药汤、桂枝加厚朴杏子汤、桂枝去芍药加附子汤、桂枝附子汤、栝楼桂枝汤、桂枝芍药知母汤、黄芪桂枝五物汤、黄芪建中汤、《千金》桂枝去芍药加皂荚汤、奔豚汤、桂枝生姜枳实汤、当归生姜羊肉汤、乌头桂枝汤、桂枝加黄芪汤、《千金》内补当归建中汤、防己黄芪汤；属于少阳病方9首，分别为黄芩加半夏生姜汤、栀子生姜豉汤、小柴胡汤、伤寒差后小柴胡汤、柴胡桂枝汤、柴胡加龙骨牡蛎汤、《外台》柴胡去半夏加栝楼汤、四时加减柴胡饮子、竹叶汤；属于少阴病方8首，分别为桂枝加芍药生姜各一两人参三两新加汤、茯苓甘草汤、桂枝去芍药加蜀漆牡蛎龙骨救逆汤、桂枝加龙骨牡蛎汤、炙甘草汤、真武汤、二加龙骨汤、《千金》生姜甘草汤；属于阳明病方5首，分别为《伤寒论》大柴胡汤、柴胡加芒硝汤、厚朴七物汤、《金匮要略》大柴胡汤、桂枝加大黄汤；属于太阴病苍术、茯苓类方4首，分别为桂枝去桂加茯苓白术汤、去桂加白术汤、《外台》茯苓饮、茯苓泽泻汤；属于太阴病半夏类方3首，分别为小半夏汤、小半夏加茯苓汤、半夏厚朴汤；属于太阴病干姜类方1首，为干姜人参半夏丸；属于太阴病吴茱萸类方3首，分别为当归四逆加吴茱萸生姜汤、吴茱萸汤、温经汤；属于太阴病里虚证杂方1首，为旋覆代赭汤。

故《伤寒杂病论》含有太阴病生姜类方10首，分别为厚朴生姜半夏甘草人参汤、小建中汤、生姜泻心汤、桂枝加芍药汤、泽漆汤、橘枳姜汤、生姜半夏汤、橘皮汤、橘皮竹茹汤、排脓汤。

1.生姜半夏汤（《金匮要略》方）

【主症】脉弦。寒饮在胸，恶心呕逆，小便白，口中和。

【副症】无。

【方剂】半夏半升，生姜汁一升。

【煎服法】上二味，以水三升，煮半夏，取二升；内生姜汁，煮取一升半，小冷，分四服。日三夜一服；止，停后服。

2.泽漆汤（《金匮要略》方）

【主症】脉沉。咳，呕吐，胸中痛，心烦，微热，小便不利。

【副症】无汗，恶寒。

【方剂】半夏半升；紫参五两，一作紫菀；泽漆三斤，以东流水五斗，煮取一斗五升；生姜五两；白前五两；甘草、黄芩、人参、桂枝各三两。

【煎服法】上九味哎咀，内泽漆汁中，煮取五升。温服五合，至夜尽。

3.排脓汤（《金匮要略》方）

【主症】体表化脓性肿物且有疼痛，气血凝滞，炎性浸润。患处隆起尚不显著，属于初期者。

【副症】无。

【方剂】甘草二两，桔梗三两，生姜一两，大枣十枚。

【煎服法】上四味，以水三升，煮取一升，温服五合，日再服。

【验案】

（1）湿疹案（黎崇裕）

彭某，男，56岁，2021年2月18日初诊。

主诉：面部丘疹5个月。

现病史：5个月前开始出现面部丘疹，偶有瘙痒或疼痛，反复发作。现症见左侧面部散在红斑、丘疹，可见水疱、糜烂、结痂。神清、精神可，无发热、咳嗽等，饮食、睡眠一般，大便正常，夜尿二到三次。舌淡红，苔薄白，脉滑。

处方：麸炒枳壳10g，赤芍10g，桔梗10g，甘草6g，大枣10g，生姜3g，山楂10g。颗粒剂，热水冲服，一天1剂，一日2次。

2021年2月18日二诊：服药后诸症略减，舌脉如前，守方再进7剂。

2021年4月1日三诊：近来食用海鲜较多，湿疹略有反复，略有瘙痒，大小便正常，胃纳可，咽部略红，舌脉如前。守方加夏枯草20g，再进7剂。

（2）急性腮腺炎案（黎崇裕）

廖某，女，44岁。2018年8月25日初诊。

主诉：脸颊肿痛3天。

现右侧腮腺肿大伴有胀痛感，张口受限，咽部稍红，舌淡红，苔薄白，脉细滑。既往有乳腺增生、鼻咽癌术后病史，否认药物及食物过敏史。

处方：白芍15g，枳壳10g，桔梗10g，甘草10g，红枣10g，夏枯草15g，生姜（自备）1片。3剂，水煎温服，一天1剂，一日2次。

2018年9月22日因咽干来诊，诉前药3剂后急性腮腺炎已痊愈。

4.厚朴生姜半夏甘草人参汤(《伤寒论》方)

【主症】舌淡红，苔薄白或腻，脉弦细弱。脘腹胀满，纳呆，泄泻，腹痛。

【副症】无。

【方剂】厚朴半斤，炙，去皮；生姜半斤，切；半夏半升，洗；甘草二两；人参一两。

【煎服法】上五味，以水一斗，煮取三升，去滓，温服一升，日三服。

【验案】

慢性胃炎案（马文辉）

侯某，男，31岁，农民，住南屯。2010年4月28日初诊。

主诉：胃脘部胀满1个多月。

患者1个多月前无明显诱因出现胃脘部胀痛，于附近门诊服中药10剂，效果不明显，遂于今日就诊于我科。现症见患者胃脘部胀满，恶心，口水多，欲吐口水，自汗，恶寒，易感冒，纳呆，大便头干后溏、2~3天1次，小便可，睡眠可。舌淡红，苔薄白，脉长弦。

西医诊断：慢性胃炎。

中医诊断：痞满（中焦虚弱证）。

患者素体中焦虚弱，中焦气机升降失司，当下不下，故见脘腹胀满、恶心、大便头干后溏；里虚水湿不能运化，上呈于口，故见口水多、欲吐口水；水谷运化不利，故见纳呆；患者表部亦有不足，故见自汗、恶寒、易感冒。舌脉为中焦虚弱的表现。治以补虚温中。

处方：白芍10g，茯苓10g，白术10g，生姜3g，姜半夏9g，炙甘草3g，大枣10g，厚朴6g，党参10g。7剂，颗粒剂，水冲服，每日1剂，早、午、晚饭前服。

2010年5月7日二诊：患者服药后大便正常，自汗，恶寒减。补述仍有嗳气，心下痞。

处方：旋覆花10g，代赭石15g，姜半夏9g，党参10g，生姜3g，炙甘草3g，大枣10g，厚朴6g，茯苓10g，苍术10g。7剂，颗粒剂，水冲服，每日1剂，早、午、晚饭前服。

按：患者因中焦虚弱而致诸症，故选用厚朴生姜半夏甘草人参汤健运中焦，推动气机，合桂枝去桂加茯苓白术汤缓急，通利大便，兼以敛营。二诊时，患者症状得以缓解，再选用旋覆代赭汤平冲降逆。

5.生姜泻心汤（《伤寒论》方）

【主症】舌红，苔白或腻，脉弦滑或沉紧。心下痞硬，雷鸣下利，干噫食臭。

【副症】胃脘胀痛，烦热，恶心，纳呆。

【方剂】生姜四两，切；黄连三两；黄芩三两；人参三两；甘草三两，炙；大枣十二枚，擘；半夏半升，洗；干姜一两。

【煎服法】上八味，以水一斗，煮取六升，去滓，再煎取三升。温服一升，日三服。

【验案】

（1）消瘦案（刘绍武）

陈某，男，14岁。3年来，食纳少进，日食三四两，更兼泄泻，日二三行，稀烂而夹完谷，常恶心，时呕吐，面色萎黄，毛发焦燥，形体瘦削，懒言少动，口疮时发，舌尖红赤，脉象弦细。与生姜泻心汤：生姜10g，干姜10g，黄芩15g，尾连10g，半夏10g，党参20g，甘草6g，大枣6枚。药10剂，纳稍知味而口疮不除；又加入川大黄5g，大便略加，日三四行；继服20剂后，食纳大增，口疮停发，日便二行，10余日未呕吐，学习已能耐劳；继服30剂，泄泻亦止，面色转润，肌已较丰，学习玩耍已无异于常童。

按：中阳衰败，失其健运，不能纳谷，外失濡养而瘦削，运化失司而泄泻，寒邪上逆则呕吐。口疮时发、舌尖红赤，又为火热之象。此为火炎于上、寒困于下之痞象，证属少阳、太阴合病。故用生姜泻心汤清上而温中、和胃且益气为治。药后口疮不除，又增入小量之大黄，取其泻且厚肠胃，并能消积导滞。（《三部六病医案集》）

（2）心下痞满案（刘绍武）

有1次，一位患者心下痞满，其他大夫给他治疗了很长时间，效果不是很明显。他拿着这位大夫开的处方来找刘老看病，说吃了十几剂，不但不顶事，还加重了病情。刘老看了处方，是1剂生姜泻心汤，由于黄芩、黄连用量不足，寒热对比不适于病情，使整个方子就偏于热，所以患者吃了以后有点头晕，有点上火。于是，刘老就增加了黄芩、黄连的用量，对患者说："这个方子开得非常好，你回去继续服用就会好了。"正如刘老所说，刘老稍微改变了一下原方的剂量，患者通过一段时间服药，疾病果真完全治愈。几十年来，刘老先生不论是艰难创业，还是功成名就，都从不说是道非，议论人物，炫耀名声，这也是今天我们中医界里一个难得的榜样。医生之间，我们同行之间要相互抬举，而不是互相贬低，要给同行之间留有一个很大的空间，这也是刘老先生医德医风里面非常值得我们学习的一点。(《三部六病师承讲记》)

6.桂枝加芍药汤(《伤寒论》方)

【**主症**】舌淡苔白，脉浮缓，或脉沉弱。腹满时痛，腹筋挛急或腹直肌紧张，发热汗出恶寒。

【**副症**】消瘦，神疲乏力。

【**方剂**】桂枝三两，去皮；芍药六两；甘草二两，炙；生姜三两，切；大枣十二枚，擘。

【**煎服法**】上五味，以水七升，煮取三升，去滓，温分三服。

【**验案**】

浅表性胃炎案（马文辉）

王某，男，38岁，厨师。2010年7月7日初诊。

主诉：胃痛3年，加重5天。

患者平素胃部经常不适，已反复胃痛3年余，每次皆因饮酒而作，皆自服药物治疗。3天前，因与朋友聚会饮酒而再次发作，自服药物无效，遂于今日来我院就诊。现症见患者胃痛，胃胀，小腹痛胀，食后加重，烧心，纳呆，疲乏，四肢无力，嗜睡，心慌，咳嗽，二便调。舌红，苔薄白，脉弦。胃镜检查：①浅表性胃炎；②十二指肠球炎。

西医诊断：①浅表性胃炎；②十二指肠球炎。

中医诊断：胃痛(心脾两虚证兼外邪)。

　　患者素有胃疾，脾胃虚弱，酒乃湿热之品，饮酒入胃，脾胃无以运化，则发胃痛、胃胀、小腹痛胀；饮食加重脾胃负担，故症状食后加重、纳呆；心气不足是患者体内另一方面的矛盾，故见疲乏、四肢无力、嗜睡、心慌；咳嗽则是患者近日感受外邪所致。舌脉亦是心脾两虚之征象。治以健脾养心，兼祛外邪。

　　处方：桂枝12g，白芍30g，厚朴18g，杏仁10g，茯苓10g，白术10g，党参10g，生姜3g，炙甘草3g，大枣10g。7剂，颗粒剂，水冲服，每日1剂。

　　2010年7月31日二诊：患者服药后诸症减，胃脘偶有不适，纳呆，咳嗽止。上方加五灵脂10g，川楝子10g，陈皮12g，鸡内金10g，茵陈15g。7剂，颗粒剂，水冲服，每日1剂。

　　2010年8月28日三诊：患者服药后诸症消失，现大便溏、日3次。改用：柴胡12g，黄芩10g，桂枝6g，干姜3g，花粉10g，牡蛎20g，五灵脂10g，川楝子10g，陈皮12g，白芍10g，炙甘草3g，大枣10g。14剂，颗粒剂，水冲服，每日1剂。

　　2010年10月14日四诊：患者服药后诸症消失，大便不稀。前3天因饮酒后复发，嗳气，反酸，喉咙部有烧灼感，胃痛胀，大便稀，每日1次。上方加旋覆花10g，代赭石15g，7剂。

　　按：患者兼有胃肠不适、心气不足和咳嗽三方面症状，故临证选用四君子汤合桂枝加芍药汤合桂枝加厚朴杏子汤治疗。

患者服药后，其他症状消失，遂选用柴胡桂枝干姜汤调理脾胃，临证配伍行气活血及降逆之品治疗胃痛及嗳气。

7.小建中汤（《金匮要略》作小建中汤、虚劳小建中汤）

【主症】舌淡红，苔薄白，脉阳涩阴弦，或脉弦急，或脉浮大而涩，举按皆无力。腹中急痛、喜暖喜按，心中烦悸，四肢酸疼，手足烦热，咽干口燥。

【副症】虚劳；黄疸。面白无华，消瘦疲乏，食欲不振，遗精或夜尿频繁，衄血，大便干结。

【方剂】桂枝三两，去皮；芍药六两；甘草二两，炙；生姜三两，切；大枣十二枚，擘；胶饴一升。

【煎服法】上六味，以水七升，煮取三升，去滓；内饴，更上微火消解。温服一升，日三服。呕家不可用建中汤，以甜故也。

【验案】

（1）便秘案（黎崇裕）

熊某，男，3岁1个月。2018年11月15日初诊。

家长代诉：大便干结近1周。现大便如羊屎状，每天1次；唇不红，胃纳可，舌淡红，苔薄白，咽部不红，脉浮缓。无药物及食物过敏史。全身无皮疹，浅表淋巴结未触及肿大，咽充血(－)，扁桃体无肿大及脓性分泌物。

诊断：便秘（脾虚失运，中气不足证）。

处方：小建中汤。

桂枝10g，白芍15g，赤芍15g，甘草10g，大枣15g，生姜（自备）1片，蜂蜜（自备）1汤匙。5剂，水煎温服，一天1剂，一日2次。

2018年11月19日家长发微信咨询：服药2剂后大便已正常，今日晨起有点鼻塞、喷嚏，声音略有嘶哑。问是否可以继续用药？建议前方不加蜂蜜，继用。

（2）大便自遗案（黎崇裕）

陈某，男，5岁，2021年1月31日初诊。

主诉：大便自遗反复发作数年。

其家属代诉：患儿数年来大便自遗，大便数日1次，偶有尿床，口气重。咽部不红，舌淡红，苔薄白，脉沉。

诊断：大便自遗（脾虚夹积证）。

处方：小建中汤化裁。

桂枝10g，白芍20g，炙甘草10g，大枣15g，饴糖20g，焦山楂10g。7剂，水煎温服，一天1剂，一日2次。

2021年2月7日复诊时家属代诉：大便自遗明显好转，口气重减轻，舌脉如前。守方再进12剂。2021年9月16日再次回访，服前药后，大便未再出现自遗。

8.橘皮汤(《金匮要略》方)

【主症】虚寒气逆，呕哕，手足厥。

【副症】无。

【方剂】橘皮四两，生姜半斤。

【煎服法】上二味，以水七升，煮取三升。温服一升，下咽即愈。

【验案】

恶心呕吐案（黎崇裕）

杨某，女，14岁，2020年6月20日初诊。

主诉：恶心呕吐半个月。

现病史：半个月来恶心干呕，胃纳可，睡眠略差，大便偏稀，尿频尿急。

既往史：体健，否认药物及食物过敏史。全身无皮疹，浅表淋巴结未触及肿大，咽充血(-)，扁桃体无肿大及脓性分泌物。舌淡红，苔薄白，脉沉弦细。

西医诊断：恶心呕吐。

中医诊断：呕吐。

中医证候：肝胃不和证。

治则治法：疏肝和胃止呕。

中药方剂：小柴胡汤合橘皮汤化裁。

北柴胡12g，黄芩6g，党参10g，法半夏12g，炙甘草6g，大枣15g，生姜3g，陈皮10g，炒酸枣仁15g，茯苓10g，川芎3g，醋香附10g。颗粒剂，6剂，一天1剂，一日2次，开水冲服。

2020年6月26日复诊：恶心干呕已除，大便正常，脱发、白发较多，尿频尿急，夜间恶寒。改用猪苓汤：猪苓10g，茯苓10g，泽泻10g，滑石10g，阿胶10g。颗粒剂，6剂，一天1剂，一日2次，开水冲服。

9.橘皮枳实生姜汤（橘枳姜汤）（《金匮要略》方）

【主症】胸中气塞，短气，呕哕，心下急。

【副症】胸痹。噎塞习习如痒，喉中涩燥，唾沫。

【方剂】橘皮一斤，枳实三两，生姜半斤。

【煎服法】上三味，以水五升，煮取二升，分温再服。

10.橘皮竹茹汤（《金匮要略》方）

【主症】脉弱。胸闷气短，干呕哕逆。

【副症】无。

【方剂】橘皮二升，竹茹二升，大枣三十枚，生姜半斤，甘草五两，人参一两。

【煎服法】上六味，以水一斗，煮取三升。温服一升，日三服。

（三）里寒证杂方（13首）

刘老在《刘绍武三部六病传讲录》里寒证的类药中提到砂仁、豆蔻、广木香、小茴香、荜菝、良姜，这些药在《伤寒论》和《金匮要略》中皆未见。刘老在解释葛根加半夏汤时说："加半夏合原方中生姜以温中降逆止呕，呕吐本属太阴，故本条亦当以太阳合并太阴论。"故而半夏属于太阴药无疑。因此，把半夏类方属于里寒者归属于里寒证杂方。

1.半夏类方（9首）

《伤寒论》中含有半夏的方剂共19首，分别为葛根加半夏汤、小柴胡汤、小青龙汤、厚朴生姜半夏甘草人参汤、《伤寒论》大柴胡汤、柴胡加芒硝汤、柴胡加龙骨牡蛎汤、小陷胸汤、柴胡桂枝汤、半夏泻心汤、生姜泻心汤、《伤寒论》甘草泻心汤、旋覆代赭汤、黄芩加半夏生姜汤、黄连汤、苦酒汤、半夏散及汤、伤寒差后小柴胡汤、竹叶石膏汤。

　　《金匮要略》中含有半夏的方剂共18首，分别为小青龙加石膏汤、越婢加半夏汤、瓜蒌薤白半夏汤、甘遂半夏汤、小半夏汤、小半夏加茯苓汤、茯苓五味甘草去桂加姜辛夏汤、茯苓甘草五味姜辛汤、半夏麻黄丸、半夏泻心汤、黄芩加半夏生姜汤、大半夏汤、半夏干姜散、生姜半夏汤、干姜人参半夏丸、半夏厚朴汤、附子粳米汤、《金匮要略》甘草泻心汤。其中有2首与《伤寒论》重出，分别为半夏泻心汤、黄芩加半夏生姜汤，故《金匮要略》实际含有半夏类方16首。

　　因此，《伤寒杂病论》含有半夏的方剂共35首，分别为葛根加半夏汤、小柴胡汤、小青龙汤、小青龙加石膏汤、厚朴生姜半夏甘草人参汤、《伤寒论》大柴胡汤、柴胡加芒硝汤、柴胡加龙骨牡蛎汤、小陷胸汤、柴胡桂枝汤、半夏泻心汤、生姜泻心汤、《伤寒论》甘草泻心汤、旋覆代赭汤、黄芩加半夏生姜汤、黄连汤、苦酒汤、半夏散及汤、伤寒差后小柴胡汤、竹叶石膏汤、越婢加半夏汤、瓜蒌薤白半夏汤、甘遂半夏汤、小半夏汤、小半夏加茯苓汤、茯苓五味甘草去桂加姜辛夏汤、茯苓甘草五味姜辛汤、半夏麻黄丸、大半夏汤、半夏干姜散、生姜半夏汤、干姜人参半夏丸、半夏厚朴汤、附子粳米汤、《金匮要略》甘草泻心汤。

　　其中属于太阳病方3首，分别为葛根加半夏汤、越婢加半夏汤、半夏麻黄丸；属于少阳病方9首，分别为苦酒汤、小柴胡汤、柴胡加龙骨牡蛎汤、小陷胸汤、柴胡桂枝汤、黄芩加半夏生姜汤、黄连汤、伤寒差后小柴胡汤、竹叶石膏汤；属于少阴病方3首，分别为小青龙汤、小青龙加石膏汤、《金匮要略》甘草泻心汤；属于阳明病方3首，分别为《伤寒论》大柴胡汤、柴胡加芒硝汤、甘遂半夏汤。属于太阴病干姜、生姜类方5首，分别为厚朴生姜半夏甘草人参汤、生姜泻心汤、《伤寒论》甘草泻心汤、生姜半夏汤、干姜人参半夏丸；属于太阴病茯苓类方2首，分别为茯苓五味甘草去桂加姜辛夏汤、茯苓甘草五味姜辛汤；属于太阴病里虚杂方1首，为旋覆代赭汤。

故《伤寒杂病论》中属于太阴病半夏类方共9首，分别为半夏泻心汤、半夏散及汤、栝楼薤白半夏汤、小半夏汤、小半夏加茯苓汤、大半夏汤、半夏干姜散、半夏厚朴汤、附子粳米汤。

小半夏汤（《金匮要略》方）

【主症】心下痞坚，呕吐不止，谷不得下。

【副症】支饮。不渴。

【方剂】半夏一升，生姜半斤。

【煎服法】上二味，以水七升，煮取一升半，分温再服。

【验案】

（1）浅表性胃炎案（马文辉）

闫某，女，50岁。2009年11月3日初诊。

主诉：胃脘反复疼痛10余年，加重2天。

患者胃脘反复疼痛已有10年余，曾就诊于我市多家医院，每次症状缓解后即不再服药，2天前患者因饮食不节而再度出现胃脘疼痛，遂于近日就诊于我科。现症见患者胃脘疼痛，后半夜2点以后明显，进食则缓，心下结硬、悸动，呕吐，恶心，反酸，纳可，口干，口苦，不欲饮，大便稀，小便微黄，一上午十余次，自汗，心慌，头晕。地图舌，脉弦。腹部B超检查未见明显异常；胃镜示浅表性胃炎。

西医诊断：浅表性胃炎。

中医诊断：胃痛（中焦虚弱，水湿壅盛证）。

患者胃病日久，中焦素虚，得饮食所伤，中焦虚寒更为明显，入夜阳气不足，胃脘失于濡养，不荣则痛，故见胃脘疼痛、后半夜2点以后明显、进食则缓；中阳不足，阴寒内生，寒凝腹中，故见心下结硬、悸动；中焦气机升降失司，胃气不降，故见呕吐、恶心、反酸；中焦虚寒，不能运化水湿，水湿停聚于腹中，不能上呈于口，故见口干、口苦、不欲饮；水湿下注，故见大便稀、小便频；中焦虚弱，气血运化不足，故见自汗、心慌、头晕。舌脉是患者素体不足的征象。治以健运中焦，运化水湿。

处方：桂枝6g，茯苓10g，猪苓10g，泽泻10g，白术10g，姜半夏9g，生姜9g，延胡索10g。3剂，颗粒剂，水冲服，每日1剂，早、午、晚饭前服。

2009年11月6日二诊：患者服药后呕吐、恶心、反酸止，小便次数少，口干、口苦缓解，仍胃痛，心下悸。上方加花椒3g，党参30g，吴茱萸3g，10剂。

按：患者胃病日久，因饮食不节又添新疾，急则治其标，选用五苓散健运中焦，运化水湿；合小半夏汤降逆止呕。二诊时，患者症状大部分缓解，但胃痛仍在，故加用吴茱萸汤加强温中散寒之力。惜患者秉性随意，未能连续诊治。

（2）急性胃肠炎案（马文辉）

郭某，女，58岁，农民，2010年2月24日初诊。

主诉：呕吐1天。

患者2天前与朋友外出聚会饮酒后，于当晚开始呕吐，自服藿香正气水，仍呕吐不止，遂于今日来我院就诊。现症见患者呕吐水样物，胃脘嘈杂，胃脘有空虚感，往来寒热，心悸，自汗，咳嗽，大便稀、每夜2次。舌淡苔薄，脉滑溢聚。

西医诊断：急性胃肠炎。

中医诊断：呕吐（邪热犯胃证）。

患者因饮食不节，引起食滞不化，胃气不降而反上逆，故见呕吐、胃脘嘈杂；邪气损伤脾胃，故见大便稀；邪气由里部内传进入半表半里，故见往来寒热、心悸、自汗。舌脉亦是脾胃受损之征象。治以清热降逆。

处方：姜半夏9g，生姜9g，黄连9g，栀子10g，淡豆豉10g，吴茱萸3g，厚朴6g，杏仁10g。5剂，颗粒剂，水冲服，每日1剂。

2010年3月1日二诊：患者服药后诸症减，补述咳嗽、咽部有异物感1年余，冬季发病。上方加茯苓10g，桔梗10g，苏子10g，苍术10g，7剂。

2010年3月8日三诊：患者服药后胃脘无不适，咽喉仍有异物感。

处方：姜半夏9g，厚朴6g，茯苓10g，苏梗10g，杏仁10g，陈皮18g，白芍20g，炙甘草3g。7剂，颗粒剂，水冲服，每日1剂。

2010年3月15日四诊：患者服药后诸症消。上方加鸡内金10g，茵陈15g，冬瓜仁10g，7剂。

按：患者属邪热犯胃，胃气上逆，故选用小半夏汤合左金丸、栀子豉汤清泻胃火、止呕降逆。患者第1次就诊时就有咳嗽症状，但当时不是主要矛盾，仅配伍厚朴、杏子止咳；二诊以后呕吐止，咽喉不适成为主要矛盾，故选用半夏厚朴汤加减理气化痰。

小半夏加茯苓汤（半夏加茯苓汤、小半夏茯苓汤）（《金匮要略》方）

【主症】右寸关脉沉弦。猝呕吐，心下痞，眩悸，小便不利。

【副症】支饮；饮家。

【方剂】半夏一升；生姜半斤；茯苓三两，一法四两。

【煎服法】上三味，以水七升，煮取一升五合，分温再服。

半夏厚朴汤（《金匮要略》方）

【主症】齿痕舌，苔黏腻。咽喉异物感（咽痛、咽痒、咽干燥、咽中有黏痰，咽中有鱼骨梗阻感，讲话不流利，没讲话先咳嗽），恶心呕吐，心下悸，胸闷腹胀，不思饮食。

【副症】梅核气。咳嗽气喘，痰多，眩晕，失眠多梦，身体痛。

【方剂】半夏一升，厚朴三两，茯苓四两，生姜五两，干苏叶二两。

【煎服法】上五味，以水七升，煮取四升。分温四服，日三夜一服。

【验案】

（1）刷牙恶心干呕半年案（黎崇裕）

赵某，女，35岁。2020年6月13日初诊。

主诉：晨起刷牙恶心干呕半年。

现病史：半年来晨起刷牙恶心干呕，平素易咽痛。现症见咽部鲜红，喉中有痰，手指脱皮，面部痤疮，大小便正常，睡眠可，月经正常。舌淡红，苔薄白，脉沉细。

主症：脉沉细，恶心呕吐（晨起刷牙恶心干呕），咽喉异物感（喉中有痰）。

诊断：少阳太阴合病。

治则：行气降逆化痰，清热利咽止呕。

主方：半夏厚朴汤合四逆散化裁。

法半夏10g，厚朴15g，茯苓10g，紫苏叶10g，北柴胡10g，麸炒枳壳10g，白芍10g，甘草10g，牛蒡子10g，重楼5g。6剂，颗粒剂，一天1剂，一日2次。

2020年6月20日复诊：服药后恶心干呕已除，疲倦乏力，不耐劳累，喉中有痰，改用竹叶石膏汤调理善后。

（2）多年头晕案（黎崇裕）

潘某，女，49岁。2020年12月3日初诊。

主诉：头晕反复发作多年。

多年来头晕反复发作，头晕伴有偏头痛及颈部不适，胸闷，咽痒欲咳，夜寐多梦，睡眠差时发作，大小便正常。平素月经量少，有血块，否认怀孕。咽部不红，舌底静脉怒张，舌淡红，苔薄白，脉沉。

主症：舌底静脉怒张，咽喉异物感（咽痒欲咳），胸闷腹胀（胸闷），眩晕（头晕），失眠多梦（夜寐多梦），身体痛（偏头痛及颈部不适）。

诊断：里寒兼里实证。

治则：降逆化痰，化瘀止晕。

主方：半夏厚朴汤合桂枝茯苓丸加味。

姜半夏15g，姜厚朴15g，茯苓10g，紫苏叶5g，桂枝10g，牡丹皮10g，燀桃仁10g，赤芍10g，天麻15g。7剂，一天1剂，水煎温服，一日2次。

2021年1月5日晚患者发来微信：黎医生晚上好！前段时间在你那里看病抓药吃了以后，效果比较好。今天中午突然头有点痛，以为感冒了，吃了包感冒灵颗粒稍微好点，到下午又感觉不像感冒。因为上楼梯上气不接下气，所以我就拿前天你开的药单去药店抓了1包药，回来煎煮服用1小时后，感觉头就不疼了，但刚才量血压发现高了。

微信指导：建议原方加葛根15g，生姜1片继续用药。

半夏干姜散（《金匮要略》方）

【主症】脉弦。呕吐涎沫，小便白，口中和。

【副症】无。

【方剂】半夏、干姜各等分。

【煎服法】上二味，杵为散，取方寸匕，浆水一升半，煎取七合，顿服之。

【验案】

恶心案（黎崇裕）

赵某，男，23岁。2015年4月30日初诊。

主诉：恶心欲呕3天。

现病史：3天前食用冰冻饮食后，恶心欲呕。现恶心欲呕，胸中愦愦然，心慌，严重时冒冷汗。舌质红，苔白底浮黄腻，脉沉弦、左寸不足。既往无其他重要病史可载，无药物及食物过敏史。

中医诊断：恶心（胃气上逆，水饮化热证）。

治法：温胃降逆，化饮清热。

处方：半夏干姜散合橘皮竹茹汤。

水半夏15g，干姜6g，新会陈皮10g，桂枝10g，红枣15g，甘草6g，红参片3g，竹茹10g，生姜3片。3剂，每日1剂，水煎，分2次温服。

医嘱：注意休息，多饮水；饮食宜清淡，忌肥腻、辛辣、醇酒之品；节房室，畅情志。

2015年9月18日来诊，其母述每次食用冰冻后出现类似的情况，服用上方后皆可痊愈。本次因上方丢失，饮冰冻啤酒后不适而来诊，亦给上方。

按：半夏干姜散及橘皮竹茹汤都出自《金匮要略·呕吐哕下利病脉证治》有"干呕吐逆，吐涎沫，半夏干姜散主之""哕逆者，橘皮竹茹汤主之"，二方均小，主症简单，常被世人所忽略。半夏干姜散适用于胃中有寒者，津液凝为痰涎，随胃气上逆，因而干呕、吐涎沫。橘皮竹茹汤适用于胃虚有热、气逆不降者，其中橘皮平其气，竹茹清其热，甘草和其逆，人参补其虚，生姜正其胃，大枣益其脾。此患者恶心欲呕缘于食用冰冻饮食，说明其本有脾胃虚寒，寒饮加重其胃寒，导致胃气上逆、气逆不降，因而出现恶心欲呕、胸中愦愦然、心慌、严重时冒冷汗、脉沉弦等症。饮邪上泛可化热，因而出现舌质红，苔白底浮黄腻。因此，两方合用，温胃降逆，化饮清热。(《三年难得师承录：跟师经方家刘志龙教授记》)

半夏泻心汤（《伤寒杂病论》方）

【主症】舌苔黏腻，根部厚，或黄或白；脉弦细或滑数。呕而肠鸣，心下痞满而不痛。

【副症】下利，纳呆，神疲乏力，胃脘痛，肠鸣，烦热。

【方剂】半夏半升，洗；黄连三两；黄芩三两；人参三两；干姜三两；甘草三两，炙；大枣十二枚，擘。

【煎服法】上七味，以水一斗，煮取六升，去滓，再煎取三升。温服一升，日三服。

【验案】

（1）积食腹痛案（黎崇裕）

陈某，女，74岁。2018年9月14日初诊。

主诉：腹痛1周。

1周前食用粽子后，开始出现腹痛，胃脘部连及胸胁部闷痛感，按之略有抵触，稍有反酸，略有咳嗽；小便频，大便一天2次，无口干口苦，胃纳可。咽部不红，舌淡红，苔白，脉稍数。既往有蚕豆病、糖尿病病史，今年4月曾行胆结石手术。本院B超检查显示脂肪肝、胆囊切除术后。血常规显示淋巴细胞19.2%，超敏C反应蛋白2.33mg/L。

主症：脉稍数，心下痞满（胃脘部连及胸胁部闷痛感），下利（大便一天2次），胃脘痛（腹痛），烦热（稍有反酸）。

诊断：里寒证。

治则：温里散寒，消痞止痛。

主方：半夏泻心汤化裁。

法半夏15g，黄芩10g，党参5g，枳壳10g，白芍10g，干姜3g，大枣10g，甘草10g。3剂，水煎温服，一天1剂，一日2次。

2018年9月17日二诊：前药后腹痛略减，昨日午饭后略有反复，余无不适，舌脉如前。原方加厚朴10g，再进5剂。

后患者于2018年10月8日因皮肤瘙痒来诊，诉服前药后已无不适，故而未来复诊。

（2）反酸案（黎崇裕）

崔某，男，33岁。2019年8月31日初诊。

主诉：反酸1个月。

现病史：1个月前开始反酸，进食稀饭后症状加重，烧心，食欲不振，大便黏滞。咽部略红，舌淡红，苔薄白，脉沉。

既往史：体健，否认药物及食物过敏史。

方用半夏泻心汤化裁：法半夏20g，黄连5g，黄芩10g，党参10g，炙甘草10g，大枣15g，干姜3g，北柴胡10g，枳壳（蒸）10g，姜厚朴15g，蒲公英20g。5剂，水煎温服，一天1剂，一日2次。

2019年9月21日因鼻炎发作来诊，诉服前药后诸症愈，近期未复发。

大半夏汤（《金匮要略》方）

【**主症**】舌光无苔。心下痞硬，反复呕吐，食入即吐，肠中沥沥有声。

【**副症**】胃反。极度消瘦，上腹部板硬，缺乏弹性。

【**方剂**】半夏二升，洗完用；人参三两；白蜜一升。

【煎服法】上三味，以水一斗二升，和蜜扬之二百四十遍，煮取二升半。温服一升，余分再服。

半夏散及汤（《伤寒论》方）

【主症】舌淡苔白，脉微细或弦紧。整个咽部疼痛，甚则涎缠咽中，生疮，声音嘶哑，恶寒。

【副症】口疮。

【方剂】半夏，洗；桂枝，去皮；甘草，炙。

【煎服法】上三味，等分，各别捣散已，合治之。白饮和服方寸匕，日三服。若不能散服者，以水一升，煎七沸，内散两方寸匕；更煮三沸，下火令小冷，少少咽之。半夏有毒，不当散服。

【验案】

声音嘶哑案（黎崇裕）

吴某，男，6岁。2017年9月16日初诊。

家属代诉：声音嘶哑2天。

昨天开始声音嘶哑，小便带有泡沫，咽痒，食欲稍减，咽部不红，舌淡红，苔薄白，脉浮缓。既往有哮喘病史。

拟半夏散及汤加味：水半夏12g，桂枝10g，甘草5g，木蝴蝶6g，罗汉果10g，黄芩6g，北柴胡12g，蜜枣30g，白芍10g，西洋参5g。3剂，水煎温服，一天1剂，一日3次。

2017年9月24日因咳嗽2天来诊，家属代诉服前药后诸症痊愈。

黎崇裕按：刘老在《刘绍武讲评〈伤寒杂病论〉》中对半夏散及汤条文进行阐述时说"本方证为太阴病咽痛证治"。

附子粳米汤（《金匮要略》方）

【主症】脉沉紧，或脉沉微。腹中雷鸣切痛，胸胁逆满，恶寒呕吐。

【副症】手足微冷，下利。

【方剂】附子一枚，炮；半夏半升；甘草一两；大枣十枚；粳米半升。

【煎服法】上五味，以水八升，煮米熟，汤成，去滓，温服一升，日三服。

【验案】

（1）呕吐案（闫云科）

高某，女，55岁，农民。体素怯弱，脾胃虚寒，脘腹常痛，自备理中丸，痛时服之，或饮姜汤亦可缓痛。前日晚饭后腹痛又作，与前不同者，伴呕吐，服理中丸亦尽吐也。翌日，某医注射阿托品、爱茂尔，疼痛、呕吐仍不已。第三日，请余出诊。患者云鬓蓬松，面有菜色黯然，形脱神衰，闭目懒言，床褥呻吟，舌质淡嫩，苔白微腻。呕吐清水，腹中冲逆，肠鸣漉漉，米粒俱绝，大便三日未行。手足逆冷，脉沉细弦。腹软，满腹拒压，当脐悸甚，按之肠鸣益响。

食后腹痛呕吐，首应考虑食入不洁之物，即西医所谓食物中毒也。本案患者食饭菜如常，唯因事延误，食时欠温。虚寒之体，阳气不足，中寒则肠鸣、腹痛也。《医宗金鉴》云："腹痛雷鸣呕吐者，肠胃之中寒气为之也。"今上逆呕吐肢冷、脉细，非寻常之寒痛，乃阳气大虚、阴乘阳位之候也。故非理中丸所宜，急需温中回阳。

拟：附子15g，半夏15g，炙甘草6g，粳米15g，红枣10枚，生姜10片。1剂，频频饮之。

二诊：服药当日便呕止痛失，四肢转温。仍神衰形疲，饮食不思，阳气虽回，脾胃纳运非短期可复，拟理中汤加附子善后。(《经方躬行录》)

（2）吐泄案（闫云科）

薛某，七十老妪，因膝下无男，仍不辞劳作。昨日晨起感寒，归来脘腹疼痛，一刻紧似一刻，剧烈难忍，时时需人抚按。其夫刘某，系一教师，后读医书，悬壶济世，大有"儒改医，一旱起"之况。刘先针刺中脘、天枢不应，后服《万病回春》开郁导气汤无毫效，不知所措，请余诊视。其妻疼痛甚剧，昼夜从未休止，腹中雷鸣，心下胀满，水谷不入，稍进饮食则呕吐不已。手冷过肘，足冷至膝。头汗淋漓，发枕皆湿。面色惨淡，唇白无华，二目闭合，神智几近昏愦，强呼尚可应答一二。气息咻咻，其状若丝。舌质淡白如镜，脉象沉微似无。举家慌乱，求速书方。

观其脉症，知为阳虚阴盛，寒邪上逆。盖风烛残年，一线弱质，焉能拒邪?《素问·举痛论》云："寒气客于肠胃，厥逆上出，故痛而呕也。"《金匮要略·腹满寒疝宿食病脉证治》云："腹中寒气，雷鸣切痛，胸胁逆满，呕吐，附子粳米汤主之。"其症与本案正相契合，急需回阳救逆、祛寒降冲。

拟：附子10g，半夏10g，粳米15g，炙甘草6g，红枣5枚。嘱煎40分钟，徐徐饮之。一时许，汗止阳回，疼痛渐止。

按：患者年迈体虚，劳役过度，致寒邪直中而上逆，奔迫于肠胃之间，故雷鸣切痛、逆满呕吐。证属阴盛阳虚，非气郁也。而予导气开郁，实乃缘木求鱼、深山采珠。余初学医时，读陈修园书，便对《万病回春》存有偏见，然此例非书之谬，乃医之误也。如此重急之证，仅此1剂，便痛止厥回，转危为安。陈修园谓："儒者不能舍圣贤之书而求道，医者岂能外仲景之书以治疗?"由此益信。(《经方躬行录》)

瓜蒌薤白半夏汤（《金匮要略》方）

【主症】舌质偏红或偏暗，苔薄白或薄黄，脉沉迟。心痛彻背不得卧，咳唾喘息，呕吐。

【副症】胸痹。短气。

【方剂】瓜蒌实一枚，薤白三两，半夏半斤，白酒一斗。

【煎服法】上四味，同煮，取四升。温服一升，日三服。

2.吴茱萸类方（4首）

《伤寒论》中含有吴茱萸的方剂共2首，分别为吴茱萸汤、当归四逆加吴茱萸生姜汤。

《金匮要略》中含有吴茱萸的方剂共4首，分别为救卒死客忤死又方、九痛丸、茱萸汤、温经汤。其中茱萸汤《伤寒论》作吴茱萸汤，故《金匮要略》实际含有吴茱萸类方3首。

因此，《伤寒杂病论》含有吴茱萸的方剂共5首，分别为吴茱萸汤、当归四逆加吴茱萸生姜汤，救卒死客忤死又方、九痛丸、温经汤。其中九痛丸是少阴病方，其他皆属于里寒证杂方。

救卒死、客忤死又方（《金匮要略》方）

【主症】无脉，口噤拗不开。

【副症】卒忤；客忤。

【方剂】韭根一把；乌梅二十个；吴茱萸半升，炒。

【煎服法】上三味，以水一斗煮之。以病人栉内中，三沸，栉浮者生，沉者死；煮取三升，去滓，分饮之。

吴茱萸汤（《金匮要略》作茱萸汤）

【主症】舌淡，苔白润或滑，脉微弱或迟弦。干呕，吐涎沫，头痛，烦躁欲死，手足逆冷。

【副症】面色不华，胸闷，腹痛，吐酸水。

【方剂】吴茱萸一升；人参二两；大枣十二枚，擘；生姜六两。

【煎服法】上四味，以水七升，煮取二升，去滓。温服七合，日三服。

【验案】

（1）急性胃肠炎案（刘绍武）

智童，男，14岁，学生。时将中秋偶至友家，食冰糕16支，当夜即脘中痞寒，呕吐大作；次日仍脘腹痞满，胸中温温液液，不思饮食。虽少量纳食，移时即吐出，医与消导药不效。时过1周，始来求诊，面色少华，舌色略淡，脉弦而稍细，与吴茱萸汤。方用：吴茱萸15g，党参15g，生姜10g，大枣10枚。1剂呕吐减，2剂而全止。食欲仍不振，舌尖稍红，改生姜泻心汤，10剂而复初。

按：时届8月，天之凉气渐盛，而人之阳气未敛。顽童不知摄生而恣啖生冷，遂使寒中。升降之机逆乱，胃气不得下行，而为呕吐。吴茱萸汤温中降逆，2剂即吐止，寒邪虽去而败伤之胃气未可骤复，故复以生姜泻心汤调理而康。(《三部六病医案集》)

（2）顽固性头痛案（马文辉）

吴茱萸汤证究竟属于什么病呢？以方测证，吴茱萸汤证应该是里部虚寒证，属于太阴证。但为什么没有出现在太阴篇，却出现在阳明篇、少阴篇、厥阴篇等……吴茱萸汤证，在阳明时段、厥阴时段、少阴时段三个时间段的临床表现是完全不同的……我举一个病例，几年前我治疗了一个朋友，顽固性头疼十几年，使用各种方法，效果都不好。后来我问他："头疼什么时间段出现，白天疼还是晚上疼？"他说："晚上疼。"我又问："是睡觉之前疼，还是半夜疼，还是凌晨疼？"他说："凌晨天快亮的时候头疼。"我就抓住他头疼的特点，诊断为厥阴头痛，就使用吴茱萸汤，1剂而愈。（《三部六病高级教程》）

当归四逆加吴茱萸生姜汤（《伤寒论》方）

【主症】舌暗苔白，脉沉细，或脉微。手足厥寒，少腹冷痛，恶心呕吐。

【副症】肢节烦疼，畏寒怕冷，心烦心悸，吐涎沫。

【方剂】当归三两；芍药三两；甘草二两，炙；通草二两；桂枝三两，去皮；细辛三两；生姜半斤，切；吴茱萸二升；大枣二十五枚，擘。

【煎服法】上九味，以水六升，清酒六升和，煮取五升，去滓，温分五服。一方，水酒各四升。

【验案】

（1）*胃肠痉挛案（马文辉）*

李某，男，64岁，农民，住寿阳。2009年8月5日初诊。

主诉：脐周疼痛3年余，加重1年。

患者平素即喜暖恶寒，3年前无明显诱因出现脐周疼痛，近1年来明显加重，曾自服附子理中丸，效果并不理想，遂于今日就诊于我科。现症见患者脐周疼痛，脐下悸动不安、结硬，入夜发病，后半夜缓解，平卧加重，肠鸣不绝，偶有烧心，手凉，常一侧头痛，痛处不定，纳差，口干，口苦，不欲饮水，大便4~5次/日、完谷不化，小便可，睡眠一般。舌紫苔白厚，脉弦聚。

西医诊断：胃肠痉挛。

中医诊断：腹痛(太阴厥阴合病)。

患者素体阳虚，日久表里虚寒逐渐加重，里部虚寒，寒凝气滞，故见脐下悸动不安、结硬；气机郁滞，不通则痛，故见脐周疼痛；夜间阳气偏衰，阴气偏盛，人与自然相通应，故入夜加重；里部虚寒，水湿运化不利，故见肠鸣不绝、口干不欲饮水；中焦脾胃虚弱，不能运化水谷，故见纳差、完谷不化；未化之水谷蕴而化热，故见烧心、口干；表部虚寒，不能温养四末，故见手凉、头痛。舌脉为寒凝气滞湿停之征象。治以温里建中，温通经脉。

处方：当归10g，细辛9g，桂枝12g，通草6g，赤芍10g，白芍20g，吴茱萸3g，生姜3g，苍术10g，干姜3g，茯苓10g，炙甘草3g。7剂，颗粒剂，水冲服，每日1剂，早、午、晚饭前服。

2009年8月14日二诊：患者服药后明显好转，纳增，脐周结硬悸动减，大便2~3次/日、成形。上方加附子12g，姜半夏9g，薏米30g，7剂。

按：患者症状系典型的太阴厥阴合病，故选用刘绍武先生整理的三部六病太阴病主方甘草干姜茯苓白术汤合厥阴病主方当归四逆加吴茱萸生姜汤温里建中、温通经脉。药后患者症状改善明显，遂加用附子增强温阳之力，加用半夏、薏米增强化湿之力，以助脾运恢复。

（2）下肢冰凉案（黎崇裕）

朱某，女，22岁。2019年1月10日初诊。

主诉：下肢冰凉数年。

现病史：冬季下肢冰凉，温覆不能减轻，上肢亦偏凉，经期腹泻，受凉或疲劳则头痛。既往体健，无药物及食物过敏史。咽部不红，舌淡红，苔薄白，脉浮细。

主症：脉细，手足厥寒（冬季下肢冰凉，温覆不能减轻，上肢亦偏凉），畏寒怕冷（受凉或疲劳则头痛）。

诊断：少阴病。

治则：温中养血散寒。

主方：当归四逆加吴茱萸生姜汤。

当归15g，肉桂10g，白芍20g，大枣30g，炙甘草15g，生姜10g，细辛3g，通草6g，制吴茱萸3g，黄芪15g，炒酸枣仁10g。6剂，颗粒剂，一天1剂，一日2次，开水冲服。

2019年4月26日因疲乏来诊，述服前药后诸症痊愈，故而未来复诊。

温经汤（《金匮要略》方）

【**主症**】舌质偏暗或发紫或有瘀点瘀斑，苔薄白，尺脉弦。月经不调，唇口干燥，手脚烦热，下腹部有膨满感或者下坠感。

【**副症**】带下病。羸瘦，久不受胎，暮即发热，长期腹泻，性欲低下，容易疲劳，腰膝痛。

【**方剂**】吴茱萸三两；当归、芎䓖、芍药、人参、桂枝、阿胶、牡丹皮（去心）、生姜、甘草各二两；半夏半升；麦冬一升，去心。

【**煎服法**】上十二味，以水一斗，煮取三升，分温三服。

【验案】

十指脱皮案（黎崇裕）

关某，女，36岁。2012年3月9日初诊。

诉双手十指脱皮1年多，患处接触水或其他物体时则痛。外见双手皮肤脱屑层叠，手温正常。脚生冻疮，近段时间觉疲乏。有痛经史，月经颜色深暗。舌苔白厚腻，舌尖红；右脉浮缓，左脉缓、关弱。

处方：吴茱萸6g，当归10g，川芎10g，白芍10g，党参10g，姜半夏10g，桂枝12g，牡丹皮8g，麦冬8g，阿胶（烊化）10g，生姜3片，红枣3个，炙甘草6g，茯苓20g，白术15g。7剂。

2012年3月16日复诊：服前药后，脱皮好转，两拇指破裂、疼痛、干燥，舌红，苔白中厚腻润。脉如前，左关脉稍弱。

处方：吴茱萸6g，当归10g，川芎10g，白芍10g，党参10g，姜半夏10g，桂枝15g，牡丹皮8g，麦冬8g，阿胶（烊化）10g，生姜3片，红枣5个，炙甘草6g，茯苓15g，白术15g，桃仁10g。7剂。

后回访，手掌脱皮已经痊愈，双手和常人无异，至今未犯。（《一个青年中医之路——从经方庙堂到民间江湖》）

跋

辛丑之末，崇裕赐稿，展卷拜读，喟然兴叹。嗟乎哉雄文，妙乎哉临证，故兴瞻望之叹，发蹉跎之慨。虽学问在乎多闻，阅历全赖久磨，然登临必由于天资，冠绝亦聪慧而无他，若砥砺而前行，潜心而深入，焉可知假以时日不可学超岐黄、验过师长哉？

医之一道，理贯三才，究极术数，司人身之性命，澈天地之玄机。故《论》曰：论性命，澈天地之玄机，喟然兴叹。嗟乎经络府俞，阴阳会通，玄冥幽微，变化难极。嗟纵观时下经方诸家，不外术、法、道三学，皆可入室，皆能登堂。所谓术者，由方证对应入手，渐至透彻人体之气化微妙；所谓法者，由气运入手，渐至明了造化之玄机；所谓道者，直指天心，胸臆造化，法象日月，周璇九曜七星，纵横四气五味，所用看似非经方之方，然所作皆经方之法度，如是医道通乎天道，乃究天人之事，穷造物之妙也。

三部六病，绍武师之学也。愚甲申年任"伤寒论坛"之坛主时，文辉师亦活跃于论坛，因愚时下习胡希恕先生之学，虽粗涉绍武师之著述，然未曾深究，后编纂《伤寒论坛》丛书，收录有《伤寒临床三部六病精义》专著一部，因是对绍武师之著作略有涉猎一二之处。乃知前辈皆严谨于学，精致于术，诚恳于业也。

夫一人可以撼树，百人可以撼塔，万人可以撼山，亿万人不可撼吾辈热爱中医学之心也。故于崇裕贤弟《经方三部六病应用》付梓之时，愿微光引路，星火燎原，无以言表，略侍私语，不足言吃。

辛丑岁庚子月乙未日

渤海狮城拾芥草堂陈余粮跋

注：陈余粮，字谷农，号卜素子，又号无山居士，卜素古医学研习社社长。《圆运动的古中医学》执行主编，《伤寒论坛丛书》《针灸临床家丛书》等十余部中医图书主编，著有《古中医通俗脉法讲义》电子版。精于脉诊，善用经方。本于轩辕，宗于仲景。倡六气同重，主内外一统。临床擅长治疗心脑血管疾病、脾胃病、妇科病、皮肤病、不孕症、更年期综合征、小儿厌食、失眠、抑郁症、月经不调等疑难疾病。

参考文献

1.张长恩.中国汤液方证·张仲景方证学[M].北京：人民军医出版社，2005.

2.刘绍武，刘惠生.伤寒临床三部六病精义[M].北京：人民军医出版社，2007.

3.胡连玺.伤寒一得[M].太原：山西科学技术出版社，2008.

4.刘惠生，张青竹.三部六病师承记[M].北京：人民军医出版社，2008.

5.刘剑波，刘东红.中国现代百名中医临床家丛书·刘绍武[M].北京：中国中医药出版社，2008.

6.闫云科.经方躬行录[M].北京：学苑出版社，2009.

7.陈伯坛.陈伯坛医书合集[M].天津：天津科学技术出版社，2009.

8.苏庆民，李浩.伤寒论阐释[M].北京：科学技术文献出版社，2009.

9.苏庆民，李浩.三部六病医案集[M].北京：科学技术文献出版社，2009.

10.苏庆民，李浩.三部六病医学辑要[M].北京：科学技术文献出版社，2009.

11.苏庆民，李浩.三部六病医学流派[M].北京：科学技术文献出版社，2009.

12.苏庆民，李浩.三部六病医学讲稿[M].北京：科学技术文献出版社，2009.

13.康守义.三部六病翼——试习伤寒论[M].北京：中国人口出版社，2009.

14.陆渊雷.陆渊雷医书合集[M].天津：天津科学技术出版社，2010.

15.马文辉.刘绍武讲评《伤寒杂病论》[M].北京：中国中医药出版社，2010.

16.马文辉.刘绍武三部六病传讲录[M].北京：科学出版社，2011.

17.段治钧.胡希恕讲仲景脉学[M].北京：中国中医药出版社，2011.

18.张仲景.康治本·康平本伤寒论[M].北京：学苑出版社，2012.

19.武简侯.仲圣方证合一要诀[M].北京：学苑出版社，2012.

20.林慧光.中医九大经典[M].北京：中国中医药出版社，2012.

21.关庆增，谷松，景浩.《伤寒论》方证证治准绳[M].北京：中国中医药出版社，2012.

22.黄煌.张仲景50味药证[M].3版.北京：人民卫生出版社，2013.

23.陶弘景.名医别录（辑校本）[M].尚志钧，辑校；尚元胜，尚元藕，黄百冲，整理.北京：中国中医药出版社，2013.

24.马文辉.三部六病传薪录——经方的继承和创新[M].北京：人民军医出版社，2013.

25.冯世纶.中国百年百名中医临床家丛书经方专家卷·胡希恕[M].北京：中国中医药出版社，2013.

26.邹澍.本经疏证[M].郭瑞，谢敬，王全利，等校注.北京：中国中医药出版社，2015.

27.费维光.中医经方临床入门[M].香港：天马图书有限公司，2015.

28.刘志龙，黎崇裕.100首经方方证要点[M].北京：中国中医药出版社，2015.

29.日·森立之.神农本草经[M].北京：北京科学技术出版社，2016.

30.黎崇裕.一个青年中医之路[M].北京：中国中医药出版社，2016.

31.日·吉益为则.药征[M].北京：中国中医药出版社，2016.

32.日·村井椿.药征续编[M].北京：中国中医药出版社，2016.

33.汤本求真.皇汉医学（修订版）[M].北京：中国中医药出版社，2017.

34.段治钧.胡希恕经方精义笔录[M].北京：北京科学技术出版社，2017.

35.刘惠生.医学创新路：从《伤寒论》《三部六病》到《系统医学》[M].北京：中国中医药出版社，2017.

36.娄莘杉.娄绍昆讲经方[M].北京：中国中医药出版社，2019.

37.武德卿.三部六病临证发微[M].太原：山西科学技术出版社，2019.

38.叶橘泉.叶橘泉临证直觉诊断学[M].北京：中国中医药出版社，2019.

39.任应秋.任应秋医学丛书：《伤寒论》证治类诠[M].北京：

中国中医药出版社，2019.

40.刘绍武，宿明良.刘绍武三部六病辨证亲授记[M].北京：中国中医药出版社，2019.

41.黎崇裕.三年难得师承录：跟师经方家刘志龙教授记[M].北京：中国中医药出版社，2019.

42.金庸.天龙八部[M].广州：广州出版社，2020.

43.马文辉.三部六病师承讲记[M].北京：中国中医药出版社，2020.

44.马文辉.三部六病高级教程[M].太原：山西科学技术出版社，2020.

45.黄煌.黄煌经方使用手册[M]. 第4版. 北京：中国中医药出版社，2020.

46.刘惠生.三部六病《伤寒论》条文全解析[M].北京：中国中医药出版社，2020.

47.李国栋.气解《伤寒论》——经方三部六病新解[M].北京：中国中医药出版社，2020.

48.娄莘杉.娄绍昆一方一针解《伤寒》[M].北京：中国中医药出版社，2021.

49.张克敏.柴胡加龙骨牡蛎汤的临床应用[J].陕西新医药，1974（5）：54-55.

50.郑建华，阎昱，武连生.慢性支气管炎证治浅议[J].山西中医，1996，12（3）：51.

51.王庆国，李宇航，王震.《伤寒论》六经研究41说[J].北京中医药大学学报，1997，20（4）：23-30.

52.臧东来.试论"六病时位"是《伤寒论》的证治程序[J].中医药研究，2001，17（3）：2-3.

53.韩社光，韩胜保.《伤寒论》113方没有佚一方[J].中国中医药信息杂志，2002，9（8）：88.

54.杜惠芳.小柴胡汤临证广用[J].山东中医杂志，2006，25（1）：64-65.

55.武德卿，闫春兰.大柴胡汤临床运用体会[J].中西医结合心脑血管病杂志，2006，4（5）：469.

56.丁永斌.当归四逆汤加味治疗风湿性关节炎68例[J].中国民间疗法，2010，18（10）：43-44.

57.丁永斌.中西医结合治疗慢性肺源性心脏病64例[J].光明中医，2010，25（10）：1889-1890.

58.谢文松.李国栋临证发热验案3则[J].光明中医，2013，28（7）：1440-1441.

59.刘爱霞，戴海安，马文辉.马文辉对发热病的辨证论治经验[J].中国中医药现代远程教育，2014，12（23）：22-23.

60.武德卿，苏庆民.《伤寒论》腹诊与协调疗法的临床应用[J].中国中医基础医学杂志，2017，23（5）：727-730.

61.宋娜娜，马文辉.马文辉教授辨治胃食管反流病经验[J].黑龙江中医药，2018（2）：46-47.

62.黎崇裕，刘鹏，刘志龙.《金匮要略》黄芪类方剂探析[J].中国民间疗法，2020，28（22）：114-117.

63.黎崇裕，刘志龙.《伤寒论》实为115方[J].中国民间疗法，2021，29（13）：25-26.

64.刘炎，张伊锐，姚博，等.马文辉治疗类风湿关节炎临床经验[J].中国民间疗法，2021，29（7）：32-34.